U0383866

蔡氏妇科

流派传承研究临床工作室

蔡小荪

蔡小荪先生为静安区中医医院工作室题词

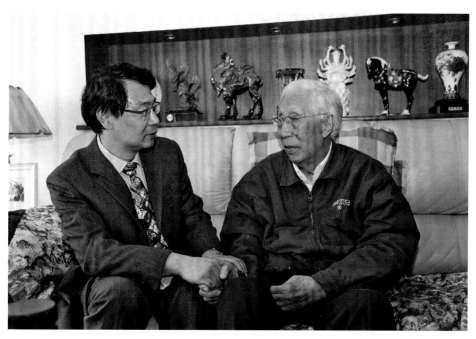

陈旦平（左）与蔡小荪先生

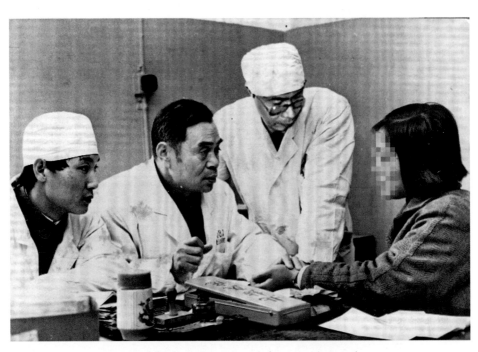

陈旦平(右二)跟随父亲陈沛嘉(左二)先生临诊

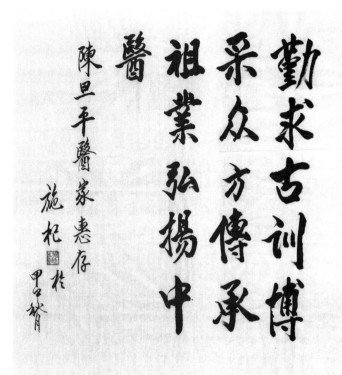

勤求古训博
采众方传承
祖业弘扬中
医

陈旦平医家惠存

施杞
甲午初冬

国医大师、石氏伤科传承人施杞教授题词

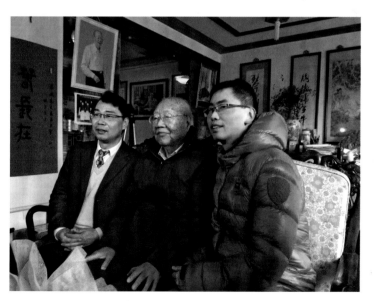

陈旦平、陈逸嘉（右）拜访国医大师朱良春教授（中）

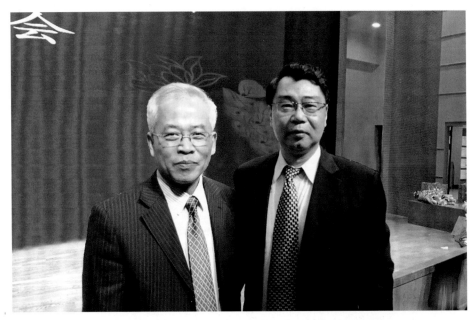

陈旦平(右)与原上海市中医药管理局副局长张怀琼

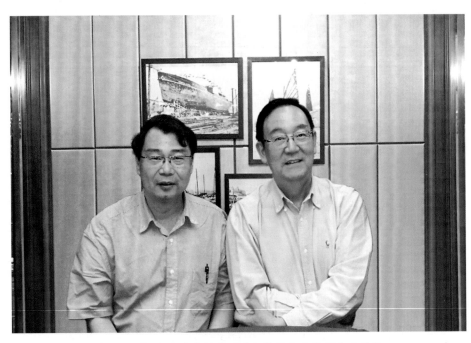

陈旦平(左)与上海市社会医疗机构协会会长阎东方教授

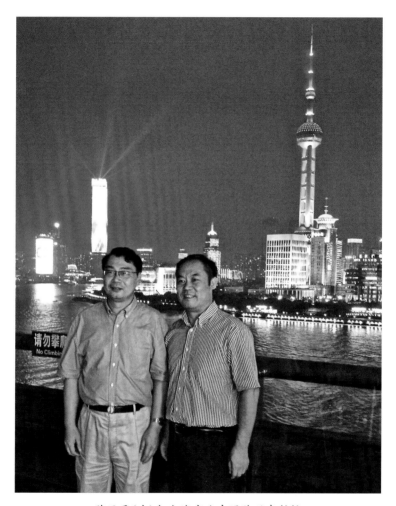

陈旦平(左)与上海市名中医陈跃来教授

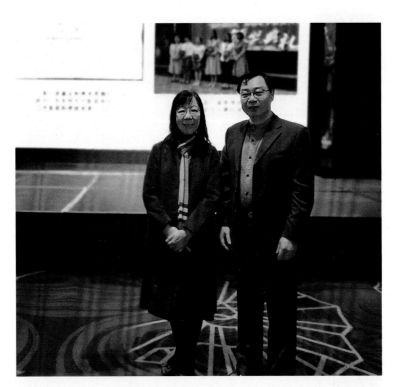

陈旦平（右）与广东罗氏妇科传承人、全国名中医罗颂平教授

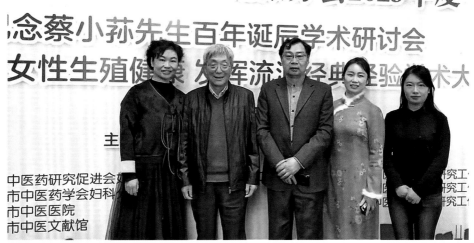

陈旦平（中）及其弟子许江虹（左一）、唐文婕（右二）、陈颖娟（右一）与
上海市名中医胡国华教授

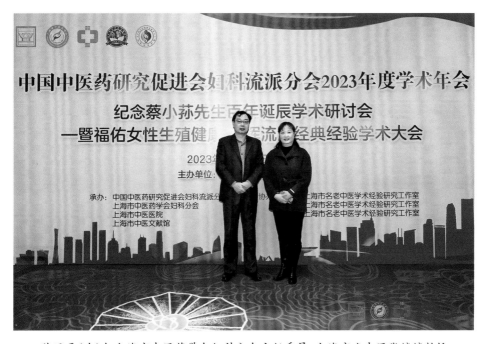

陈旦平（左）与上海市中医药学会妇科分会主任委员、上海市名中医张婷婷教授

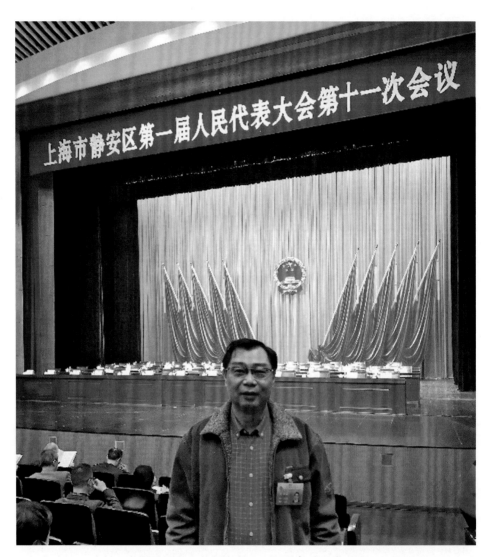

陈旦平当选上海市静安区人大代表并出席会议

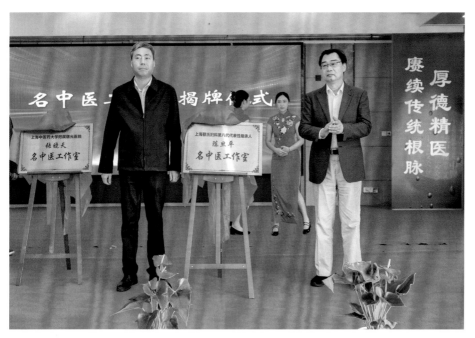

上海市蔡氏妇科流派陈旦平名中医工作室在浙江海盐县中医院挂牌

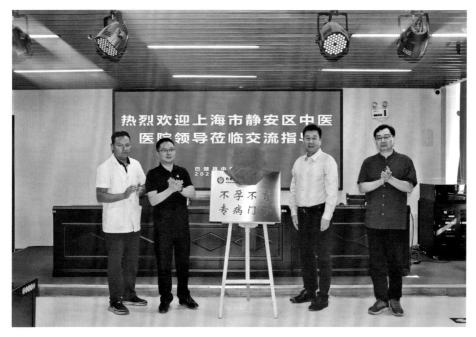

陈旦平不孕不育工作室在新疆喀什巴楚中医医院成立

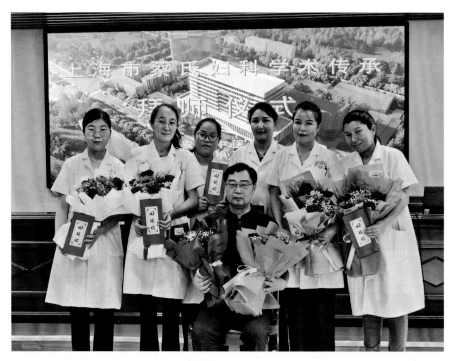

巴楚中医医院陈旦平不孕不育工作室拜师仪式

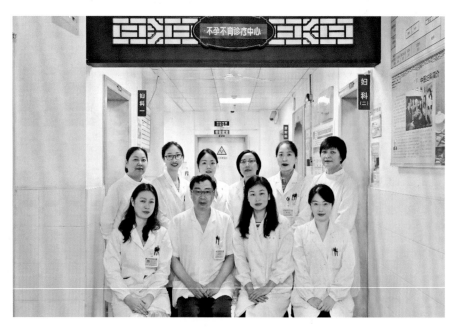

蔡氏妇科静安区中医医院分基地成员

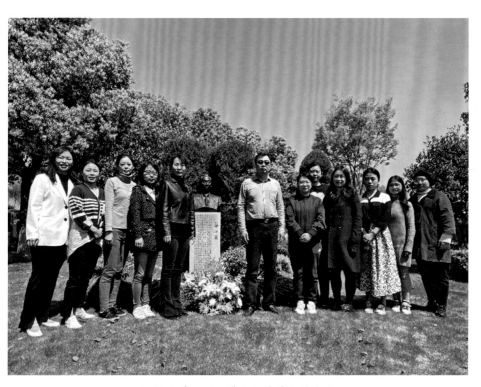

陈旦平带领师承学生祭奠蔡小荪先生

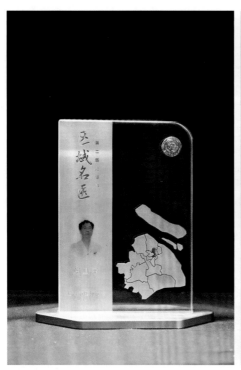

陈旦平上海市区域名医奖杯

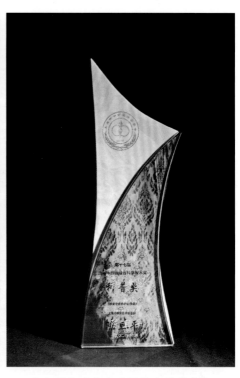

十七届上海市中西医结合科普奖杯

蔡氏妇科陈旦平临证经验集

主编　陈旦平　许江虹　陈逸嘉

上海科学技术出版社

内 容 提 要

陈旦平出生于中医世家,临床早期随父陈沛嘉先生襄诊,后受教于孟河医派章次公先生唯一女弟子姚守诚先生,1995年拜师于全国老中医药专家学术继承工作指导老师、蔡氏妇科第七代嫡系传人蔡小荪先生门下,侍诊10余年,深得蔡老真传。陈旦平系海派中医流派蔡氏妇科第八代代表性学术继承人,创立了上海市静安区中医医院蔡氏妇科流派传承研究临床工作室。本书汇集了陈旦平从事中医妇科临床工作40余年的临证精华,主要包括学术思想、临证经验、经验方、外治法、特色药对,以及临证医案等内容,总结了陈旦平在治疗月经病、带下病、妊娠病、产后病、不孕症等疾病的诊治经验,书中全部医案均加按语,颇具临床参考价值。

本书可供中医或中西医结合临床医生、中医药院校师生及广大中医爱好者阅读参考。

图书在版编目(CIP)数据

蔡氏妇科陈旦平临证经验集 / 陈旦平,许江虹,陈逸嘉主编. -- 上海:上海科学技术出版社,2025.3.
ISBN 978-7-5478-7021-1

Ⅰ. R271.1

中国国家版本馆CIP数据核字第2025DH8037号

蔡氏妇科陈旦平临证经验集

主编　陈旦平　许江虹　陈逸嘉

上海世纪出版(集团)有限公司
上海科学技术出版社　出版、发行
(上海市闵行区号景路159弄A座9F-10F)
邮政编码201101　www.sstp.cn
上海展强印刷有限公司印刷
开本787×1092　1/16　印张12.25　插页6
字数210千字
2025年3月第1版　2025年3月第1次印刷
ISBN 978-7-5478-7021-1/R·3190
定价:98.00元

本书如有缺页、错装或坏损等严重质量问题,请向印刷厂联系调换电话:021-66366565

编委会名单

主　　编　　陈旦平　许江虹　陈逸嘉

编　　委（按姓氏笔画排序）

王文婷　王燕雯　厉　瑶　朱　婴

刘　靖　许江虹　杨　蕊　李佳慧

吴艺群　吴晓玮　陈旦平　陈逸嘉

陈晶晶　陈颖娟　周　华　周　驰

夏　馨　徐　鸽　徐维娜　高燕申

唐文婕　黄丽群　崔玥璐　董　彤

蔡懿俊

编写秘书　　夏　馨

张　序

中医妇科是最具优势和特色的临床学科之一。对于女性来说每个人一生中或多或少都会罹患一些妇科常见病，而这些疾病采用中医治疗非常有效，中医妇科在月经病、保胎、助孕等方面尤为擅长。中医认为女子以血为本，以气为用，以阴为体，以阳为用，具有特殊的生理特点。中医妇科治疗疾病，主要是从妇女生理特点入手，通过对妇女的生理病理特点进行调治，以达到诊疗妇科疾病的目的。

蔡氏妇科是海派中医重要流派之一，长期根植于上海，迄今已传承至九代。蔡氏妇科继承并发展了中医妇科理论，将中医妇科基础理论与临床实践相结合。其最显著的学术特点是辨证论治重视人体功能状态的变化，强调"人之有生，由于气血"。认为疾病的发生、发展、变化是由人体脏腑阴阳气血失调所致，以气血失调为中心。其次临证重视经典著作的学习和临床经验的总结，在临证时根据疾病的不同特点，灵活运用经典著作中的理论来指导临床。

陈旦平为蔡氏妇科第八代传人，系上海市区域名医，曾任上海市静安区中医医院院长。并受聘上海中医药大学副教授、硕士生导师，分别担任上海市中医药学会理事、妇科分会顾问、老年分会顾问，世界中医药学会联合会妇科分会理事，社会医疗机构协会中医分会副会长，上海朱南孙中医药基金会监事长，上海市海派中医流派传承人才项目指导老师，上海中医药大学附属龙华医院中西医结合妇科临床诊疗中心不孕症分中心负责人，从事中医妇科临床工作40余年。

陈旦平出生于中医世家，其父陈沛嘉原为闸北区名老中医，20世纪80年代在上海开设了不孕不育专病诊疗门诊，广施灵药，普济病患，深受患者好评。陈旦平教授曾临床随父陈沛嘉先生襄诊，不仅深受家训，还受教于孟河医派章次公先生唯一女弟子姚守诚先生，知行兼备，从医伊始便接受传统中医药的理论实践培训。后因其父陈沛嘉先生与国医大师颜德馨为世交,故陈旦平经常求教于颜德馨教授,颜老"气为百病之长,血为百病之胎"的学术思想,对陈旦平的临证遣方有着深远的影响。2010年在姚守诚先生的引荐下,陈旦平又拜见并求教于国医大师朱良春教授,多年来朱老屡屡面授其多年中医临证体会。陈旦平时时不忘朱老"师古而不泥古,师心而不蹈迹"的理念,在传承与发展中医药事业上始终坚持精研经典,化古为今,守正创新。

1995年陈旦平教授正式拜师于全国老中医药专家学术继承工作指导老师、蔡氏妇科第七代嫡系传人蔡小荪先生门下,侍诊数十年,深得蔡老真传,至此陈旦平教授成为海派中医流派蔡氏妇科第八代代表性学术继承人,并创立了上海市静安区中医医院蔡氏妇科流派传承研究临床工作室,领衔建设海派中医蔡氏妇科流派分基地,取得了不俗的成绩,为蔡氏妇科流派传承和发展开拓创新。作为蔡氏妇科第八代传人,陈旦平教授在继承发扬蔡氏妇科临床经验之时,不忘著书立说,传承蔡氏妇科学术精华,出版了《卵巢中医养护必修课》《孕前产后必修课》等著作。

陈旦平教授在长期的临床诊治实践中,结合蔡氏妇科的理论思想,提出了独具特色的"育肾调周、肝脾并治、内外兼治"等系列学术思想。

"育肾调周"的思想源自肾气的生长盛衰,贯穿于女子一生的生长、发育、生殖与衰老。所以其诊治妇科疾病最主要的学术思想,是以"育肾调周"立法,通过平衡女子一生和月经周期的肾中阴阳,以期水火相济,达治病求本。"育肾调周法"尤为适用于治疗月经病及不孕症。陈旦平教授应用此法育肾调经治其本,强调周期用药恢复月经周期,再着重促排卵,健黄体。在育肾调周的基础上,配合相关因素调治,辨证论治终为纲领。在具体治疗过程中,陈旦平教授擅于将"育肾调周法"和妇科诸疾的病理特点有机结合,制定出针对不同病症的周期调治法,如补肾化痰法、育肾固冲法、育肾化瘀法、育肾通络法等,临床上均取得较好疗效。

"肝脾并治"是基于陈旦平教授"育肾调周"治疗妇科诸症根本的思想,在培补肾气的同时,也应注重肝脾,以滋化源,理气为枢。根据中医理论,肝体阴用阳,疏泄阴血而为月经,结合女性患者因自身生理特点,较易肝气不疏,加之本身肾精亏虚,因果相干,周而往复,形成恶性循环。陈旦平教授由此在临证中加入柴胡、香附、郁金、玫瑰花等疏肝理气之品,使气畅郁疏,气血调达。而在理气诸药中重香附,因其为气中之血药也,不仅可用于气滞血瘀之实证,也可用于诸虚证，与补气药同用，非但无破气之虞，且有助于补气血兼理气。与补血药同用，又有助于补血、调血，可谓调经理血之要药。脾为后天之本、气血生化之源。陈旦平教授在调肝同时，十分注重健脾，概因脾对元气精血的滋生作用。其认为元气精血虽禀受于先天，由先天之肾精所化生，但必须依赖后天脾气的不断滋养，才能更好地发挥作用。而且脾的运化功能关乎药物吸收，脾气健运才能使药效更好地运化，起到事半功倍的效果。所以他在临证中善用健脾之法，使气血生化不竭。又宗蔡氏顾护脾胃之性，临诊中用药偏好炒制，常用炒党参、炒白术、茯苓、陈皮、炒谷麦芽、紫苏子、紫苏梗等药物。

"内外兼治"则是传承"蔡氏育肾调周法"理论，陈旦平教授结合自身临床经验，将"育肾调冲方""温肾调经方"加减化裁成适合外治法应用方剂，制成温通膏（当归、肉桂等）和痛经膏（细辛、延胡索等），并遵循月经周期规律辨证选药和选穴，通过中药定向透药联合穴位敷贴疗法，广泛应用于排卵障碍、卵巢功能下降、妇科炎性疾病、痛经、妇科良性肿瘤、围绝经期综合征等各类妇科疾病。"内外兼治"更是兼顾了中医药内治外治思想，又结合中医经穴理论，更完整地彰显了中医药思想和内外治并举理论。目前已形成完整系统的外治法周期诊疗方案，包括经后期取温通膏温肾通络、理气化湿、化瘀散结，经前期取痛经膏理气止痛、温经活血，同时配合"蔡氏育肾调周法"的中药周期内服、内外合治，显著提高了妇科难治性疾病的临床疗效。

陈旦平教授在临床治疗不孕症时，更强调"男女同治"。正如《女科正宗》所言："男精壮而女经调，有子之道也。"因此，陈旦平教授在诊治女性不孕症时，强调夫妻同治，认为男子精液质量在不孕诊治中尤为重要，精液质量下降会导致不孕或胚胎质量问题而流产。此外，他认为不良的生活起居习惯，如晚睡、饮食不节、集中在排卵期频繁性生活等都不利于生育。临证时常常对夫妻双方进行指导，包括生活饮食方式调整以及性生活指导等。夫妻同治，往往疗效甚佳。

陈旦平教授秉承儒医世家思想，其学术思想高度融合了海派中医流派蔡氏妇科学术经典及各中医大家所长。临床诊疗过程中，其强调辨病与辨证结合，分型与分期区别，内服与外治并用的"内外兼治"，中西医病因与病理互证，强调身心同治。陈旦平教授始终致力于中医事业的传承与发展，不仅继承蔡氏妇科的学术思想和临床经验，还带徒授业，迄今已有15人师从陈旦平教授传承学习蔡氏妇科，为传承与发扬海派中医的学术思想和流派经验作出了自己的贡献，成为沪上中医妇科领域的佼佼者。

　　《蔡氏妇科陈旦平临证经验集》一书,内容涉及女性月经病、带下病、妊娠病、产后病和杂病等各类,不仅阐述蔡氏妇科的学术思想,也完整梳理总结了其个人对蔡氏妇科学术思想的发展和独到的临床经验。本书对于学习研究海派中医流派蔡氏妇科学术思想有着重要的价值,也是年轻中医妇科医生临床实践的一本工具书,对于学习借鉴各种学术思想、临床经验有独到的作用。

　　中国古代唐宋八大家之一韩愈曾有名言:"书山有路勤为径,学海无涯苦作舟。"这句名言其实是我们所有中医人在继承发扬中医药事业的真实写照,《蔡氏妇科陈旦平临证经验集》不仅是陈旦平教授学术经验总结,也蕴含着陈旦平教授40余年拜师、跟师和研习中医的点点滴滴与艰辛之路,希望本书成为中医药事业大海中一叶扁舟,为中医妇科添彩。

张怀琼（张怀琼）

2024 年 5 月

陈　序

十余年前结识陈旦平主任医师时,他已是盛名久享的妇科大家,时任上海市静安区中医医院院长,儒雅大方,学识深湛,笔者与他交流越深,越是仰慕其为人和学识。旦平教授是海派中医蔡氏妇科第八代传人,上海市区域名医,并受聘上海中医药大学副教授、硕士生导师,分别担任上海市中医药学会理事、妇科分会顾问、世界中医药学会联合会妇科分会理事,上海朱南孙中医药基金会监事长,上海市海派中医流派传承人才项目指导老师,是上海中医药大学附属龙华医院中西医结合妇科临床诊疗中心特聘专家及不孕症分中心负责人,至今从事中医妇科临床工作40余年。

旦平的学术发展源于其悬梁刺股般的学究精神,亦得益于终生师承名家的孜孜以求。旦平出生于中医世家,其父陈沛嘉原为闸北区名老中医,以中医妇科著名,旦平教授自青年时长期随父襄诊,同时受教于孟河医派章次公先生弟子姚守诚先生,知行兼备,又因其父陈沛嘉引荐,经常求教于颜德馨国医大师,颜老"气为百病之长,血为百病之胎"的学术思想,对旦平后续学术发展有着深远的影响。2010年在姚守诚先生的引荐下,陈旦平又拜于国医大师朱良春教授门下,朱老的学术教诲对其临证辨治也有着重要影响。1995年陈旦平教授正式拜师于全国老中医药专家学术继承工作指导老师、蔡氏妇科第七代嫡系传人蔡小荪先生门下,随诊请教数十年,深得蔡老真传,至此陈旦平教授成为海派中医流派蔡氏妇科第八代代表性学术继承人,主持并创立了上海市静安区中医医院蔡氏妇科流派传承研究临床工作室,领衔建设海派中医蔡氏妇科流派分基地,带徒授学,形成了传承体系,使蔡氏妇科流派学术有了继承中发展、守正与创新并举的新形势,为蔡氏妇科学术传承注入了新的活力和内涵。

蔡氏妇科流派是中医妇科学术发展的重要组成部分,其学术重视经典理论应用与临床实践经验的紧密结合,其最显著的学术特点就是临证重视人体肾之阴阳在一生中的动态变化和经前经后的消长盛衰波动,强调"育肾调周,调经种子"。

旦平在长期的临床诊治实践中,将蔡氏妇科的理论不断创新发展,不仅将其他流派学术专长吸收所用,同时把自己临床所学所悟融入其中,提出了独具特色的"育肾调周、肝脾并治、内外兼治"等系列学术思想。"育肾调周"思想源于肾气的生长盛衰,贯穿女子一生的生长、发育、生殖与衰老,尤为适用于治疗月经病及不孕症。旦平教授应用此法育肾调经治其本,强调周期用药恢复月经周期,再着重促排卵,健黄体。"肝脾并治"是基于"育肾调周"治疗妇科诸症的思想,补肾亦重肝脾,以滋化源,理气为枢。"内外兼治"则是传承"蔡氏育肾调周法"理论,将"育肾调冲方""温肾调经方"加减化裁成适合外治法应用方剂,并遵循月经周期规律辨证选药和选穴,通过透药联合穴位敷贴疗法,应用于各类妇科疾病。

旦平主任医师始终致力于中医药事业的传承与发展,不仅继承蔡氏妇科的学术思想和临床经验,还带教了一批有志中青年医师传承学习蔡氏妇科,为中医妇科学术发展打造了坚实的人才队伍。正因为这样的有序传承,才使蔡氏妇科成为海派中医流派中发展最有活力的流派之一,成为了沪上中医妇科领域的佼佼者。

旦平临证带教之余,不忘著书立说,传承蔡氏妇科学术精华,笔者有幸拜读了旦平所著的《卵巢中医养护必修课》《孕前产后必修课》等著作,受益颇深。如今《蔡氏妇科陈旦平临证经验集》一书即将付梓,该书不仅阐述了蔡氏妇科的学术思想,也完整梳理总结了旦平对蔡氏妇科学术思想发展的思考和实践,是蔡氏妇科学术传承的又一力作,也是中医妇科内涵创新实践的成果。本书对于学习研究海派中医流派蔡氏妇科学术思想有着重要的价值,也是中医妇科后学者或中医医生临床实践的一本重要参考书。

名老中医学术经验活态传承是中医药传承研究的重要方式,是深入贯彻落实"传承精华,守正创新"指导思想的具体实践,是弘扬中医文化,培养中医人才队伍的重要举措。旦平教授率先垂范,《蔡氏妇科陈旦平临证经验集》是中医妇科流派传承发展杰出贡献的写照,是中医药传承精华、守正创新的实践成果,是一本值得好好学习和不断领悟的著作。

（陈跃来）

2025 年元月

前　言

中华民族上下五千年，却病延年、繁衍至今生生不息，得益于各代医师悬壶济世的精湛医术。中医、中药诞生的文化、理论和实践，建立在儒、释、道等中国传统文化精粹和与大自然"天人合一"和谐相处的基础之上。以《黄帝内经》为代表的中医药天人相应、整体观念、辨证施治、治未病思想，至今在临床上仍被广泛应用，具有较大的实用性，可谓历久弥坚、光耀神州、普济含灵。

中华人民共和国成立以来，党中央高度重视中医药事业的发展。党的二十大再次提出"促进中医药传承创新发展"的号召。作为一个有40余年经历的中医工作者，有责任当好中医药事业的实践者、传承者、宣传者。

笔者从事中医40余年，幼承庭训，启蒙于家父——上海市北站医院中医科主任陈沛嘉先生、长兄陈晓平先生。稍长受教于清末民初中医大家章次公先生唯一女弟子、中医教育家姚守诚先生，系统学习中医。先生治学严谨，授课中医四部经典，还旁及《红楼梦》等文学名著、书法等。寒窗五年，苦读经典，中医传统理论植根于心。笔者侍诊家父10年，医术医德，耳濡目染。其"乙癸同源、柔肝补肾"理法诊治不孕症、不育症疗效卓著，口口相传，门庭若市，一号难求，开创20世纪70年代沪上不孕、不育症专科门诊之先，其诊疗特色被《文汇报》等沪上主流媒体称赞。

时值1995年，在农工民主党上海市委主持下，笔者有幸拜师于全国中医药学会妇科分会副主委、全国老中医药专家学术继承工作指导老师、上海市名中医、蔡氏妇科第七代传承人蔡小荪先生门下，与蔡先生结为师徒。

蔡氏妇科发源于清乾隆年间，自大场迁至江湾，历经六代先祖传承发展，成为上海中医妇科的主流门派，再经七代蔡小荪先生守正创新，形成了衷中参西、育肾培元、调经种子、辨证精准、用药精轻的学术思想和临床特色。笔者侍诊二十而右,被先生视若家人。先生教书育人,悉心教导,循循善诱。先生逐字修改笔者之习作,并赠书题字,鼓励加勉。为医之路又承蒙国医大师颜德馨、朱良春、石仰山、施杞大家悉心教诲、提携,多次题字热情鼓励,并又叮嘱甫入中医大门的儿子陈逸嘉不负使命,传承祖辈学术、为人、医德医风,继往开来。

从事中医妇科以来,笔者不断学习、探究中医古籍,总结分析老师临床经验,积极吸收现代医学前沿理论,逐步形成了既有鲜明蔡氏妇科特色,又有自己40余年临床探索心得的以"育肾"为根本,以"调理卵巢功能"为核心枢纽的妇科临床思想,并以"调经(精)种子"为理论方法,致力于不孕症、不育症的专病专科实践,研制了"育肾调经方""温肾暖宫方""健脾促排方""化瘀通络方""理气止痛方""柔肝平更方""水土安胎方""补肾强精方""清肝回乳方"等一系列内服外治方法。付诸临床,喜得效验,数获专利。

师承是继承发展中医药事业的一个非常重要的途径和手段,作为上海市中医药流派传承指导老师和静安区中医药师承指导老师,笔者近年来培养了不少中医临床骨干。作为蔡氏妇科的继承者、受益者,更应当是蔡氏妇科的传播者、弘扬者、开拓者、创新者,蔡氏妇科的理论实践能够在笔者努力下得到总结、提炼、创新,是笔者的责任、使命和担当。如何把中医药师承工作做好,不仅仅要把老师的经验、方药原汁原味地接过来,更重要的是把前辈的理论、临诊分析思路领会好,总结好,发展好,赋予200余年的蔡氏妇科以时代新元素、新生命。形似更当神似!

有鉴于此,多家医院师承学生及同仁共同努力收集多年临床经验,按学术思想、临证经验、经验方、外治法、特色药对、临证医案为序述之。其中大部分为笔者临床所见、所闻、所悟、所验、所得之医案,经归纳、分类、总结,汇集于本册,以期为中医同道们提供自以为相对原汁原味的蔡氏妇科传统的一些临床实践经验。

在此感谢师门同道许江虹、陈颖娟、唐文婕、李佳慧、夏馨、杨蕊,上海中医药大学附属曙光医院妇科周华主任、上海中医药大学附属普陀区中医医院妇科陈晶晶主任,以及崔月璐、杨晓洁、王文婷、吴艺群、陈逸嘉、徐维娜、高燕申、徐鸽医师收集、整理病案,精心编写。

特别感谢上海市卫健委原副主任、原上海市中医药管理局副局长,上海市政协文化卫生体育委员会常务副主任张怀琼教授以及上海中医药大学附属龙华医院党委书记陈跃来教授在百忙之中作序,他们共同支持、关心和见证了笔者在静安区中医医院院长岗位上十余年，发展和推进中医药事业、传承蔡氏妇科的心路历程。

非常感谢静安区中医医院各位领导、同事们在临床、传承工作中和生活上给予的大力支持、悉心关照。

2023年是家父陈沛嘉先生和恩师蔡小荪先生100周年诞辰，仅以此书出版，纪念和缅怀二位先辈。

此书编纂历经多年，又因疫情，身体、思路都受到不少干扰，加之水平所限，不当之处一定不少，敬请蔡氏同门及中医同道批评指正。

陈旦平

2024年5月

目　　录

第一章
学 术 思 想

陈旦平遵从"蔡氏育肾调周法",在诊治妇科疾病中注重肾中阴阳转化和女性一生肾中精气的盛衰变化,顺应月经周期和机体生命各期的生理特点,辨证施治以肾为本,兼顾肝脾,形神同调,内外合治,求嗣男女同治。不仅在妇科多发病、疑难病中体现出"蔡氏妇科"的特色学术经验,还在脾胃病、失眠、男科疾病的诊治中均有独到的诊治方法。

一、育肾温肾,周期调治

肾为先天,主生殖,人之生殖与肾关系最为密切。月经周期分为经后期、排卵期、经前期、行经期四个时期,肾中阴阳在月经周期中维持动态节律性变化。每个时期的肾中阴阳有所偏盛,经后期至排卵期,肾阴由虚转盛,阴长阳消;排卵期阴盛阳动;排卵后至经前期肾阳渐充;行经期冲任疏泄,阴阳俱虚。可见肾气是在一个完整周期的时间里维持总体平衡。所以,补益肾气就不仅仅是简单的温补肾阳和滋补肾阴,而是要顺应肾气在女子一生不同生理阶段和月经周期各个时期的盛衰变化而调之,才能达到调补肾气的目的。

陈旦平在数十载的临证诊疗探索中形成了育肾调周的基本方药——育肾调冲方和温肾调经方,在经后期和经前期周期性随症加减应用。在经后期即卵泡期,予育肾调冲方养血益精、育肾通络,促进卵泡发育及排出。育肾调冲方组成:生地、熟地、当归、茯苓、女贞子、鳖甲、仙茅、淫羊藿、石楠叶、公丁香、香附、丹参、牡丹皮等。方中生地、熟地、当归、茯苓、牡丹皮养血健脾、益肾填精;丹参、香附理气活血、疏通冲任;女贞子、鳖甲、仙茅、淫羊藿、石楠叶、公丁香补肾益精、温肾助阳,阴阳互根,相得益彰。

经前期即黄体期，予温肾调经方温肾助阳，改善黄体功能。温肾调经方组成：生地、熟地、当归、女贞子、菟丝子、仙茅、淫羊藿、石楠叶、巴戟天、鹿角霜、丹参、香附等。以补肾益精、温肾助阳，黄体期加强温肾助阳、强健黄体的作用。

在育肾温肾周期治疗基础上，陈旦平常常加入大剂量菟丝子(30 g 及以上)育肾养精，促进卵泡发育；或加肉桂、桂枝配伍方中公丁香，温散透发，可以顺应氤氲之时的气血阴阳转化，促发排卵；或加路路通通调十二经，既可促排卵，又能活血利水，畅通胞脉胞络，达到疏通输卵管的作用，一举两得；或加紫河车粉，紫河车乃血肉有情之品，滋补阴血、补肾填精，能以脏补脏，补先天不足，又促进子宫内膜生长。现代药理研究表明紫河车含有绒毛膜促性腺激素，并能产生雌、孕激素，对促进女性生殖系统发育有显著作用。对于络道不通(即输卵管不通)者，还常加入皂角刺、王不留行、败酱草消痈排脓、活血通络，以及地龙、水蛭等虫类药破瘀通利、搜风通络。他临证时特别注重卵泡期的育肾治疗，认为月经失调、不孕等属排卵障碍性因素者，主要病理归咎于肾阴癸水不足，卵泡发育不成熟，要纠正这种病理状况，必须重在此期育肾养血、辛温通络，促进卵泡发育，期冀顺利排卵，以恢复月经周期，从而调经助孕。

二、兼顾肝脾，形神同调

陈旦平认为育肾调冲是治疗经孕诸症的根本，但临证治疗同时亦不忘兼顾肝脾等脏。脾为后天之本、气血生化之源，李东垣言："脾胃为血气阴阳之根蒂。"陈旦平注重脾对元气精血的滋生作用，认为元气精血虽禀受于先天，由先天之肾精所化生，但必须依赖后天脾气的不断滋养，才能更好地发挥作用。而且脾的运化功能关乎药物吸收，脾运健则药物能得以正常运化转输，发挥治疗作用。所以陈旦平在临证中善用健脾之法，兼顾调治脾之运化，使气血生化不竭，宗蔡氏顾护脾胃之理念，药味偏好炒制，常用炒党参、炒白术、茯苓、陈皮、炒谷麦芽、紫苏子、紫苏梗等药物。女性患者因自身生理特点和社会家庭环境因素影响，容易情志不舒、抑郁伤肝，则肝失疏泄，气血不调，脏腑冲任功能失常，促使妇科疾病的产生和加重，因果相干，恶性循环，加大了治疗的难度。陈旦平在临证中往往细心观察患者心理状态、家庭关系等，从而注重心理疏导，诊治中加入郁金、柴胡、玫瑰花等疏肝理气之品，使气畅郁疏、气血调畅，则治疗事半功倍。

三、衷中参西,男女同治

陈旦平虽生于中医世家,但临证时注重衷中参西。陈旦平认为,随着现代社会的进步,疾病谱不断发生改变,例如多囊卵巢综合征、子宫内膜异位症等疾病的发病率越来越高,对其病因病机的认识亦不断深入。作为现代中医师,不能故步自封,应紧跟医学发展,做到辨证与辨病相结合,药物传统效用与现代实验研究相结合,这样才能真正地继承与发展。陈旦平在诊治不孕症时善于结合性激素测定、不孕症相关免疫指标测定、基础体温测量、阴道超声、子宫输卵管造影、男性精液检查等辅助检查以明确诊断,指导治疗,从而使辨证施治更加精准。在临证调经时,陈旦平亦注重区分"因经而病"或"因病及经",正如陈自明在《妇人大全良方》云:"如因先病而后经不调者,当先治病,病愈则经自调;若因经不调而后生病者,必先调经,经调则病自愈。"如甲状腺疾病和非妇科范畴引起的贫血而导致月经不调者,当先治病后调经。人类孕育的机制是"男精壮,女经调,胞络通,真机时,阴阳和,结胚胎",正如《女科正宗》所言:"男精壮而女经调,有子之道也。"因此,陈旦平在诊治女性不孕症时,强调夫妻同治。此外,陈旦平认为不良的生活起居习惯,如晚睡、饮食不节等都不利于生育,临证时常常对夫妻双方进行指导,包括生活饮食方式调整以及性生活指导等。夫妻同治,往往疗效甚佳。

四、传承创新,内外合治

在"蔡氏育肾调周法"理论指导下,陈旦平结合自身临床经验,将"育肾调冲方""温肾调经方"加减化裁成适合外治法应用方剂,制成温通膏(当归、肉桂等)和痛经膏(细辛、延胡索等),仍遵循月经周期规律辨证选药和选穴,通过中药定向透药联合穴位敷贴疗法,可广泛应用于排卵障碍、卵巢功能下降、妇科炎性疾病、痛经、妇科良性肿瘤、围绝经期综合征等各类妇科疾病。目前已形成完整系统的外治法周期诊疗方案。经后期取温通膏温肾通络、理气化湿、化瘀散结;经前期取痛经膏理气止痛、温经活血,配合"蔡氏育肾调周法"的中药周期内服,内外合治,显著提高了妇科难治性疾病的临床疗效。

(许江虹)

第二章
临证经验

一、崩漏

陈旦平认为虚、热、瘀是崩漏的主要病机,以肾虚为本,热瘀为标,临证时强调审证求因,辨别阴阳。临床阳崩多见,病机在于阴虚为本,火热为标,症见出血量多,色鲜红或紫,经来先期,质较浓或稠。阳崩者,治宜养阴凉血、调固止崩,常用龟甲、生地、煅牡蛎、墨旱莲、生地榆、牡丹皮炭、生藕节、阿胶等。阴崩较为少见,病机在于素体阳虚或久崩而致,症见经来似崩,色淡而稀,面色苍白少华,畏冷肢寒,出现阴亡而阳亦随之脱的险证,此类崩漏大多绵延日久,病势较为严重。阴崩者,治宜益气养营、温阳止血,常用党参、生黄芪、熟附片、牛角䚡、炮姜炭、仙鹤草、炒蒲黄等。血瘀崩漏者,病机在于血瘀为本,治宜活血调经,化瘀止崩,常用丹参、香附、生蒲黄、花蕊石、熟大黄炭、三七末等。治疗特色在于"调经止崩漏"。根据患者发病的缓急和出血的新久,本着"急则治其标,缓则治其本"的原则,灵活运用"塞流、澄源、复旧"的治崩三法。暴崩之际,急当塞流止血防脱;出血缓解后宜正本清源,固本善后,辨证论治后采用补肾、扶脾、疏肝、养阴及化生气血等方法,调理月经或促排卵,排卵正常则崩漏迎刃而解。陈旦平认为,崩漏的根本为肾之阴阳失衡,肾阴、肾阳不能相互制约。治崩宜固摄升提,不宜辛温行血,以免失血过多导致阴竭阳脱;治漏宜养血行气,不可偏于固涩,以免血止成瘀;血止后,重在调补气血善其后,调肾固冲顾其本,重建月经周期。临证中必须灵活运用,塞流须澄源,澄源当固本,复旧要求因。陈旦平根据月经周期之节律,凝练出育肾调冲方,用于月经净后可补肾通络、促进卵泡发育;温肾调经方,用于经间期、经前期温肾助阳,可促进排卵、调治黄体的周期,运用于临床,获得良效,防治崩漏复发。

其次,重视调补气血,助生化有源。陈旦平认为崩漏日久耗伤气血,易导致气血双亏,故在血止之后,强调及时补益气血,常用健脾补肾之法,以资气血生化之源,使气足血旺,引血归经。同时根据"瘀血不去,新血不生""久病阴伤,热瘀互结"之理,酌加理气、活血、养阴、清热之品如蒲黄、花蕊石、黄芩、牡丹皮、焦栀子等,使气血运行通畅,防止瘀血、瘀热再生,并有助于子宫内膜的剥脱和增生恢复。

三是通涩并用,善用蒲黄。陈旦平治疗崩漏主张化瘀止血,反对一味止血。止崩方中常用生蒲黄、血竭、花蕊石等,其中善用生蒲黄祛瘀止血,经量不多不畅者用10～12 g,经量中等而带血块者用15 g,量多如冲、块下且大者用30 g,甚则更多。临床上由于瘀血引起的崩漏,缘瘀滞未去,新血不能归经,导致出血不止,或量多如注有块,本着通因通用的原则,重用蒲黄,其用量可达30～60 g,瘀下方能血止,寓通于涩,疗效显著。

二、子宫内膜异位症

子宫内膜异位症患者发生不孕率高达40%～50%,引起不孕的原因复杂,如盆腔微环境改变,影响精卵结合及运送。免疫功能异常,导致抗子宫内膜抗体增加,从而破坏子宫内膜正常代谢及生理功能;卵巢功能异常,导致排卵障碍和黄体功能不良等。此外,未破裂卵泡黄素化综合征,在子宫内膜异位症患者中具有较高的发病率。中、重度患者因卵巢输卵管周围粘连而影响受精卵运输。

陈旦平认为肾虚和血瘀是子宫内膜异位症不孕发病的基本病机,或因先天肾气不足,或为后天堕胎伤肾,以致肾亏精少,胞脉失于濡养,冲任气血不足,瘀血留滞冲任、胞宫、胞脉,两精不能结合而发病,故肾虚是本病的发病之本;肝郁气滞血瘀或手术、炎症等致下焦受损,阻滞胞脉胞络,经来不通则痛,或瘀血阻络、血不循经,致月经过多等,故瘀血是发病之标。因该病的临床症状常常表现为痛经、月经过多,甚则贫血等,严重影响生活质量,故陈旦平主张首要缓解症状,或理气化瘀止痛,或益气化瘀止血,正所谓"急则治其标"。月经期胞宫泻而不藏,但离经之血无脉道可循,瘀积腹内,此时治疗应为控制离经之血的发生,应采用化瘀止血止痛之法,经前拟化瘀镇痛方——柴胡、延胡索理气止痛;花蕊石凉血止血;蒲黄炭、陈棕炭、牡丹皮炭、地黄炭化瘀止血;炙黄芪、人参片、仙鹤草、鹿衔草补气摄血;乌药、没药理气止痛;白芍、炙甘草柔肝缓急止痛。经后则针对病因分期论治,求其本源,补肾化瘀,调经治本助孕。治疗上仍要结合育肾调周之法,考虑月经周期气血盈亏状态,顺应月经周期肾中阴阳气血盛衰的变化进行调治。月经净后气血逐渐恢复,采用活血化瘀消癥之品,如石见穿、鬼箭羽、山慈菇、夏枯草等,以抑制瘀血的形成,同时联合育肾调冲方助孕。排卵后阴精与阳气皆充盛,气血长盛,血海蓄满,治疗应当疏调肝气,活血和血,常用温肾调经汤加降香、青皮、陈皮、丹参、莪术等,使瘀积温化消解,胞脉胞络通畅,则经来气机条畅,胞宫疏泻有度,以缓解痛经和经量过多的症状。

三、肥胖型多囊卵巢综合征

肥胖型多囊卵巢综合征患者或因先天肾气不足,或因后天损伤脾肾,常致痰湿阻滞冲任,壅滞胞宫,扰乱了肾—天癸—冲任—胞宫生殖轴的生理作用,出现月经稀发、闭经。痰湿壅滞本身又可损伤肾阳,二者互为因果,致肾虚为本,痰湿为标,故而补肾化痰是本病最主要且最重要的治疗原则。陈旦平治疗本病拟"补肾化痰方",方中仙茅、淫羊藿、石楠叶、公丁香补肾温阳为君;当归、生地、熟地、女贞子养血滋阴;茯苓入肾利水,补脾和中,共为臣药;佐以鳖甲、牡丹皮、丹参、制香附活血理气通络;石菖蒲、苍术、白术、制半夏、生麦芽、焦六曲、生山楂、路路通、皂角刺化痰通络。循证医学表明,化痰祛湿药物可以改善脂质代谢;补肾类药物具有雌激素样作用,可以提高子宫内膜与受精卵的容受性;配合活血化瘀药物可以提高排卵率;补肾法联合化痰法疗效优于单纯化痰利湿之法,不但可以降低患者高黄体生成素(LH)/卵泡刺激素(FSH)的值和高雄激素水平,调节内分泌环境,促进卵泡生长发育,使临床症状好转。多囊卵巢综合征是一种代谢内分泌紊乱的疾病。因为糖脂代谢异常,易导致糖尿病、高血压、脂肪肝、冠状动脉硬化性心脏病(简称"冠心病")等远期问题的出现。有研究表明,尽早进行中医药干预对调节内分泌和糖脂代谢,可以改善上述远期并发症的危险因子,对多囊卵巢综合征的治疗有深远意义。

四、卵巢储备功能下降

陈旦平根据多年临床经验,认为肾虚是卵巢储备功能下降发病的基础,肾中精气的充足和肾之阴阳的平衡,与卵巢储备、卵子发育成熟密切相关。肾精、肾阴是卵泡生长、发育、成熟所需的基本物质基础,肾中阳气是促其生长发育和排卵的内在动力。若肾精肾阴不足,则天癸缺乏物质基础而不能成熟;肾之阳气衰退,则可发育成熟卵泡数量减少,卵母细胞质量下降,导致卵巢储备功能下降性不孕。血瘀为重要环节,瘀血导致卵巢血供减少,影响卵巢储备和卵泡的发育、排卵,引起本病。同时瘀血阻滞冲任、胞宫、胞脉,血脉不通,冲任不畅,气血难以下达胞宫,胞宫藏泻失度,导致不孕。心、肝、脾功能失调是本病的促动因素,心肾不交、肝郁气结、脾胃虚弱等均可引起血虚、痰湿、瘀血的形成,进而影响卵巢储备、卵子发育,导致不孕。治疗上采用育肾调周法,以补肾填精为主,改善卵巢储备功能;同时注重活血祛瘀,多脏腑的调治;临证善用血肉有情之品,如紫河车、鹿角片等,填补奇经;若有种子需求,尤重基础体温的测定,指导同房,孕后及时安胎。

五、输卵管阻塞

输卵管因素是女性不孕症的常见病因,约占女性不孕原因的 30%。虽然宫腹腔镜插管通液术广泛用于临床,可使管腔通畅,疏通输卵管,但部分患者难以改变术后输卵管僵硬状态,受精卵无法及时运送到管腔,易导致异位妊娠发生,且术后易再阻塞。中医古籍中并未明确提出"输卵管性不孕症"这一概念,但根据其临床症状及体征特点,可将其归属于中医学"不孕症""妇人腹痛""断续""癥瘕"等范畴。陈旦平认为"输卵管"的概念及功能应属于中医狭义的"胞脉"范畴,其病变亦与中医胞脉异常改变相对应。他认为输卵管阻塞的病机大多为本虚标实,标为气、痰、瘀互结,本为肾气不足,胞脉闭阻,故临证时以育肾温肾通络,理气化瘀利湿为治疗大法,攻补兼施。配合蔡氏妇科周期调治法,在卵泡期和排卵期育肾通络,促进卵泡成熟及排出;黄体期温肾通络,促进妊娠黄体着床或黄体生成及功能维持。在选用方药上,在运用周期调治之育肾调冲方、温肾调经方的同时,常加入理气活血利湿、化瘀通络之药物,如大血藤、败酱草、三棱、莪术、路路通、皂角刺、牛膝、王不留行、生薏苡仁等,在消除输卵管炎症同时提高输送卵子的功能,以加强疏通输卵管助孕之功效。陈旦平还善于使用地龙、水蛭等虫类药,取其穿透入络、搜邪通络之功效,从而加强疏通输卵管的作用。地龙性味咸寒,归肝、脾、膀胱经,功效清热息风、平喘、通络、利尿。现代药理研究发现地龙含有蚓激酶,能激活纤溶酶原,使纤维蛋白溶解,可防止血栓形成和溶解血栓。

水蛭性味咸寒,有小毒,归肝、膀胱经,功效破血逐瘀。现代动物实验证明,水蛭内含有水蛭素,能抗凝,还具有扩血管、降低血液黏稠度的作用,是世界上发现较强的凝血酶特效抑制剂之一。此外,陈旦平注重中医外治法的使用,如中药灌肠、外敷、穴位敷贴等。临证时常常中药内服外治相结合,提高妊娠率,疗效显著。

六、子宫性不孕

子宫性不孕主要是指由于子宫因素导致的不孕症,包括子宫发育不良或子宫畸形、子宫内膜病变、子宫腺肌病或子宫肌瘤等。子宫因素会影响精子通过和受精卵着床,是女性不孕的重要原因之一。子宫是女子的主要生殖脏器,其功能与肾有密切关系。肾主生殖,人体生殖器官的发育,性功能的成熟与维持,以及生殖能力等,都与肾精和肾气盛衰密切相关。随着肾中精气的充盛,人体产生天癸物质作用于冲任,冲任气血旺盛流入子宫,子宫逐渐发育成熟,达到正常行经和孕育胎儿的作用。现代药理研究表明补肾中药能使实验动物子宫增重,子宫内膜增厚明显,腺体增多,分泌现象趋于明显。陈旦平认为,子宫性不孕之病因病机多为肾虚血瘀。盖因肾气不足,精血亏损,胞宫失养;胞宫、冲任损伤,瘀血阻滞胞宫。病理性质属本虚标实。治疗以补肾填精、活血化瘀为大法,补虚泻实,标本兼治。临证中仍宗周期调治原则,以育肾调冲方、温肾调经方为主分期而治,同时加入活血化瘀、散结消癥、清热利湿等药物。根据不同的子宫性因素进行选择,如子宫发育不良者,常加入紫河车、鹿角片、鳖甲等血肉有情之品,及大剂量葛根和菟丝子(30 g 或以上)以脏补脏,补肾填精,促进子宫发育;子宫内膜因素者,如宫腔粘连、子宫内膜炎、子宫内膜息肉等,常加入大血藤、败酱草、生薏苡仁清热利湿,消痈散结,三棱、莪术等破血行气消积;子宫腺肌病或子宫肌瘤者,常加入鬼箭羽、石见穿、半枝莲等清热散结,化瘀消癥。

七、男性不育

男性少、弱精症,无精症是导致不育的重要原因。中医认为,少精属于"精空""精少"范畴,弱精归属于"精寒""精冷"等范畴,陈旦平认为其与肾之功能密切相关,脾、肝功能亦联系其中。脾主运化,水谷精微得以布散,精室得以补养,才能使精液充足。肝藏血，肾藏精，精血同源，血能化精，精能成血，肾阴为一身阴液之根本，对各脏腑具有滋养功能，肝阴得到肾阴的滋养才能涵敛肝阳，所以肾、脾、肝等脏腑功能失调均可影响生殖功能甚至导致不育。陈旦平临证多年，对男子不育症的诊治有独到之处，认为育龄夫妇婚后不能生育，大约 30% 问题属于男方。而患者一般均无明显的自觉症状，只是因婚后长期不育，至医院检查才被发现。因此，在临床接治不孕夫妇时，陈旦平坚持男方必须检测精液以排除相关因素。临床经验在于对男方多采用温肾补精药治疗，而且做到长期服用，基本不更动主方，往往取得比较满意的效果。陈旦平基于以上中医理论并结合多年临床经验总结化裁出治疗男性少、弱精症之"补肾强精方"，该方由当归、熟地、生地、仙茅、淫羊藿、金樱子、五味子、枸杞子、露蜂房组成。其中仙茅、淫羊藿温肾助阳为君药；枸杞子、金樱子、五味子、露蜂房补肾填精为臣药；当归、熟地、生地补肾养血、通络为佐药，全方配伍精当，共奏温肾填精、改善精子活力和质量之效，临床效果颇佳。陈旦平在临床上也喜用韭菜子、蛇床子、急性子，取其壮肾阳作用。露蜂房一药，我国古代药书《新修本草》就言其："灰之，酒服，主阴痿。"现代医家也常用于阳痿症，颇有效验，屡获良效。临床上每日 10～15 g 的用量，连续服用数月。以上药物含多种维生素、微量元素，起到延缓衰老、类激素样作用，并可提高性腺轴的反应性，从而补肾壮阳、增加精液量、提高精子总数量、提高受孕率。

陈旦平认为中医对弱精、少精症疗效肯定，而对无精症的诊治及疗效不确切。一般而言，在治疗男子不育症的辨证施治中，陈旦平运用补肾方药为多，其次为活血通络、清热利湿方药。当然，辨证施治是基础。根据临床常见病因病机，陈旦平创制了补肾强精方等系列治疗男子不育症、性功能障碍的方剂。

八、中医协同辅助生殖技术助孕

近年来随着不孕症发病率的日趋增高，体外受精-胚胎移植（IVF－ET）技术已为数以万计的不孕症患者提供了治疗的新途径，并成为治疗女性不孕症的重要方法。IVF－ET 是将妇女的卵子从卵巢中取出，在体外与精子受精形成受精卵，并在体外继续培养成早期胚胎后，再移植到妇女子宫内继续生长发育而至娩出。IVF－ET 包括促排卵、取卵、体外受精和体外培养、胚胎移植 4 个阶段。但是 IVF－ET 中仍存在一些问题，如卵巢反应功能低下导致的促排卵周期取卵难,以及子宫内膜容受性差引起的着床障碍等。治疗中还可能出现卵巢过度刺激综合征、多胎妊娠、异位妊娠等风险。这些问题的存在为中医药协同治疗提供了契机。

随着 IVF－ET 患者的增加,部分多次失败患者前来寻求中医药治疗,陈旦平采用蔡氏妇科育肾调周助孕法辅助治疗,提高了 IVF－ET 成功率,取得较好的临床疗效。肾主生殖,为先天之本,陈旦平十分强调育肾在不孕症治疗中的关键性作用,因此从育肾立论,在术前调理期,运用育肾周期调治法。经后期即月经干净后至排卵期前,胞宫气血渐盈,肾气渐盛,为阴长之时,此期治以育肾通络,促进阴精生长及阴阳转化;经前期即排卵后至下次经潮前,胞宫气血充盈,肾气充盛,阴长阳盛,此期治以育肾培元,维持肾气均衡及暖宫助孕。在进行 IVF－ET 术前先运用该法调理数月,有助于改善卵巢功能和子宫内膜环境。在施术期,胚胎植入前予健脾补肾助孕法,植入后予补肾安养固胎法。IVF 植入前子宫内膜应该适应胚胎的种植生长,比若土壤肥沃则孕卵着床发育有力。脾为后天之本,气血生化之源,妇人妊娠需聚血养胎,故在 IVF 植入前在补肾的基础上予健脾助孕。植入成孕后当防止流产,需继予补肾安养以固胎。具体调治方法及方药如下。

1. 术前调理期　在进行 IVF－ET 术前先行调理 1~6 个月经周期。① 经后期(即月经干净后至排卵期前)予育肾调冲方,药物组成:牡丹皮、丹参、生地、熟地、当归、茯苓、香附、女贞子、鳖甲、仙茅、淫羊藿、石楠叶、公丁香。② 经前期(即排卵后至下次经潮前)予温肾调经方,药物组成:丹参,生地,熟地,当归,香附,女贞子,菟丝子,仙茅,淫羊藿,石楠叶,巴戟天,鹿角霜。调理期内若合并其他疾病,一并在经后期予以辨证加减治疗。如有子宫肌瘤、子宫内膜异位症等,酌加化瘀消癥之品如水蛭、皂角刺、桃仁、赤芍、牡丹皮等。如有慢性盆腔炎,酌加大血藤、败酱草、鸭跖草等。如有支原体阳性,酌加黑大豆、贯众等。

2. 施术期　① 胚胎植入前予健脾补肾助孕方,IVF 植入前 7 日开始服。② 植入后予补肾安养固胎方,若成孕继续服至孕 12 周。孕后用药需随证加减,如有恶心呕吐,加姜半夏、姜竹茹等。如此调治,取得了较好的临床疗效,可提高试管婴儿成功率,同时降低并发症的发生。

(许江虹,周华)

第三章
经 验 方

一、育肾培元方

[**组成**] 茯苓 15 g,公丁香 3 g,生地 9 g,熟地 15 g,白芍 9 g,川芎 9 g,当归 15 g,仙茅 9 g,淫羊藿 15 g,葛根 15 g,菟丝子 30 g,路路通 9 g。

[**功效**] 补肾养血,育阴促排。

[**适应证**] 肝肾不足之月经不调、月经量少、排卵障碍、不孕症。舌淡,苔薄,脉细或沉、弱。

[**方解**] 此方宜月经干净以后服用。经后期,气血不足,肾之阴阳俱虚,故治之以育肾养血为主。方中茯苓甘淡,甘则能补,淡则能渗,甘淡属土,具有健脾渗湿、入肾利水之功,其药性缓和,补而不峻,利而不猛,既能补虚,又可祛邪,为防治脾胃虚弱之要药。公丁香辛香入肾壮阳,公丁香配茯苓为改善排卵功能之经验药对;当归养血补血,生地、熟地滋阴养血育肾,此四味为君药。配伍白芍酸甘质柔,养血敛阴,与熟地、当归相协同,则滋阴养血;川芎辛散温通,中开郁结,旁通络脉,与当归相配伍而达到畅通血脉作用为臣。佐助以路路通疏通络道;仙茅、淫羊藿补肝肾,助阳益精;葛根升阳通络,葛根素具有雌激素样效应,改善卵巢功能。菟丝子育肾养精,有促进卵泡发育的作用。全方共奏补肾养血,滋阴育肾,培元促排之功。

二、育肾通络方

[**组成**] 当归 15 g,川芎 9 g,熟地 15 g,怀牛膝 9 g,路路通 9 g,皂角刺 9 g,水蛭 6 g,鸡血藤 15 g,薏苡仁 15 g,小茴香 6 g。

[功效] 补益肾气,活血通络。

[适应证] 肾气亏虚之月经不调、胞络不通、输卵管阻塞、不孕症。舌淡或暗,苔薄,脉细或沉、涩。

[方解] 方中当归、川芎辛香活血,下通血海为君。熟地养血滋阴,益肾填精;牛膝下行补肾益精;路路通能通十二经;皂角刺辛温锐利,水蛭破血逐瘀,二药贯通经络,透达关窍为臣。鸡血藤行血补血,调治经脉不匀;薏苡仁健脾利水;小茴香温阳散寒,理气通络,上三味共为佐药,活血行气,通利道络。全方共奏培补肾气、活血通络之效。

三、育肾化痰方

[组成] 黄芪30 g,茯苓15 g,肉桂3 g,桂枝3 g,石菖蒲9 g,制半夏9 g,炒白术9 g,薏苡仁15 g,山药15 g,生麦芽30 g,淫羊藿15 g,川芎15 g,陈皮6 g。

[功效] 补气育肾,温化痰湿。

[适应证] 肾虚痰浊之月经不调、排卵障碍、闭经、多囊卵巢综合征、不孕症。舌淡而胖或齿印,苔薄或白腻,脉细或滑、濡。

[方解] 方中黄芪益气健脾、茯苓入肾利水,补脾和中,共为君药。张仲景谓:"病痰饮者,当以温药和之。"方中肉桂温阳补肾,桂枝温阳化气,温经通脉,二药一补一通,温补肾阳,温经通脉,温化痰饮;石菖蒲、制半夏,健脾燥湿,化痰排浊,四味共为臣药。佐助以炒白术、薏苡仁、山药、生麦芽、陈皮健脾利水;淫羊藿清补肾阳而不腻;川芎辛温通络。全方益气补肾,填精益髓,温化痰饮,化湿通络。

四、育肾化瘀方

[组成] 桂枝6 g,茯苓15 g,桃仁9 g,牡丹皮9 g,丹参15 g,生地9 g,熟地15 g,三七粉6 g,鬼箭羽15 g,石见穿15 g,制大黄9 g。

[功效] 补肾活血,化瘀消积。

[适应证] 肾虚血瘀之月经不调、子宫肌瘤、子宫腺肌病、不孕症。舌淡或暗,边有瘀点,苔薄,脉细或涩。

[方解] 方中取桂枝茯苓丸主药为君,桂枝温通经脉而行瘀滞;茯苓健脾利

湿,以助消癥;桃仁活血化瘀,牡丹皮、丹参散血行瘀,清退瘀热。生地、熟地补肾养血为臣。三七粉、鬼箭羽、石见穿、制大黄为佐,活血化瘀,散结消积。全方以通为用,以补为和,共奏化瘀消积、补肾活血之功。

五、温肾暖宫方

[组成] 当归 15 g,生地 9 g,熟地 15 g,川芎 15 g,蛇床子 9 g,巴戟天 15 g,紫石英 30 g,炙龟甲 15 g,鹿角霜 15 g,女贞子 15 g,茯苓 9 g。

[功效] 养血温肾,暖宫助孕。

[适应证] 肾阳不足,形寒肢冷,月经量少色淡,子宫内膜薄,不孕症。舌淡或胖,苔薄,脉细、弱。

[方解] 方中四物为君,以血中血药之熟地、白芍阴柔补血之品与辛香的血中气药当归、川芎相配,动静结合,补血而不滞血,活血而不伤血。紫石英入肝经暖胞宫,性温而补,能温润营血,通达奇脉,为女子血海寒虚不孕之要药;鹿角霜、龟甲血肉为有情之品,一阴一阳,无寒热偏颇,共奏峻补阴阳、填精补髓、滋养营血之效,以改善卵巢功能,促进卵巢排卵功能的恢复,三者为臣药。佐以女贞子、巴戟天补肾填精,滋补血海,茯苓入肾健脾,淡渗通利。全方益精养血,温阳补肾,以达暖宫助孕之效。

六、理气止痛方

[组成] 柴胡 15 g,延胡索 9 g,川芎 15 g,白芍 15 g,炙甘草 6 g,生蒲黄 9 g,五灵脂 9 g,制乳香 6 g,细辛 3 g,艾叶 9 g。

[功效] 疏肝理气,温经止痛。

[适应证] 气滞血瘀寒凝之痛经、子宫内膜异位症。舌淡或暗、瘀,苔薄。脉弦、细或涩。

[方解] 痛经的病机多为气滞血瘀所致的"不通则痛"。故方中采用柴胡、延胡疏肝解郁,行气止痛,擅治一身诸痛,于气滞血瘀之痛经效佳;白芍平肝止痛,养血调经,合柴胡敛阴疏肝、调和气血;配伍甘草养阴柔筋、缓急止痛;川芎通利血脉。生蒲黄、五灵脂、乳香为臣药,蒲黄、五灵脂名"失笑散",蒲黄善活血祛瘀治瘀血阻滞之痛,五灵脂擅消瘀散结,活血利脉,对瘀血块较多者效佳;

乳香活血兼行气,擅止妇人之行经腹痛,三者合用祛瘀止痛。佐以细辛散寒通窍;艾叶温经止痛,两者皆归肾经,合用温经散寒通络,尤温肾阳,尤适合于痛经腹冷者。

七、清瘀止痛方

[组成]柴胡15 g,川楝子9 g,赤芍9 g,牡丹皮9 g,桃仁9 g,白芍15 g,炙甘草6 g,大血藤30 g,薏苡仁30 g,土茯苓30 g,椿根皮15 g。

[功效]理气止痛,凉血清瘀。

[适应证]气滞、瘀热互结之腹痛、带下黄浊、慢性盆腔炎。舌红或暗红,苔薄白或黄,脉细或弦、滑。

[方解]此方针对因湿热蕴结、瘀血阻络所致的妇科炎性腹痛。以柴胡、川楝子为君行气止痛,疏肝泄热。臣药白芍、赤芍二芍合用,凉血柔肝,一走一守,一补一泻,共奏养血化瘀,柔肝敛阴止痛之功效,二芍配伍炙甘草缓急止痛;牡丹皮、桃仁清热凉血,活血化瘀。佐以大血藤、薏苡仁、土茯苓、椿根皮清热解毒,利水渗湿,活血止痛。全方清热解毒,凉血活血,理气止痛。

八、疏肝散结方

[组成]柴胡15 g,赤芍9 g,白芍15 g,郁金9 g,川楝子9 g,橘核30 g,石见穿30 g,桃仁15 g,茯苓15 g,制半夏9 g,蒲公英9 g。

[功效]疏肝理气,化瘀散结。

[适应证]气滞痰结之乳房胀痛、乳腺增生、乳房结节。舌淡、或暗或红,苔薄,脉细或滑、弦细数。

[方解]肝属木,木性喜条达,为将军之官象,枢机之官,主人体气机的升降出入。故肝主气之条达,肝气不舒,则气结而病。气载血,气滞则血不行,故而血瘀。此方以气动为本,以柴胡、赤芍、白芍、郁金、川楝子为君,疏肝柔肝,理气散结。臣药以橘核专行肝气,理气散结;石见穿、桃仁活血破瘀,散结除瘀;佐助以茯苓、制半夏健脾燥湿,化痰散结;蒲公英清热解毒。全方化瘀散结,疏肝理气。

九、养血活血方

[组成] 当归 15 g,熟地 15 g,生地 9 g,川芎 9 g,桑椹 15 g,女贞子 15 g,石楠叶 15 g,菀蔚子 15 g,益母草 15 g,泽兰叶 9 g,西红花 0.2 g。

[功效] 养肝补肾,养血活血。

[适应证] 月经过少、经色淡或暗,子宫内膜薄。舌淡或胖、红,苔薄,脉细弱、沉。

[方解] 方中以四物之当归、生地、熟地、川芎为君。当归补血而不滞血,行血而不伤血;熟地、生地滋补血海;川芎为血中气药,可下行血海。臣药桑椹、女贞子补肾养血;石楠叶益肾温经,有助于改善卵巢功能;菀蔚子清肝养肝、活血调经。佐以益母草、泽兰、西红花活血调经,引经下行。诸药配伍补益肝肾,调经活血。

十、滋肾调摄方

[组成] 炒党参 15 g,炒白术 9 g,茯苓 9 g,生地炭 15 g,牡丹皮炭 9 g,茜草 15 g,女贞子 15 g,墨旱莲 15 g,泽泻 9 g,炙龟甲 15 g。

[功效] 益气清热,固冲止血。

[适应证] 气阴二虚之崩漏、排卵期出血。舌淡或鲜红、暗红,苔薄,脉细或沉、数。

[方解] 本方以"有形之血不能速生,无形之气所当急固"为原则。以党参、白术、茯苓为君,以四君化裁而得,益气健脾,补气统血,培其本损。臣药以生地炭滋阴养血,炒炭存性,又能增止血之功;牡丹皮炭、茜草凉血止血,固涩之中不留瘀;女贞子、墨旱莲、炙龟甲滋补肾阴,阴血得养,血海得宁。佐助以泽泻泄热利水,防止血留弊。全方补而不滞,固中有行,益气清热,固冲止血。

十一、凉血止崩方(阴崩)

[组成] 生地炭 30 g,牡丹皮炭 9 g,仙鹤草 30 g,藕节炭 15 g,黄芩 9 g,黄柏 9 g,茜草 15 g,玄参 9 g,生蒲黄 9 g。

[**功效**] 清热凉血,固经摄血。

[**适应证**] 阴虚血热之月经过多、崩漏。舌红、鲜红,苔薄,脉细或细数。

[**方解**] 阴崩常因血热,血热妄行,故以滋阴止血为主,佐清热凉血,调固兼备。方中君药以生地炭滋阴补肾,凉血止血;牡丹皮炭凉血止血。以仙鹤草、藕节炭为臣,仙鹤草补虚强精,收敛止血;藕节炭祛瘀止血。佐助以黄芩、黄柏清热泻火;茜草凉血止血;玄参养阴清热;生蒲黄化瘀止血,以杜止血留瘀。陈旦平多年经验认为,生蒲黄不仅是一味行血化瘀之药,此药可一物多用,赖于剂量轻重,功效大殊。全方固经摄血,清热凉血,敛而不滞。

十二、益气固冲方(阳崩)

[**组成**] 炙黄芪 30 g,炒白术 15 g,茯苓 15 g,熟附片 6 g,阿胶 9 g,炮姜炭 6 g,蒲黄炭 15 g,血余炭 15 g,茜草 9 g,仙鹤草 30 g。

[**功效**] 补气健脾,温经固冲。

[**适应证**] 脾肾阳虚之月经过多、崩漏。舌淡或胖,苔薄,脉细弱、沉。

[**方解**] 阳崩大多为久崩久漏导致,发于血虚,气日渐损,久则阳虚。故方中以炙黄芪、炒白术、茯苓益气健脾;熟附片温阳摄血,二者为君;臣药以阿胶养血止血;炮姜炭温经止血,二药助益气养血固冲之力。佐助蒲黄炭化瘀止血;血余炭、茜草凉血止血;仙鹤草止血补虚,上四味一则防止血留瘀,二则制约温阳之剂。全方补气健脾、温经固冲。

十三、清热止带方

[**组成**] 猪苓 15 g,茯苓 15 g,薏苡仁 30 g,败酱草 15 g,椿根皮 15 g,紫地丁 16 g,柴胡 9 g,赤芍 9 g,牡丹皮 9 g。

[**功效**] 清热燥湿止带。

[**适应证**] 下焦湿热之带下黄浊、腥臭。阴道炎、急性盆腔炎。舌淡或红苔薄或黄腻,脉细或滑。

[**方解**] 本方由止带方化裁而来。方中猪苓、茯苓利水渗湿为君。薏苡仁助君健脾益胃,清热渗湿;败酱草、紫花地丁、椿根皮清热解毒,燥湿止带,蔡氏尤以椿根皮为治湿热带下之要药,上四味共为臣药。柴胡调畅湿热郁滞之气机,赤

芍、牡丹皮清热凉血,三药佐助君臣,共奏清热泻火,燥湿止带之功。

十四、健脾止带方

[组成]炒党参 15 g,炒白术 15 g,茯苓 30 g,山药 30 g,薏苡仁 30 g,海螵蛸 9 g,金樱子 9 g。

[功效]健脾化湿。

[适应证]脾虚湿胜之带下清稀、增多。舌淡苔薄白,脉细或濡。

[方解]方中取"四君子汤"之炒党参、炒白术、茯苓健脾益气,燥湿利水为君药。臣药山药健脾益肾,助白术、茯苓更增益气补中之力;薏苡仁健脾益胃,清热渗湿。佐助海螵蛸入肝肾,止白带下;合金樱子益肾固经,收敛止带。全方益气健脾,化湿止带。

十五、经期头痛方

[组成]柴胡 9 g,白芍 15 g,川芎 30 g,葛根 30 g,蔓荆子 15 g,钩藤 9 g,石决明 30 g,青葙子 9 g,枸杞子 15 g,白菊花 9 g,磁石 30 g。

[功效]平肝潜阳,息风止痛。

[适应证]肝阳上亢之经期头痛。

[方解]经期头痛病机不离肝郁化火,郁热化瘀。《傅青主女科》云:"经欲行而肝不应,则拂其气而痛生。"故本方重在平肝潜阳,疏肝理气。方中以柴胡、白芍、川芎、葛根为君,柴胡疏肝解郁,透热解肌,升提阳气;白芍养血敛阴,柔肝缓急、和血藏血;二药一疏一敛,使得肝气不郁,阴血又能固守,疏肝而不伤阴血,敛肝而不郁滞气机;川芎行血中之气,李东垣称"头痛不离川芎",川芎为治疗头痛的要药;葛根可缓解头项强痛,改善头痛、眩晕等作用,且葛根现代药理研究发现具有改善卵巢功能的作用,对女性颇有裨益。蔓荆子、钩藤、石决明为臣,蔓荆子疏风散热,清利头目;钩藤、石决明平肝息风,疏风清热,共助君药平肝潜阳,息风止痛。佐助以青葙子、白菊花疏肝清热;枸杞子养肝补肾;磁石平肝定痛。全方清肝息风为主,养阴涵木,对应了"女子以肝为先天,以血为本,以气为用"的治则。

十六、柔肝平更方

[**组成**] 柴胡 9 g,白芍 15 g,生地 15 g,熟地 15 g,女贞子 15 g,制龟甲 15 g,淫羊藿 15 g,牡丹皮 9 g,玄参 9 g,知母 9 g,黄柏 9 g,泽泻 9 g,鲜石斛 15 g。

[**功效**] 养肝滋肾,清泄相火。

[**适应证**] 肝郁气滞、阴虚火旺之脏躁症。舌淡、暗或鲜红,苔薄,脉细或数。

[**方解**] 本病病因为时值围绝经期,肾气渐衰,乙癸同源,肾虚则水不涵木,而致肝旺。故方中以柴胡、白芍、生地、熟地为君,柴胡、白芍疏肝柔肝;生地、熟地、女贞子滋阴补肾,养血填精。女贞子、制龟甲、淫羊藿为臣,女贞子、制龟甲滋阴益肾养血;淫羊藿补益肾阳,阴得阳助;助君药益肾填精。佐助以牡丹皮清泻肝热,凉血活血,助君臣补而不滞;玄参、鲜石斛滋阴清热;知母、黄柏滋阴补肾,清泻相火;泽泻泄热存阴。诸药共奏养肝滋肾、清泄相火之功。

十七、更年失眠方

[**组成**] 酸枣仁 30 g,生地 15 g,熟地 15 g,当归 15 g,黄连 6 g,肉桂 3 g,西红花 0.2 g,丹参 30 g,夏枯草 15 g,制半夏 9 g,蝉蜕 6 g,生龙骨 30 g。

[**功效**] 养血安神。

[**适应证**] 阴虚火旺之失眠、入睡困难。舌淡或暗、紫,苔薄,脉细或数、滑、涩。

[**方解**] 陈旦平认为此病因肾阴日衰,阴虚阳盛,阳不交阴导致失眠。方中炒酸枣仁、生地、熟地为君,酸枣仁入肝、心经,有养肝血、收敛安神之效,善治虚烦不得眠;生地、熟地生精血、填骨髓、滋肾阴,与炒酸枣仁相须为用,共奏滋阴益肾、养血安神之效。肉桂、黄连为臣,二药是治疗心肾不交的著名方剂交泰丸的主药。其中黄连味苦性寒,入心经,降心火;肉桂味辛性热,入肾经,暖肾水,寒热并用,交通心肾。佐助以当归、西红花、丹参养血活血,祛瘀血不伤新血,开郁气而不伤正气。夏枯草养阴疏肝,散结解郁;制半夏除化痰燥湿之外,和胃降逆和安神之功为古今医家所用,其用量是疗效之关键。吴鞠通有半夏"一两降逆,二两安眠"之说;二药为对,既取"降其气,即所以敛其阳"之意,又取二药和阳养阴之效。蝉蜕有定惊解痉的作用,去除外风,亦能平息内风,有文献报道对顽固性

失眠有确切疗效。生龙骨重镇安神,既可摄纳飞越之阳气,又能收敛敏摇之阴气。《本经逢原》中提出了"涩可以去脱,收敛浮越之气。其性收阳中之阴,专走足厥阴经,兼如手足少阴,治多梦纷纭"。全方滋阴养血,交通阴阳,宁心安神。

十八、水土安胎方

[**组成**] 炒党参 15 g,炒白术 9 g,黄芩 9 g,桑寄生 15 g,川续断 9 g,杜仲 9 g,生地炭 9 g,熟地 9 g,当归 15 g,白芍 15 g,南瓜蒂 15 g,佛手 6 g。

[**功效**] 益气健脾,补肾安胎。

[**适应证**] 脾虚肾亏之胎漏、胎动不安。舌淡或红,苔薄,脉细、滑、数。

[**方解**]《沈氏女科辑要》:"妊妇病源有三大纲,一曰阴亏。人身精血有限,聚以养胎,阴分必亏。二曰气滞。腹中增一障碍,则升降之气必滞。三曰痰饮。人身脏腑接壤,腹中遽增一物,脏腑之机括,为之不灵,津液聚为痰饮。"方中党参、炒白术为君,益气养血,健脾化痰,味甘而纯,温而不辛。臣药以黄芩坚阴清热,以制体阳之偏,与炒白术共成药对健脾滋源,朱丹溪谓:"黄芩、白术乃安胎妙药。"桑寄生、川续断、杜仲合"寿胎丸"及"杜仲丸"之意补益肝肾,调理冲任,固本安胎。生地炭、熟地滋阴养血以荫胎,生地炒炭亦有止血防胎漏之效;配伍当归、白芍取"四物"之意养血和营;南瓜蒂载胎而不坠;佛手调畅气血,理气不伤阴。全方健脾补肾,养血理气,共奏安胎之功。

十九、降逆止呕方

[**组成**] 茯苓 9 g,炒白术 9 g,制半夏 9 g,姜竹茹 9 g,紫苏梗 9 g,旋覆花 6 g,佛手 6 g,鲜石斛 9 g,乌梅 6 g。

[**功效**] 健脾和中,降逆止恶。

[**适应证**] 脾虚胃热,胎气上逆,妊娠恶阻。

[**方解**] 妊娠恶阻溯其本源因气血聚于胞宫以养胎,冲气上逆,脾胃失和。方中茯苓、炒白术健脾以养后天之本;半夏和胃健脾,降逆止呕;姜竹茹清热止呕安胎,姜制更增止呕之功,四药为君健脾止呕。紫苏梗、旋覆花、佛手理气宽胸,降气止呕,疏利气机,共为臣药。佐助以鲜石斛养阴清热,乌梅生津止呕。全方健脾养血,调和气机,降逆止呕,安固胎元。关于半夏有碍胎之说,清代陈修园

云："俗疑半夏碍胎，而不知仲师惯用之妙品也。"实践证明，临床诊治妊娠恶阻而用半夏，注意一是选用制半夏，二是常规剂量，但用无碍。

二十、清肝回乳方

[组成] 生麦芽 60 g，蒲公英 9 g，生地 9 g，当归 9 g，白芍 9 g，柴胡 9 g，牡丹皮 6 g，炒栀子 6 g，牛膝 6 g，泽泻 6 g。

[功效] 清肝回乳。

[适应证] 回乳。舌淡或红，苔薄，脉滑、数。

[方解]《景岳全书》载："妇人乳汁，乃冲任气血所化。"脾胃生精为乳汁所化之本，肝气条达为乳汁疏利之机，冲任盈亏为乳汁调节之要。且产后妇人多虚多瘀，易生内热。故回乳以清热疏肝、通利经水、引血下行为主要治则。方中麦芽（60～100 g）为君，取其甘平、消食和中、下气回乳之效。现代药理研究发现生麦芽中含有麦角类化合物，而麦角毒素能抑制催乳素的分泌。蒲公英是防治乳痈的要药，具有消痈散肿、疏郁通乳之功。臣药以生地、当归、白芍取"四物汤"之意，养血柔肝，补虚活血；柴胡疏肝理气，行血中之气；牡丹皮清热凉血、活血化瘀；炒栀子清热除烦。佐助以牛膝补肾益精，引乳下行，防止乳汁瘀结；泽泻泄热利水。全方回乳、清肝、补虚、活血四法融为一体，冲任相调，下为月水，乳汁自回。

二十一、产后自汗方

[组成] 炙黄芪 30 g，生白术 15 g，炒防风 9 g，白芍 12 g，桂枝 3 g，玄参 9 g，玉竹 9 g，糯稻根 30 g。

[功效] 益气固表，调和营卫。

[适应证] 产后气阴二虚之自汗。

[方解] 产后因胎产及哺乳极耗气血，而致阴血亏虚，阴不敛阳，阳盛于外，气阴两虚故而汗出久而不止。方中炙黄芪、生白术、炒防风为玉屏风散，功在益气固表为君。白芍、桂枝、玄参、玉竹为臣。白芍、桂枝取"桂枝汤"之意，白芍养血敛阴而不滞邪，桂枝和营解肌而不伤阴，二药相合，一收一散，开阖相济，收调营卫，调和气血、益阳止汗。玄参、玉竹养阴生津。佐助以糯稻根敛阴止汗。诸药共用，出汗自止。

二十二、产后乳少方

[**组成**] 炒党参 15 g,制黄精 15 g,炒白术 9 g,茯苓 9 g,熟地 15 g,桑椹 15 g,当归 15 g,川芎 9 g,炒谷芽 30 g,陈皮 6 g,通草 3 g。

[**功效**] 补气养血。

[**适应证**] 气血二虚之产后乳汁少而清稀。舌淡苔薄,脉细弱。

[**方解**] 陈自明《妇人大全良方》云"乳汁乃气血之所化";《傅青主女科》载"气血旺则乳汁旺,气血衰则乳汁衰,治宜补气补血而乳汁自下",可知气血为乳汁生化之源。方中党参、黄精益气养血;白术、茯苓健脾益气,以养后天之本,四药为君,以资气血生化之源。臣药熟地、当归、川芎取"四物汤"之"补而不滞"之意,养血活血。佐助以炒谷芽、陈皮养胃和中,健脾开胃;通草通络下乳,防乳络壅堵;桑椹滋阴养血,补益肝肾,佐助君药补产后之虚。全方补气养血,化源自滋,乳水自充。

二十三、恶露不净方

[**组成**] 当归 15 g,川芎 9 g,桃仁 6 g,生蒲黄 9 g,赤芍 6 g,怀牛膝 6 g,仙鹤草 15 g,炮姜炭 6 g。

[**功效**] 活血止血。

[**适应证**] 产后恶露淋漓不净,下红色暗或瘀块。

[**方解**] 妇人产后多虚多瘀。方中以当归、川芎为君,养血活血,补而不滞。臣药以桃仁行血中之瘀;生蒲黄化瘀止血;赤芍凉血活血;怀牛膝补产后肾精之亏,并有引经下行之功,祛恶露,逐胎遗;仙鹤草收敛止血;炮姜炭温经止血,并预治产后感寒。本方旨在补不留瘀,行不动血,温不伤阴。

二十四、胎黄方

[**组成**] 生黄芪 15 g,生地 9 g,当归 15 g,茵陈 15 g,柴胡 9 g,牡丹皮 6 g,赤芍 6 g,白芍 9 g,焦栀子 6 g,泽泻 6 g。

[**功效**] 益气凉血,清肝利胆。

[适应证] 孕妇产前检查血抗 A、抗 B 效价升高。预防 ABO 溶血,新生儿黄疸。

[方解]《医宗金鉴》曰:"胎黄者……孕妇湿热太盛,小儿在胎受母热毒,故生育有是证也。""黄"与肝胆不和,胆汁外溢息息相关。故方中生黄芪、生地、当归为君,益气扶正,补肾固本,养血活血。臣以茵陈清热解毒、利湿退黄;柴胡、牡丹皮、赤芍、白芍,养肝柔肝,清热疏肝,凉血活血。佐助以焦栀子凉血止血;泽泻泄热渗湿,二药助君臣凉血利湿。诸药共奏益气清热、凉血活血、清肝利胆之功。

二十五、补肾强精方

[组成] 仙茅 10 g,淫羊藿 15 g,鹿角霜 15 g,炙龟甲 15 g,熟地 15 g,当归 15 g,白芍 9 g,川芎 9 g,菟丝子 15 g,金樱子 15 g,覆盆子 15 g,蛇床子 9 g,锁阳 15 g,小茴香 6 g,山药 15 g。

[功效] 补肾强精。

[适应证] 肾精亏虚、肾阳不足之男子弱精症、少精症、性欲淡漠、阳痿。舌淡或红,苔薄,脉细、弱、沉或平。

[方解]《素问·上古天真论》云:"肾者,精之处也。"男子少弱精症病位在肾,基本病机多为本虚标实,本为肾精亏虚,标或为湿热、气滞、血瘀,从而影响精子的质量和功能。故方中仙茅、淫羊藿温肾阳,补肾精;"欲补阳者,必于阴中求阳",龟鹿相配,一阴一阳,无寒热偏颇,共奏峻补阴阳、填精补髓、滋养营血之效,四味共为君药。《赤水玄珠·调经门》:"夫血者,水谷之精气也,和调于五脏,洒陈于六腑,男子化而为精。"臣药以"四物汤"之熟地、白芍、当归、川芎补血活血,调畅气机,血旺则精充理气养血;配伍菟丝子、金樱子、覆盆子、蛇床子、锁阳含五子衍宗之意,且子(籽)类药物富含锌、硒等,男子生精需要微量元素。上述"五子"共奏填精益髓,补肾固精之效,助君药补肾壮阳。佐助以小茴香温肾通脉,引入肝经;山药滋补脾肾,助诸药得宜运化。此方补中有疏,涩中有通,共奏补肾填精,益气助阳,种嗣衍宗之功。

二十六、补肾通络方

[组成] 当归 15 g,淫羊藿 15 g,熟地 15 g,柴胡 9 g,川芎 9 g,桃仁 9 g,水蛭

6 g,地龙 9 g,牛膝 15 g。

[**功效**]补肾益精,活血通络。

[**适应证**]精索静脉曲张,少弱精症,阴囊坠胀。

[**方解**]中医认为精索静脉曲张会导致气滞血瘀,阻滞血脉,肾精不荣,进而导致精子质量下降及(或)性功能障碍,故治以补益肾精,活血通络。方中淫羊藿、当归同用,补肾活血,两药共为方中君药。柴胡、熟地、川芎、桃仁、水蛭、地龙为臣药,补肾精、行气血、通经络;其中地龙、水蛭等虫类药加强破瘀通利的作用。

佐助以牛膝补肾强腰,下行逐瘀。全方标本兼顾,使肾气得以充,瘀血得以去,生精功能得以恢复。

二十七、疏肝温阳方

[**组成**]柴胡 9 g,白芍 9 g,玫瑰花 6 g,仙茅 9 g,淫羊藿 15 g,阳起石 30 g,锁阳 15 g,鹿角片 15 g,甘草 6 g。

[**功效**]疏肝解郁,补肾温阳。

[**适应证**]性功能低下,阳痿、早泄。

[**方解**]古代医家认为阴茎正常勃起与否以肾气的充盈为基本病机,《内经》首先提出了"肾藏精,主生殖,为先天之本"。同时,肝之疏泄对于阴茎的正常勃起有着重要影响。《灵枢·经筋》:"足厥阴其病……阴器不用,伤于内则不起。"《素问·痿论》云:"筋痿者,生于肝使内也。"肝主情志,而人的情志对于勃起功能的正常又具有直接影响。因为肝具有藏血与主宗筋的生理功能,若肝的生理功能不能得以发挥,气血则不能正常运行,以至于不能濡养宗筋,宗筋失养不用而致痿软,肝藏血的多少也直接影响玉茎血液的充盈。故此,疏肝解郁亦是治疗阳痿的重要方法之一。肝体阴而用阳,厥阴经又循阴器,本方取柴胡、白芍、甘草、玫瑰花为君,以疏肝解郁、养血和血,又养肝柔肝,肝气调达则疏利,经络气行畅达。仙茅、淫羊藿、阳起石、锁阳、鹿角片温肾兴阳、填精益髓以助元阳。全方肝肾同治,"宣其抑郁"为主,则"阳气舒,痿立起"。

二十八、清热利湿方

[**组成**]茯苓 15 g,猪苓 15 g,马鞭草 15 g,败酱草 15 g,薏苡仁 30 g,泽泻

9 g,陈皮 9 g。

[**功效**] 清热解毒,健脾祛湿。

[**适应证**] 衣原体、支原体感染。

[**方解**] 在古典医籍中,对"生殖道衣原体、支原体感染"没有明确记载,根据由其引起的临床症状,应归属于"带下过多""阴痒"范畴。《傅青主女科》开宗明义,指出"夫带下俱是湿症",故健脾祛湿是本病治疗的根本。方中茯苓、猪苓为君,祛湿健脾,利水渗湿。马鞭草、败酱草为臣,清热解毒,通利逐水;又马鞭草有活血散瘀之效,调畅湿热郁滞之气机。佐助以薏苡仁、泽泻、陈皮加强健脾逐水之功。全方共奏清热解毒,健脾化湿,理气化瘀之效。

(陈逸嘉,陈颖娟)

第四章

外　治　法

一、中药定向透药联合穴位敷贴

蔡氏妇科第八代代表性传承人陈旦平在"蔡氏育肾调周法"理论基础上,结合自身临床经验,创立了"育肾方""温肾方",周期性治疗妇科疾病;并在蔡氏基础上研发出适合外治疗法的膏药,建立了中药定向透药联合穴位敷贴的周期性治疗方案,经过近十年来的临床应用和科研立项研究,形成治疗多种妇科难治性疾病的内外结合治疗方案。

1. 温通膏

[组成] 当归,肉桂,三七等。

[功效] 温中补虚,散寒通脉。

[主治] 气滞血瘀、痰瘀互结型的盆腔炎、盆腔瘀血综合征、慢性盆腔痛、子宫内膜异位症等本虚标实证为主的疾病。

[适应证]

(1) 痛经(寒凝血瘀证):经前或经期小腹冷痛拒按,得热痛减,或经期延后,月经量少,经色黯,有块。

穴位:肾俞,次髎,气海,关元,足三里。

(2) 盆腔炎性疾病后遗症(妇人腹痛,肾虚血瘀证):月经后期,量少,质稀,腰酸肢冷,腹痛绵绵。

穴位:腰阳关,次髎,双子宫。

(3) 月经失调(气血亏虚,肝肾不足证):月经先期或后期,量少,色清淡,小腹隐痛,腰酸如坠,神疲乏力,纳少便溏。

穴位:肾俞,次髎,气海,关元,足三里。

2. 痛经膏

[**组成**] 细辛,川芎,乳香,当归等。

[**功效**] 活血理气,通络止痛。

[**主治**] 寒湿凝滞,气血亏虚型的月经过少,月经稀发,痛经,围绝经期综合征等虚证为主的疾病。

[**适应证**]

(1) 痛经(气滞血瘀证):经前或经期小腹胀痛,胀甚于痛,拒按,或伴有乳房胀痛、胸胁胀满,月经量少,经色紫黯有块,血块排出后痛减。

穴位:肾俞,次髎,双子宫,双大赫。

(2) 盆腔炎性疾病后遗症

1) 气滞血瘀证:下腹坠胀疼痛,腰骶酸痛,经前乳房胀痛。

穴位:肾俞,次髎,气海,关元,三阴交。

2) 湿热瘀结证:下腹坠胀疼痛,腰骶酸痛,带下量多色黄,舌红苔黄腻,脉滑数。

穴位:肾俞,次髎,双大赫,双子宫。

(3) 月经失调(气滞痰阻,瘀留胞宫证):月经后期或先后不定期,量少色暗,小腹胀痛,胸闷呕恶,心烦易怒。

穴位:肾俞,次髎,气海,关元,三阴交。

[**禁忌证**] ① 开放性创口、急性感染性化脓性病灶禁用。② 过敏体质患者慎用。

[**操作常规**]

(1) 将温通膏或痛经膏的颗粒剂按 1:250 mL 比例溶于蒸馏水或生理盐水,将纱布片均匀浸湿少许,置于电极片上。

(2) 腹部取穴:关元,中极,水道;腰部取穴:肾俞,次髎;四肢取穴:单侧足三里(每次换侧)。

(3) 将放有浸药纱布的电极片放置于所选穴位上,用绑带固定。

(4) 打开中药定向透药治疗仪,设定时间 20 分钟,温度为 5 挡,腰部频率 20~40 Hz 不等,腹部及腿部频率 10~30 Hz 不等(根据患者耐受调节频率大小),2~3 日重复 1 次。

(5) 定向透药结束后,拆除电极片及绑带,在取穴部位上贴敷痛经膏或温痛膏。

[注意事项] 过敏体质者注意贴敷部位监护,发现过敏现象,及时终止。

二、耳穴压丸

耳穴压丸又称耳穴压豆、耳穴贴压,是耳针的一种,是在耳部穴位贴压使局部产生酸、胀、麻、痛等刺激反应,从而达到治疗疾病的一种方法。

[组成] 油菜籽,小米,绿豆,莱菔子,王不留行子,黄精子,白芥子等。

[功效] 调脏腑,经络气血,调和阴阳。

[适应证]

(1) 月经稀发、月经过少、崩漏等内分泌紊乱性月经失调。

主穴:盆腔,子宫,三焦,内分泌,肝,肾。

配穴:经量过多、经期提前加肾上腺、脾、耳中;经量少(提前两周贴)加交感、心皮、卵巢、丘脑。

(2) 痛经,慢性盆腔痛,子宫内膜异位症等疼痛性疾病。

主穴:内生殖器(子宫),盆腔,皮质下(卵巢),内分泌,膀胱(下焦),皮质下(神经系统皮质下),交感。

配穴:神门,腹,肝,肾,缘中。

(3) 围绝经期综合征

主穴:内生殖器,内分泌,盆腔,神门,交感。

配穴:肝,肾,心,脾。

[禁忌证] 耳郭有炎症者或冻伤者不宜采用此方法。

[操作常规]

(1) 备齐物品,做好解释。

(2) 患者可取坐位或侧卧位。

(3) 以 75% 乙醇拭净耳郭皮肤,用干棉球擦净。

左手拇、食二指紧拉耳郭后上方,右手持镊子夹住压丸,对准穴位并按之。留埋期间,嘱患者用手反复按压,进行压迫刺激,每次 1～2 分钟,每日按 2～3 次,以加强疗效,留置 2 日。

[注意事项]

(1) 过敏体质注意按压部位监护,发现过敏现象,及时终止。

(2) 若引起皮肤破损感染,取下压物,局部涂以消炎软膏即可。

（3）习惯性流产史的孕妇慎用。

三、隔物灸

隔物灸是艾灸的一种，根据中医经络腧穴原理，利用隔药饼灸相应穴位，以达到刺激穴位、促进药物吸收、快速缓解症状的作用。

[**组成**] 附子，肉桂，丁香等。

[**功效**] 补益阳气，散寒止痛。

[**主治**] 寒凝血瘀、脾胃虚寒、脾肾阳虚证。

[**适应证**] 不孕、痛经、盆腔淤血综合征、慢性盆腔痛、子宫内膜异位症等寒性及痛性疾病。

[**禁忌证**]

（1）开放性创口、急性感染性化脓性病灶禁用。

（2）过敏体质患者慎用。

[**操作常规**] 腹部取穴：关元，中极，水道；四肢取穴：三阴交，足三里。

贴敷频率：每日 1 次，每次 6 个小时。

[**注意事项**] 过敏体质者注意贴敷部位监护，发现过敏现象，及时终止。注意控制温度，防止烫伤。做好应急预案。

四、中药涂擦

将中药制作成水剂、膏剂、油剂等形式，直接外敷在患处的治疗方法。

1. 乳腺敷贴

[**组成**] 香附，吴茱萸，白芷，丹参，陈皮等。

[**功效**] 通络散结，活血化瘀，消肿止痛。

[**主治**] 因局部气滞血瘀、湿热瘀结、经络阻滞等引起的肿痛或结节等证。

[**适应证**] 乳腺小叶增生，乳腺良性肿瘤。

[**操作常规**] 上述药粉共研细末，患处外敷引线砂纸，并取粉末适量加温水调匀成膏状，敷于患处 20 分钟。

[**禁忌证**] 开放性创口、急性感染性化脓性病灶禁用。

［**注意事项**］敷药避开乳晕和乳头。

2. 祛痘面膜

［**组成**］大黄,冰片,丹参,金银花,赤小豆等。

［**功效**］凉血清热解毒,活血消肿。

［**主治**］肺经蕴热、热毒壅盛、肝胆湿热证痤疮。

［**操作常规**］面部清洁后,取适量祛痘粉加水调匀,外敷于痤疮部位,15分钟后清洗。

［**禁忌证**］开放性创口、急性感染性化脓性病灶禁用。

［**注意事项**］过敏体质者注意贴敷部位监护,发现过敏现象,及时终止。

3. 熏洗方

［**组成**］土茯苓,苦参,蛇床子,黄柏,徐长卿,薄荷等。

［**功效**］清热止痒,除湿杀虫。

［**主治**］湿热蕴结、肝胆湿热证阴疮、阴痒、带下病等。

［**操作常规**］上述药物煎煮后趁热熏洗患部5～10分钟,或外用淋洗坐浴。

［**禁忌证**］

(1)开放性创口、急性感染性化脓性病灶禁用。

(2)过敏体质患者慎用。

［**注意事项**］注意外阴皮肤,发现过热灼伤现象,及时终止。

五、热奄包

中药热奄包,中医外治法之一,其原理是利用热气将包中的中药药性挥发作用于患处,从而起到治疗作用,属于热疗范围之一,其作用偏向取决于包中中药的种类。一般来说,热奄包具有祛风散寒,行气活血,利湿消肿,通络止痛等疗效。

［**组成**］千年健,透骨草,鸡血藤,红花,艾叶,花椒,海风藤,络石藤等。

［**功效**］祛风除湿,温经散寒,通络止痛。

［**适应证**］盆腔炎、痛经、骨质增生、颈椎病、风湿病、类风湿关节炎、颈腰椎疼痛、肌肉酸胀、腰肌劳损、肩周炎、软组织挫伤疼痛等。

［**操作规范**］隔水蒸20分钟,以干净毛巾或纱布包裹后敷于患处或神阙穴、关元穴等部位,直至温热效应减弱。每日1次,14日为1个疗程。

[**注意事项**] 避免睡眠时间使用,以防低温烫伤;包裹物厚度根据个人体感适当调整。

[**禁忌证**] 局部过敏或严重过敏体质者;治疗部位有明显炎症或开放性伤口者。

(许江虹)

第五章
特色药对

药对,是中医流经验派传承中一个非常重要的部分,反映了这个流派的临床经验和用药特色、用药习惯。药对包括有两味药(有时可达三味)的组成关系和剂量变化。陈旦平常用特色药对汇总如表5-1。

表5-1　特色药对

药　对	功　效	主治(应用)
三棱-莪术	破血行气,消积止痛	血瘀气滞之癥瘕积聚、经闭、痛经。常用于子宫内膜异位症,子宫肌瘤,卵巢囊肿
土茯苓-椿根皮	清热除湿止带	湿热下注之赤白、带下淋浊
山药-芡实	健脾益肾	脾肾两虚之湿浊带下、久泻不愈
川芎-白芷	祛风止痛通窍	风寒头痛,阳明头痛
川芎-吴茱萸	祛风散寒止痛	厥阴头痛,瘀血阻滞之痛经
川芎-葛根	祛风止痛升阳	阳明头痛
女贞子-石楠叶	补益肝肾	肝肾虚损诸证。现代研究有促排卵、提高性欲之功效
女贞子-墨旱莲	滋补肝肾,凉血止血	阴虚血热之崩漏,肝肾阴虚之遗精耳鸣;可用于排卵期出血、宫颈糜烂、人乳头状瘤病毒(HPV)阳性
王不留行-通草	通气下乳	产后乳汁不下或泌乳不畅
牛角鰓-陈艾炭	通经止血	崩漏,赤白带下

药　对	功　效	主治(应用)
牛膝-车前子	利水通淋	淋证、水肿、小便不利。常用于产后癃闭,经前水肿
牛膝-泽兰叶	活血调经	瘀滞经闭,痛经,产后瘀滞腹痛,恶露不下
升麻-荷蒂	升阳举陷,安胎	中气下陷诸证。清气下陷之阴挺、脱肛、胎元不固
公丁香-路路通	辛温通络	络道欠畅,月经失调。可用于多囊卵巢综合征、促卵泡生长、输卵管不通
牡丹皮炭-黄柏炭	清热凉血止血	血热出血之崩漏
丹参-酸枣仁	养血宁心安神	阴血不足、血不养心之心悸怔忡、失眠健忘
巴戟天-肉苁蓉	补肾助阳,润肠通便	肾阳不足之黄体不足、宫寒、月经量少、津亏便秘
石见穿-鬼箭羽	破瘀消癥	瘀滞癥瘕。常用于子宫肌瘤、子宫内膜异位症、卵巢囊肿
石菖蒲-丝瓜络	豁痰通络,化湿和胃	痰湿阻滞之闭经、月经失调。常用于多囊卵巢综合征痰湿中阻者
龙齿-磁石	镇惊宁神,平肝潜阳	心神不安之惊悸失眠,脏躁不寐
龙骨-牡蛎	固涩收敛	滑脱诸证。常用于自汗、盗汗、冲任不固之崩漏带下
生石决明-珍珠母	平肝明目	肝阳上亢头晕目眩,目赤翳障,视物昏花,脏躁
生石决明-钩藤	清热平肝	肝阳上亢之头痛眩晕
生地炭-藕节炭	清热收敛止血	血热出血之崩漏,排卵期出血
生地-熟地	滋阴清热益肾	阴虚血热诸证。肝肾阴虚之崩漏、月经失调
生麦芽-蒲公英	回乳消胀	妇女断乳或乳汁淤积之乳房胀痛、乳痈(生麦芽用于回乳宜大剂量30~120 g)
生黄芪-牡丹皮	益气凉血活血	气虚血热(血瘀)证。可用于瘀热之免疫性不孕症
生蒲黄-五灵脂	化瘀止痛,活血止血	血瘀诸痛证。瘀血阻滞之月经量多伴血块、经期延长、痛经(经下块多生蒲黄可重用至30 g)

续　表

药　对	功　效	主治(应用)
生蒲黄-血竭	活血定痛，化瘀止血	血瘀诸痛证。瘀血阻滞之月经量多伴血块、经期延长、痛经
生蒲黄-花蕊石	化瘀下膜，止血	瘀滞性出血证。瘀血阻滞之月经量多伴血块、经期延长、痛经；常用于膜样痛经、子宫内膜异位症
仙茅-淫羊藿	补肾温阳	肾阳虚衰诸证。阳痿精冷，宫冷不孕，性欲低下
白术-苍术	燥湿健脾	湿阻中焦诸证。常用于痰湿阻滞型多囊卵巢综合征
白术-海螵蛸	益气涩精止带	脾虚湿盛之赤白带下
白术-猪苓	健脾利水渗湿	脾虚湿滞之水肿、小便不利。常用于经前水肿，带下病
白芥子-丝瓜络	豁痰通络	痰湿阻滞之闭经、月经失调。常用于多囊卵巢综合征之痰湿阻滞者
瓜蒌仁-火麻仁	润肠通便	肠燥便秘。常用于老人、产后体虚津血不足之便秘
地黄-茵陈	凉血利胆退黄	热结黄疸，胎黄。常用于预防新生儿黄疸
当归-川芎	活血行气	血瘀气滞诸痛证。如气滞血瘀之经期头痛、痛经、产后瘀阻腹痛、月经过少
当归-白芍	养血调经	血虚诸证。血虚之月经不调、经闭、痛经；可用于血虚肝脾失调之妊娠胎动腹痛
当归-桃仁	活血祛瘀	血瘀诸证。血瘀之经闭、痛经、产后瘀滞腹痛、月经过少
红藤-败酱草	清热消痈，祛瘀止痛	瘀热之经闭痛经，产后瘀滞腹痛；常用于子宫内膜异位症痛经、盆腔炎腹痛
赤芍-牡丹皮	清热凉血散瘀	瘀热诸证。月经失调，经闭痛经，腹内癥块。
苎麻根-伏龙肝	降逆止呕，止血安胎	妊娠恶阻、胎漏下血
苎麻根-南瓜蒂	凉血安胎	热盛胎动不安，胎漏下血
皂角刺-路路通	祛风通络，消肿通经	胞脉络道阻塞之证。常用于输卵管不通、排卵障碍、精索静脉曲张

续 表

药 对	功 效	主治(应用)
龟甲-鹿角	阴阳并补	肾元不足,阴阳两虚。常用于绝经前后诸证、不孕不育
羌活-独活	祛风除湿止痛	风寒湿痹证。常用于围绝经期周身酸痛
附子-肉桂	温阳散寒	肾阳不足、命门火衰之阳痿滑精、宫冷不孕、阴崩
鸡血藤-络石藤	活血舒筋通络	血虚筋脉失养之肢体麻木疼痛
鸡冠花-椿根皮	清热燥湿止血	崩漏赤带,黄带气秽
知母-黄柏	清热降火	肾阴不足之五心烦热、潮热盗汗。常用于绝经前后诸证
金樱子-五味子	补肾宁心,固精缩尿	心烦失眠兼遗尿尿频,男性少精弱精
金樱子-芡实	健脾益肾,固精止带	肾虚遗精遗尿,脾虚带下,久泻久痢
炙黄芪-防风	益气固表	气虚卫表不固诸证。常用于产后自汗
炒白术-茯苓	健脾利水	脾虚水停(湿阻)诸证。妊娠脾虚水肿,恶阻,带下病
炒白术-黄芩	益气健脾,清热燥湿	脾虚兼内热之胎动不安
炒党参-丹参	益气活血	气虚血滞(瘀)诸症。月经后期,月经过少,痛经
炒党参-当归身	补气活血	气血两亏证或气虚血滞(瘀)诸证。月经后期,月经过少,痛经
炒党参-炙黄芪	益气补中	虚诸症。崩漏,带下,月经过少,产后自汗
炒党参-炒白术	健脾益气燥湿	脾胃气虚诸症。脾不摄血之月经过多、崩漏;脾气虚之带下、胎动不安
炒蒲黄-阿胶	养血止崩	血虚出血证。血虚之崩漏、月经量多、经期延长
茯苓-败酱草	清热消痈利水	瘀热湿阻证;常用于盆腔积液、输卵管积液
茺蔚子-泽兰叶	活血调经祛瘀	行血不峻烈而善调经,用于血瘀经闭、痛经、月经不调、产后瘀滞腹痛

续　表

药　对	功　效	主治（应用）
荔枝核-橘核	散核消肿，行气止痛	肝寒气滞之疝气疼痛、乳房结块。常用于乳腺结节、乳腺小叶增生
韭菜子-炙蜂房	温肾壮阳	肾阳虚滑脱诸证。肾阳虚之阳痿不举、遗精遗尿、少弱精症
桂枝-桑枝	祛风除湿，温通经络	风寒湿痹诸证
桃仁-红花	活血祛瘀通经	血瘀诸证。血滞经闭，痛经，产后瘀滞腹痛
夏枯草-橘核	消肿散结止痛	痰火郁结之乳房结节、疝气疼痛、睾丸肿痛
柴胡-升麻	升阳举陷	中气下陷诸证。气虚下陷之阴挺、月经量多、崩漏
柴胡-郁金	疏肝解郁，理气活血	肝郁气滞之月经不调、经闭痛经、经期乳胀、乳腺结节、乳腺小叶增生
桑寄生-钩藤	益肾平肝安胎	肾虚肝旺之胎动不安
黄连-肉桂	交通心肾	心肾不交之心悸失眠、入睡困难、脏躁
黄连-吴茱萸	疏肝和胃降逆	肝火犯胃之呕吐吞酸、恶阻
蛇床子-紫石英	温肾暖宫	肾阳虚之男子阳痿不育，女子下元不足宫冷不孕。常用于女性性欲低下
旋覆花-代赭石	降逆止呃	胃气上逆之噫气、呕吐、恶阻
淫羊藿-阳起石	温肾壮阳	肾阳虚之阳痿不举早泄、宫冷不孕、性欲减退
淫羊藿-锁阳	温肾阳，益精血	肾阳虚之阳痿不举、遗精滑精、宫冷不孕、性欲低下
续断-杜仲	补益肝肾，安胎止血	肝肾不足、冲任不固之胎动不安、胎漏下血、腰膝酸软
续断-狗脊	补肝肾，强腰膝	肝肾亏虚之腰膝酸痛无力
葛根-菟丝子	健脾升阳，养卵	卵泡发育不佳，雌激素水平低下之月经不调，不孕症，脏躁
紫石英-紫河车	温肾益精	肾虚宫冷不孕，黄体不足
蒲黄炭-陈棕炭	化瘀收敛止血	散收结合，止血不留瘀，适于各种出血证

续　表

药　对	功　效	主治(应用)
蔓荆子-钩藤	清热平肝祛风	肝阳上亢之头胀痛,风热头痛,脏躁头痛
酸枣仁-生铁落	平肝养心,镇惊安神	心肝火旺之易惊善怒、心悸,脏躁失眠
熟地-桑椹	滋阴补血生津	肝肾阴虚血虚诸证,肠燥便秘,月经过少
覆盆子-金樱子	固精止带	肾虚遗精遗尿,湿浊带下,男性弱精少精症
鳖甲-制大黄	软坚散结破癥	癥瘕积聚。常用于瘀热阻滞之肌瘤、囊肿、息肉
鳖甲-夏枯草	消肿软坚散结	癥瘕积聚。常用于痰火郁结之结节、瘿瘤
糯稻根-浮小麦	固表止汗	阴虚内热,自汗盗汗。常用于绝经前后诸证

(陈逸嘉,徐维娜)

第六章
临证医案

第一节 月经病

一、月经先期

 郭某,女,27岁。

初诊(2016年3月12日)

主诉:月经先期4月余。

现病史:患者月经15～23日一行,经期4～5日,量中,色红,血块多。经前乳胀。末次月经2月26日,色红,量中,血块多。带下色白,量少,无阴痒。2016年3月12日子宫附件B超:内膜8 mm,有优势卵泡,其余无特殊。刻下:胃纳可,二便调,夜寐安,四末冰冷。舌淡,苔薄白,脉细滑。生育史:1-0-0-1,已婚3年,育有一子。西医诊断:月经不规则。中医诊断:月经先期。辨证:肾气不足。治则:温肾培元。

处方:当归15 g,熟地9 g,生地9 g,仙茅30 g,淫羊藿15 g,女贞子30 g,石楠叶15 g,鹿角霜9 g,丹参15 g,巴戟天15 g,菟丝子15 g,制香附9 g,女贞子15 g,墨旱莲15 g,龟甲15 g,蛇床子15 g。

7剂。水煎2次共360 mL,分2次温服。

医嘱:予性激素检查,测量基础体温。

二诊(2016年4月9日)

末次月经3月23日,经期4日,色红,量中,无血块。上个周期基础体温(BBT)双相,现带下量少,BBT未上升,腰酸,胃纳少,二便调,夜寐安,四末转温。辅助检查：2016 年 3 月 25 日外院性激素检查：卵泡刺激素（FSH）7.6 mIU/mL，黄体生成素（LH）4.35 mIU/mL，催乳素（PRL）18.5 ng/mL，雌二醇（E_2）25.54 pg/mL，孕酮（P）0.62 ng/mL，睾酮（T）0.39 ng/mL。舌淡，苔薄白，脉弦细。证治同前。

处方：茯苓 15 g，公丁香 6 g，熟地 9 g，生地 9 g，仙茅 15 g，淫羊藿 15 g，女贞子 30 g，石楠叶 15 g，丹参 9 g，牡丹皮 9 g，制鳖甲 9 g，制香附 9 g，当归 9 g，墨旱莲 15 g，龟甲 15 g，泽泻 9 g。

14 剂。水煎 2 次共 360 mL，分 2 次温服。

三诊（2016 年 4 月 23 日）

BBT 上升 10 日，已无腰酸，胃纳可，二便调，夜寐安。舌淡，苔薄白，脉弦细。证治同前。

处方：当归 9 g，熟地 9 g，生地 9 g，仙茅 15 g，淫羊藿 15 g，女贞子 30 g，石楠叶 15 g，丹参 9 g，牡丹皮 9 g，制鳖甲 9 g，制香附 9 g，墨旱莲 15 g，龟甲 15 g，泽泻 9 g。

7 剂。水煎 2 次共 360 mL，分 2 次温服。

四诊（2016 年 5 月 7 日）

末次月经 4 月 25 日，经期已准，经期 5 日，色红，量中，无血块，经行第一日小腹微凉。带下量少，BBT 未上升，胃纳可，二便调，夜寐安。证治同前。

处方：茯苓 15 g，公丁香 6 g，熟地 9 g，生地 9 g，仙茅 15 g，淫羊藿 15 g，女贞子 30 g，石楠叶 15 g，丹参 9 g，牡丹皮 9 g，制鳖甲 9 g，制香附 9 g，当归 9 g，墨旱莲 15 g，龟甲 15 g，泽泻 9 g，巴戟天 15 g。

14 剂。水煎 2 次共 360 mL，分 2 次温服。

［按］　月经先期是以月经周期异常为主要临床表现的疾病，指月经周期提前 7 日以上，甚至 10 余日一行，连续 3 个周期以上者，亦称为"经期超前""经早"等。陈旦平认为，多责之于气虚、血热，气虚则统摄无权，冲任不固；血热则热扰冲任，伤及胞宫，血海不宁。属肾气不足，导致封藏失职，冲任不固，胞宫藏泄失常，月经先期而来。故以补益肾气，育肾培元为治疗法则。在卵泡期和排卵期补肾通络，滋养肾气，促进卵泡成熟及排出，黄体期育肾培元，温煦胞宫，促进妊娠黄体生成及功能维持。改善卵巢功能，从而使月经周期延长。

（崔玥璐）

案二　周某,女,40 岁。

初诊(2017 年 2 月 14 日)

主诉:月经先期 1 年余,加重 2 个月。

现病史:患者平素月经规则,28 日一行,近一年月经周期逐渐缩短至 23～25 日一行,近两月工作劳累,压力较大,月经 16～18 日一行,经期 4～5 日,量略有减少,色红,血块不多。经前略有乳胀。末次月经 2017 年 2 月 8 日,色红,量偏少无痛经。平素带下色白,量少,无阴痒。2016 年 12 月 12 日子宫附件 B 超:内膜 8 mm,未见明显占位性病变。刻下:情绪易烦躁,胃纳可,二便调,夜寐欠安,多梦,容易醒。舌红,苔薄白,脉弦数。生育史:1 - 0 - 2 - 1,已婚,顺产一胎。西医诊断:月经不规则。中医诊断:月经先期。辨证:血热证。治则:清热凉血。

处方:黄芩 9 g,黄柏 9 g,知母 9 g,当归 15 g,生白芍 9 g,柴胡 9 g,熟地 9 g,生地 9 g,女贞子 30 g,墨旱莲 30 g,山药 15 g,山茱萸 12 g,续断 15 g,菟丝子 15 g,制香附 9 g,预知子 9 g,生甘草 3 g。

14 剂。水煎 2 次共 360 mL,分 2 次温服。

医嘱:予性激素检查,测量基础体温。

二诊(2017 年 2 月 28 日)

末次月经 2 月 8 日。BBT 双相,现带下量少,胃纳可,二便调,夜寐转安,情绪易控制。辅助检查:2017 年 2 月 14 日外院性激素检查:FSH 12.6 mIU/mL,LH 11.95 mIU/mL,PRL 19.49 ng/mL,E_2 17.9 pg/mL,P 0.31 ng/mL,T 0.59 ng/mL。舌偏红,苔薄白,脉弦细。证治同前。

处方:黄芩 9 g,黄柏 9 g,当归 15 g,生白芍 9 g,柴胡 9 g,熟地 9 g,生地 9 g,女贞子 30 g,墨旱莲 30 g,山药 15 g,山茱萸 12 g,续断 15 g,菟丝子 15 g,制香附 9 g,预知子 9 g,生甘草 3 g,黄精 15 g,桑椹 12 g。

14 剂。水煎 2 次共 360 mL,分 2 次温服。

三诊(2017 年 3 月 14 日)

末次月经 3 月 8 日,色红,量偏少,无痛经。BBT 双相,胃纳可,二便调,夜寐安。舌淡红,苔薄白,脉弦细。证治同前。

处方:黄芩 9 g,黄柏 9 g,当归 15 g,生白芍 9 g,柴胡 9 g,熟地 9 g,生地 9 g,女贞子 30 g,墨旱莲 30 g,山药 15 g,山茱萸 12 g,续断 15 g,菟丝子 15 g,制香附 9 g,预知子 9 g,生甘草 3 g。

7剂。水煎2次共360 mL,分2次温服。

四诊到七诊,依前诊思路,连续3次月经周期26~28日,遂停药。

[按]《黄帝内经》云:"女子六七,三阳脉衰于上。"冲任血海渐亏,冲任固摄失司,月经逐渐提前;患者就诊前两月工作劳累,气虚气不摄血;且工作压力较大,肝郁化火,热扰冲任,血热迫血妄行,血海藏泻失司,半月即行;肝火扰心,故夜寐欠安,多梦眠浅。此证为本虚标实,肾气虚,肝火旺之证,舌脉显示实热为主,故治疗急当两地汤清热凉血,兼以归肾丸方育肾填精,首月即周期较前延长,经净后则以补肾疏肝,调理冲任为主,清热凉血为辅,恢复和改善卵巢功能,基础体温双相,血海藏泻有司,月经周期转为正常范围。(许江虹)

二、月经后期

案一 张某,女,32岁。

初诊(2021年2月25日)

主诉:月经后期伴量少,未避孕2年未孕。

现病史:患者月经常延,40余日一行,经来小腹胀痛,近一年月经量减一半,经色暗红。排卵期左下腹隐痛,持续1周。末次月经2月13日。平素带下量中,色黄,情绪易紧张。性生活正常。刻下:腹痛未作,胃纳可,二便调,夜寐尚安。舌暗,苔薄白,脉弦细。生育史:0-0-0-0。辅助检查:2021年1月14日抗米勒管激素(AMH)1.14 ng/mL,TSH 2.585 mIU/L,E_2 25.05 pg/mL,T 0.08 ng/mL,P 0.42 ng/mL,FSH 5.76 mIU/mL,LH 3.41 mIU/mL,PRL 48.82 ng/mL。2月25日B超:子宫肌瘤11 mm×10 mm,双卵巢见生长卵泡,较大者14 mm×12 mm。男方精液常规检查均在正常范围,无烟酒嗜好。既往史:无妊娠流产史,无手术史。西医诊断:高催乳素血症,原发性不孕。中医诊断:月经后期,不孕症。辨证:肝肾亏虚,冲任失调。治则:滋补肝肾,调补冲任。

处方:当归9 g,生地、熟地各9 g,女贞子30 g,淫羊藿9 g,仙茅9 g,牡丹皮9 g,丹参9 g,鳖甲9 g,茯苓9 g,丁香3 g,石楠叶9 g,石菖蒲9 g,肉桂、桂枝各3 g,路路通9 g,王不留行子9 g,香附9 g,生麦芽、炒麦芽各30 g,紫河车粉3 g(吞服)。

7剂。水煎2次共360 mL,分2次温服。

二诊(2021 年 3 月 4 日)

2 月 27 日 B 超：左侧卵泡 18 mm×15 mm。3 月 2 日起左下腹隐痛,今有缓解。情绪略紧张,胃纳可,二便调,睡眠轻浅多梦。舌暗,苔薄白,脉弦细。证治同前。

处方：川续断 15 g,菟丝子 15 g,女贞子 9 g,黄精 15 g,茯苓 15 g,茯神 15 g,炒白芍 15 g,玫瑰花 6 g,当归 15 g,黄芩 9 g,炒白术 15 g,石斛 15 g,杜仲 15 g,生麦芽、炒麦芽各 30 g。

14 剂。水煎 2 次共 360 mL,分 2 次温服。

三诊(2021 年 3 月 18 日)

月经逾期未行,实验室检查：P：32.33 ng/mL,血人绒毛膜促性腺激素 β 亚单位测定(β - HCG)：877.1 mIU/mL。情绪紧张,胃纳可,二便调,睡眠浅。舌暗,苔薄白,脉细滑。属早孕,治当安养保胎。

处方：川续断 15 g,菟丝子 15 g,女贞子 9 g,黄精 15 g,茯苓 15 g,茯神 15 g,炒白芍 15 g,当归 15 g,黄芩 9 g,炒白术 15 g,石斛 15 g,杜仲 15 g,生麦芽、炒麦芽各 15 g,酸枣仁 15 g。

14 剂。水煎 2 次共 360 mL,分 2 次温服。

[按]　患者既往月经常延,概因先天肾气不足,加之平素情绪易紧张,肝气郁结,脾土受抑,影响气血生化,遂经量渐少,甚则减半,可知肝肾精血不足,冲任血海亏虚。氤氲期阴盛阳动,气机变化剧烈,若肝血不足,疏泄失常,则气机不畅,不通则痛。初诊正值经后期,此期女性肾气由虚至充,阴精渐长,渐至重阴,故予陈旦平育肾方为主养血填精,调补肝肾。方中以当归、生地、熟地、女贞子、淫羊藿、仙茅、紫河车养血填精。患者值周期第 12 日,接近氤氲期阴盛阳动之时,予茯苓、丁香、肉桂枝、石菖蒲、石楠叶健脾温阳、助阳化气,为蔡氏妇科促进卵泡发育并正常排出的常用特色药组。另予路路通、王不留行子、牡丹皮、丹参、香附等理气活血、调畅气机,以畅通胞脉胞络。患者血清催乳素偏高,高催乳素血症会影响下丘脑、垂体对生殖系统靶器官的调控作用,即影响月经周期和排卵,故予重剂量麦芽,一则疏肝理气,健脾助运;二则其药理有明确的降催乳素作用,以进一步消除导致排卵障碍的因素。二诊时已排卵,考虑有备孕需求,虽舌质偏暗,有气滞血瘀之象,但为免活血行气太过,避免使用桃仁、红花、益母草、青皮等活血破气之品,而仅予当归、川续断养血活血。患者情绪紧张,睡眠多梦,为肝郁脾虚,心神失养,故予当归、白芍、白术、茯苓、茯神健脾养血安神,黄芩清心

除烦。蔡氏妇科认为月经周期调肾要点：经后期宜育，经前期宜衡，故予女贞子、黄精、石斛、杜仲平调阴阳、平补肾气。三诊时已证实妊娠，二诊处方包含寿胎丸方，仍为适用。孕期催乳素在足月前(37 周前)逐渐升高，故在二诊方药基础上去麦芽，加酸枣仁进一步健脾养血安神，缓解患者焦虑情绪。(许江虹)

案二 程某,女,31 岁。

初诊(2020 年 9 月 28 日)

主诉：月经后期伴量少，未避孕 1 年未孕。

现病史：患者自初潮始经期常延后，每次延后 10～20 日，经量较少，色暗红，有血块，无痛经，经前时有乳胀、小腹坠胀，大便溏，平素白带少，色白质稀。刻下：口干多饮，胃纳可，腑气日行，睡眠安好，舌淡红，苔薄，脉细弦。阴超：子宫内膜 3 mm，双侧附件未见明显异常。既往史：2019 年 8 月有一次自然流产。外院检查血小板聚集率 73%↑，B 超示双侧卵巢多囊表现。月经史：末次月经 2020 年 8 月 10 日，经期 6 日，周期 30～50 日。生育史：0 - 0 - 1 - 0。西医诊断：继发性不孕。中医诊断：月经后期，不孕症。辨证：肾虚血瘀，冲任欠蕴。治则：育肾通络，调补冲任。

处方：茯苓 15 g，肉桂、桂枝各 3 g，公丁香 3 g，仙茅 15 g，淫羊藿 15 g，路路通 9 g，女贞子 30 g，石楠叶 15 g，当归 9 g，葛根 30 g，菟丝子 15 g，丹参 15 g。

14 剂。水煎 2 次共 360 mL，分 2 次温服。

另：西红花 0.25 g(每日泡茶饮)。

二诊(2020 年 10 月 12 日)

9 月 29 日下红少许，护垫即可，色暗红，5 日后下红止，BBT 未升，胃纳正常，二便自调，寐尚安。舌质红，苔薄白，脉滑。证治同前。阴超：子宫大小 29 mm×40 mm×42 mm，子宫内膜 4 mm，双侧卵巢多囊表现。

处方：茯苓 15 g，苍术、白术各 9 g，石菖蒲 9 g，肉桂、桂枝各 3 g，公丁香 3 g，仙茅 15 g，淫羊藿 15 g，路路通 9 g，女贞子 30 g，石楠叶 15 g，当归 9 g，葛根 30 g，菟丝子 30 g，丹参 15 g，砂仁 6 g。

10 剂。水煎 2 次共 360 mL，分 2 次温服。

另：西红花 0.25 g(每日泡茶饮)。

三诊(2020 年 10 月 26 日)

时中期带下增多，BBT 上升 4 日，口干，纳便眠可，舌红尖甚，苔薄，脉滑数。

证治同前。B超：子宫内膜6 mm,两卵巢呈多囊表现,盆腔积液12 mm。

处方：茯苓15 g,苍术、白术各9 g,石菖蒲9 g,肉桂、桂枝各3 g,公丁香3 g,仙茅15 g,淫羊藿15 g,路路通9 g,女贞子30 g,石楠叶15 g,鲜石斛15 g,当归9 g,葛根30 g,菟丝子30 g,丹参15 g,牡丹皮6 g,紫河车粉(吞服)2 g。

14剂。水煎2次共360 mL,分2次温服。

另：西红花0.25 g(每日泡茶饮)。

四诊(2020年11月16日)

末次月经11月4日,经行七日,量少,BBT未升,白带无,纳、便、眠可,口干稍缓,舌红,苔薄白,脉细弦。证治同前。

处方：炙黄芪15 g,茯苓15 g,肉桂、桂枝各3 g,公丁香3 g,仙茅15 g,淫羊藿15 g,路路通9 g,女贞子30 g,石楠叶15 g,当归9 g,白芍9 g,葛根30 g,菟丝子15 g,丹参15 g,砂仁6 g,炙甘草6 g。

14剂。水煎2次共360 mL,分2次温服。

五诊(2020年11月30日)

时值中期BBT未升,白带较少,纳便眠可,舌质红,苔薄润,脉弦滑。阴超：子宫内膜厚5 mm,右侧卵巢内见五个卵泡,其中最大者大小为12 mm×15 mm×16 mm,子宫后壁肌瘤。证治同前。

处方：炙黄芪15 g,茯苓15 g,肉桂、桂枝各3 g,公丁香3 g,仙茅15 g,淫羊藿15 g,路路通9 g,女贞子30 g,石楠叶15 g,当归9 g,白芍9 g,葛根30 g,菟丝子15 g,丹参15 g,砂仁6 g,炙甘草6 g,茺蔚子9 g,泽兰叶9 g。

7剂。水煎2次共360 mL,分2次温服。

六诊(2020年12月28日)

末次月经2020年12月17日,经行5日,经量略多,时近中期BBT未升,纳便眠可,舌质红,苔薄,脉弦细。证治同前。

处方：炙黄芪15 g,茯苓15 g,肉桂、桂枝各3 g,公丁香3 g,仙茅15 g,淫羊藿15 g,路路通9 g,女贞子30 g,石楠叶15 g,当归9 g,白芍9 g,葛根30 g,菟丝子15 g,丹参15 g,炙甘草6 g,茺蔚子9 g,泽兰叶9 g。

7剂。水煎2次共360 mL,分2次温服。

七诊(2021年1月11日)

时逾中期BBT甫升,带下拉丝状,纳便眠可,口干仍有,舌红,苔薄,脉细。证治同前。

处方：当归9 g，生地、熟地各9 g，仙茅15 g，淫羊藿15 g，女贞子30 g，巴戟天9 g，川续断15 g，狗脊15 g，鹿角15 g，菟丝子30 g，葛根15 g，陈皮6 g，鲜石斛15 g。

14剂。水煎2次共360 mL，分2次温服。

2021年1月19日于中医妇科门诊查血人绒毛膜促性腺激素（HCG）31.82 mIU/mL，E_2 369 pg/mL，P 25.73 ng/mL，早孕可能。

[按]　患者素来经期延后，乃先天禀赋不足，肾气亏虚，冲任失调，血海蓄溢失常。小产后肾精亏损，肝郁脾虚，日久则气血乏源，肝血不足，三脏俱虚；肝气郁结，气机不畅，气滞而血瘀。患者初诊时虽已停经逾40日，但阴超提示：子宫内膜3 mm，未见优势卵泡，考虑患者此时仍属经后期，依据蔡氏妇科经后期宜育，予仙茅、淫羊藿、女贞子、菟丝子、当归补益肝肾、养血填精，茯苓、丁香、肉桂、桂枝、石楠叶健脾和中、助阳化气，促进卵泡发育，配路路通、丹参以活血通络，佐以西红花清郁热、通络道。二诊时患者诉2周前下红少许，BBT未升，当日B超提示双侧卵巢多囊可能，继予育肾通络之法，加之以石菖蒲、苍术、白术、砂仁健脾化湿、祛痰通络。三诊患者带下增多，体温始升，予前方加用紫河车补肾益精，鲜石斛、牡丹皮滋阴清热。四诊时值中期，体温未升，继予育肾通络之法。患者五诊时查阴超已见优势卵泡，此后证治守法。至七诊时患者基础体温上升，带下拉丝，予当归、生地、熟地、仙茅、淫羊藿、女贞子、巴戟天、川续断、狗脊、鹿角、菟丝子温肾培元助孕、补血益精养胎，佐以葛根、石斛清热生津，陈皮疏肝理气、调畅气机。用药1周后患者即证实妊娠。（许江虹）

案三　顾某，女，34岁。

初诊（2018年6月7日）

主诉：月经后期2年余，未避孕未怀孕2年。

现病史：患者既往月经不规则，周期33～60日一行，经期5日，量中，色红，无痛经。末次月经：2018年5月21日，量色同前。末前次月经：2018年4月18日。述1年前性激素检查正常。男方精液检查正常。排卵未监测。2018年2月阴超示：右侧卵巢囊肿，大小为24 mm×17 mm，巧囊可能，两侧卵巢多囊样表现。平素无不适，纳、寐、便均可，舌暗红，苔薄，脉细。今日为求生育，故来门诊求治。婚育史：已婚未育，0-0-0-0。既往史：面瘫史，现恢复中。过敏史：否认药食物过敏史。西医诊断：多囊卵巢综合征，原发性不孕。中医诊断：月经后期,不孕症。证型:肾气不充,冲任失调。治法:育肾填精助孕。

处方:茯苓 15 g,公丁香 3 g,熟地 9 g,生地 9 g,仙茅 9 g,淫羊藿 15 g,女贞子 9 g,石楠叶 9 g,丹参 9 g,牡丹皮 9 g,制香附 9 g,当归 15 g,苍术 9 g,白术 9 g,路路通 15 g,石菖蒲 9 g,菟丝子 30 g,川芎 30 g。

14 剂。水煎 2 次共 360 mL,分 2 次温服。

另嘱:测 BBT,下次月经第 3 日测性激素、血糖、胰岛素。

二诊(2018 年 6 月 21 日)

BBT 单相,今日体温下降,述昨日胃痛,舌暗红,苔薄,胖大,边齿印,脉沉细。证属肾气不充,脾失健运,予以补肾健脾。

处方:茯苓 15 g,公丁香 3 g,熟地 9 g,生地 9 g,仙茅 9 g,淫羊藿 15 g,女贞子 9 g,石楠叶 9 g,丹参 9 g,牡丹皮 9 g,制香附 9 g,当归 15 g,苍术 9 g,白术 9 g,路路通 15 g,石菖蒲 9 g,菟丝子 30 g,川芎 30 g,木香 6 g,陈皮 6 g。

14 剂。水煎 2 次共 360 mL,分 2 次温服。

另予三维 B 超。

三诊(2018 年 7 月 5 日)

经未至,BBT 单相,带下量中,纳寐便可。B 超示:右侧卵巢囊肿,大小为 25 mm×12 mm,巧囊可能,两侧卵巢多囊样表现,内膜 10 mm,血供欠佳,宫腔下段内聚,建议经后复查。舌淡,苔薄,脉细。证治同前。

处方:茯苓 15 g,公丁香 3 g,熟地 9 g,生地 9 g,仙茅 9 g,淫羊藿 15 g,女贞子 9 g,石楠叶 9 g,丹参 9 g,牡丹皮 9 g,制香附 9 g,当归 15 g,苍术 9 g,白术 9 g,路路通 15 g,石菖蒲 9 g,菟丝子 30 g,川芎 30 g,木香 6 g,陈皮 6 g,皂角刺 15 g,小茴香 6 g,河车粉 3 g。

14 剂。水煎 2 次共 360 mL,分 2 次温服。

四诊(2018 年 7 月 19 日)

末次月经:7 月 19 日,月事今行,量少,色红。上月 BBT 爬坡上升,面色暗沉,舌暗体胖,边齿印,苔薄,脉细。证治同前。

处方:茯苓 15 g,公丁香 3 g,熟地 9 g,生地 9 g,仙茅 9 g,淫羊藿 15 g,女贞子 9 g,石楠叶 9 g,丹参 9 g,牡丹皮 9 g,制香附 9 g,当归 15 g,苍术 9 g,白术 9 g,路路通 15 g,石菖蒲 9 g,菟丝子 30 g,川芎 30 g,木香 6 g,陈皮 6 g,皂角刺 15 g,小茴香 6 g,河车粉 3 g。

7 剂。水煎 2 次共 360 mL,分 2 次温服。

另予 HSG 检查输卵管通畅。

五诊(2018 年 8 月 2 日)

末次月经:7 月 19 日至 7 月 23 日,经周第 15 日,BBT 未升,无不适,性激素检查:正常。胃纳可,二便调,舌淡胖,苔薄,脉细,证治同前。

处方:茯苓 15 g,公丁香 3 g,熟地 9 g,生地 9 g,仙茅 9 g,淫羊藿 15 g,女贞子 9 g,石楠叶 9 g,丹参 9 g,牡丹皮 9 g,制香附 9 g,当归 15 g,苍术 9 g,白术 9 g,路路通 15 g,石菖蒲 9 g,菟丝子 30 g,川芎 30 g,木香 6 g,陈皮 6 g,皂角刺 15 g,小茴香 6 g,河车粉 3 g,炙黄芪 30 g,附子 3 g,肉桂 3 g,桂枝 3 g。

14 剂。水煎 2 次共 360 mL,分 2 次温服。

六诊(2018 年 8 月 15 日)

BBT 上升 1 日,带下少,面部痤疮多发,纳寐便均可,舌淡边齿印,苔薄,脉细。证治同前。

处方:当归 15 g,生地 9 g,熟地 9 g,巴戟天 15 g,紫石英 30 g,鹿角霜 9 g,女贞子 9 g,丹参 15 g,香附 9 g,仙茅 9 g,石楠叶 9 g,淫羊藿 15 g,菟丝子 15 g,党参 30 g,炒白术 15 g。

14 剂。水煎 2 次共 360 mL,分 2 次温服。

七诊(2018 年 8 月 15 日)

末次月经:8 月 27 日,量中,色红,夹血块。上月 BBT 高温 12 日,药后胀气,舌淡,苔薄,脉细。证治同前。

处方:当归 15 g,生地 9 g,熟地 9 g,香附 9 g,鳖甲 9 g,仙茅 9 g,丁香 3 g,石楠叶 9 g,淫羊藿 15 g,丹参 9 g,牡丹皮 9 g,女贞子 9 g,茯苓 15 g,皂角刺 15 g,小茴香 6 g,河车粉 3 g。

7 剂。水煎 2 次共 360 mL,分 2 次温服。

八诊(2018 年 11 月 1 日)

末次月经:11 月 1 日,末前次月经 9.30,BBT 双相。舌淡,苔薄,脉细。证治同前。

处方:茯苓 15 g,肉桂 3 g,桂枝 3 g,附子 3 g,苍术 9 g,白术 9 g,石菖蒲 9 g,路路通 9 g,生地 15 g,熟地 15 g,仙茅 15 g,淫羊藿 15 g,女贞子 30 g,石楠叶 15 g,鳖甲 15 g,香附 6 g,菟丝子 30 g,川芎 30 g。

14 剂。水煎 2 次共 360 mL,分 2 次温服。

九诊(2018 年 11 月 22 日)

末次月经：11 月 1 日,量色同前,BBT 双相,无不适,舌淡胖,边齿印,苔薄,脉沉细。证治同前。

处方:茯苓 15 g,肉桂 3 g,桂枝 3 g,附子 3 g,苍术 9 g,白术 9 g,石菖蒲 9 g,路路通 9 g,生地 15 g,熟地 15 g,仙茅 15 g,淫羊藿 15 g,女贞子 30 g,石楠叶 15 g,鳖甲 15 g,香附 6 g,菟丝子 30 g,川芎 30 g,炙黄芪 30 g,川芎 15 g。

14 剂。水煎 2 次共 360 mL,分 2 次温服。

十诊(2018 年 12 月 6 日)

末次月经：11 月 1 日。BBT 爬坡上升 1 周,口服地屈孕酮片 6 日,纳寐均可。舌淡,苔薄,脉细。证治同前。

处方:茯苓 15 g,肉桂 3 g,桂枝 3 g,附子 3 g,苍术 9 g,白术 9 g,石菖蒲 9 g,路路通 9 g,生地 15 g,熟地 15 g,仙茅 15 g,淫羊藿 15 g,女贞子 30 g,石楠叶 15 g,鳖甲 15 g,香附 6 g,菟丝子 30 g,川芎 30 g,炙黄芪 30 g,川芎 15 g,人参 9 g。

7 剂。水煎 2 次共 360 mL,分 2 次温服。

十一诊(2018 年 12 月 13 日)

昨日外院查血 HCG 71 mIU/mL,P 8 400 ng/mL。BBT 持续高温,带下偏多,舌胖边齿印,苔薄,脉细。诊断:早孕。治以健脾补肾安胎。

处方:党参 15 g,炒白术 15 g,茯苓 9 g,怀山药 30 g,黄芩 6 g,山茱萸 15 g,桑寄生 15 g,熟地 15 g,菟丝子 15 g。

7 剂。水煎 2 次共 360 mL,分 2 次温服。

十二诊(2018 年 12 月 20 日)

早孕 5 周,偶有饭后胃胀,大便质稀,舌淡苔白腻,边有齿痕,脉滑。查血 HCG：407 mIU/mL。证治同前。

处方:党参 15 g,炒白术 15 g,茯苓 10 g,怀山药 30 g,黄芩 6 g,山茱萸 15 g,桑寄生 15 g,熟地 15 g,菟丝子 15 g,陈皮 6 g。

7 剂。水煎 2 次共 360 mL,分 2 次温服。

十三诊(2018 年 12 月 29 日)

早孕 6 周,无腹痛及阴道出血,时有腰酸,今日查 B 超示:宫内早孕。

[按]　陈旦平本着育肾调经助孕之道,根据不同时期的阴阳生理特点,进行适时适期治疗,如促卵泡发育、促排卵、健黄体、畅月经的周期调治法。即:经后

期血海空虚,阴长阳消,此期宜滋养精卵,充盈血海,为卵泡发育、孕育提供保障,治以滋阴养血,以阴扶阴,佐以助阳,自拟育肾方为基础方加减治疗;经间期处于"氤氲"之时,此期肾阴充实,重阴转阳,肾阳生长和气血运行,为卵子突破卵巢表层、孕卵植入子宫提供动力,是种子之时,治宜补肾活血,重在促排,自拟温肾方为基础方辨证论治;经前期阳长阴消,渐至重阳,此时阴阳俱盛以备种子育胎,治宜温肾助阳,扶助阳长,健运黄体,以温肾方为基础方加减治疗。育肾调经助孕法的优势在于整体性、系统性,根据肾中阴阳、气血的变化,抓住消长和转化的关键期,从而予以补肾滋阴养血、活血促排、温肾扶阳、疏肝理气等,促进卵泡发育、排卵、健运黄体,为种子育胎奠定基础。本例多囊卵巢综合征性不孕,根据月经节律之不同时期,予以育肾方、温肾方为基础进行辨证调治,经过调理后,月经恢复正常,BBT双相,顺利受孕。孕后及时健脾补肾安胎,实乃多囊卵巢综合征周期疗法之典型医案。(周华)

案四 李某,女,29岁。

初诊(2015年4月3日)

主诉:月经稀发,未避孕未孕1年余。

现病史:自初潮起月经稀发,14岁初潮,经期4~5日,周期2~6个月。量中色红,无痛经。末次月经:2月18日,已停经一月余。外院拟诊为多囊卵巢综合征,曾服用炔雌醇环丙孕酮片治疗半年,停药后仍经阻不行。平素畏寒肢冷,腰酸乏力,心烦易怒,面部痤疮,夜寐欠安,胃纳尚可,二便均调。舌淡红,苔薄白腻,脉弦滑。

理化检查:2015年3月查输卵管造影示双侧输卵管通畅。丈夫精液常规无异常。今尿HCG:阴性。B超示:子宫大小40 mm×30 mm×35 mm,内膜厚10 mm,双侧卵巢多囊样表现,余未见异常。2008年8月11日于外院查性激素示LH 16.83 mIU/mL↑,PRL 2.89 ng/mL,FSH 5.86 mIU/mL,E_2 0.99 pg/mL,P 0.25 ng/mL,T 0.67 ng/mL↑,免疫指标(−)。既往史:0-0-1-0。2015年1月生化妊娠1次。无手术史。

西医诊断:多囊卵巢综合征,继发性不孕。中医诊断:月经后期,不孕症。辨证:肝郁肾亏,冲任不调。治则:疏肝补肾,育肾调冲。

处方:茯苓15 g,公丁香6 g,生地9 g,熟地9 g,仙茅15 g,淫羊藿15 g,女贞子30 g,石楠叶15 g,丹参30 g,牡丹皮9 g,炙鳖甲15 g,制香附9 g,当归15 g,

肉桂、桂枝各 3 g,路路通 15 g,皂角刺 15 g,炙黄芪 15 g,生麦芽 30 g。

14 剂。水煎服,每日 2 次,早晚饭后温服。

嘱测 BBT,于月经 3～5 日复查性激素、甲状腺功能。

二诊(2015 年 4 月 30 日)

末次月经:4 月 20 日,5 日净,量中,色红,血块多,伴乳房胀痛,无痛经,BBT 单相,现痤疮偶发,多梦难寐,胃纳尚可,二便均调。2015 年 4 月 23 日查性激素,LH 17.9 mIU/mL ↑,FSH 5.1 mIU/mL,E_2 199.73 pg/mL,P 0.55 ng/mL,PRL 310.9 ng/mL,T 1.29 ng/mL;甲状腺功能正常。舌红苔薄,脉细弦,证治同前。

处方:茯苓 15 g,公丁香 6 g,生地 9 g,熟地 9 g,仙茅 15 g,淫羊藿 15 g,女贞子 30 g,石楠叶 15 g,丹参 9 g,牡丹皮 9 g,炙鳖甲 15 g,制香附 9 g,当归 15 g,肉桂、桂枝各 6 g,黄连 3 g,路路通 15 g,生麦芽 60 g,石菖蒲 15 g。

14 剂。水煎服,每日 2 次,早晚饭后温服。

三诊(2015 年 5 月 15 日)

时逾中期,带下量中,BBT 上升 2 日,腰膝酸软,乳房胀痛,胃纳一般,二便尚调,夜寐多梦,今 B 超示内膜 13 mm,左侧卵巢多囊表现。舌脉辨证同上,治拟温肾培元。

处方:当归 15 g,生地、熟地各 9 g,仙茅 9 g,淫羊藿 15 g,女贞子 30 g,石楠叶 15 g,鹿角霜 15 g,丹参 15 g,巴戟肉 15 g,菟丝子 15 g,制香附 9 g,柴胡 15 g,怀牛膝 9 g。

14 剂。水煎服,每日 2 次,早晚饭后温服。

四诊(2014 年 5 月 29 日)

末次月经:5 月 23 日,经行 5 日,量色同前,略有痛经,无血块。BBT 双向爬坡 10 日,多梦略好转,腰酸时作,畏寒肢冷,胃纳一般,二便尚调,舌淡红苔薄白,脉细弦。证治同前。

处方:茯苓 15 g,公丁香 6 g,生地 9 g,熟地 9 g,仙茅 15 g,淫羊藿 15 g,女贞子 30 g,石楠叶 15 g,丹参 9 g,牡丹皮 9 g,炙鳖甲 9 g,制香附 9 g,当归 15 g,肉桂、桂枝各 6 g,路路通 15 g,皂角刺 15 g,生麦芽 30 g,狗脊 30 g,川续断 15 g,杜仲 15 g。

14 剂。水煎服,每日 2 次,早晚饭后温服。

如上法周期调理半年。诸症渐减,月经规律,30～35 日一行,BBT 双相。

第十四诊（2015 年 12 月 8 日）

末次月经：11 月 5 日，BBT 双相 15 日，神疲乏力，腰酸乳胀，小腹坠痛，今尿 HCG 阳性，舌淡苔薄，脉右细滑，左细。证属肾气亏虚，胎元不固。治拟育肾安胎。

处方：党参 15 g，炒白术 9 g，茯苓 9 g，黄芩 9 g，生地 6 g，熟地 9 g，桑寄生 15 g，枸杞子 15 g，山茱萸 9 g。

14 剂。水煎服，每日 2 次，早晚饭后温服。

第十五诊（2015 年 12 月 29 日）

末次月经 11 月 5 日，停经 55 日，12 月 18 日血 β - HCG 36.5 mIU/mL，P 24.14 ng/mL。今 B 超：宫内早孕，见胚芽心管搏动，约 8 W+4 D 大小，自觉神疲乏力，腰酸乳胀，吞酸恶心，多梦难寐，时有小腹隐痛，舌淡苔薄，脉滑数有力。证治同前。

处方：党参 15 g，炒白术 15 g，茯苓 15 g，姜竹茹 9 g，黄芩 9 g，川续断 9 g，熟地 15 g，桑寄生 15 g，枸杞子 15 g，山萸肉 9 g，白芍 15 g，炙甘草 6 g，佛手 9 g。

7 剂。水煎服，每日 2 次，早晚饭后温服。

[**按**]　本案患者不孕一年余，平素月经延后，多囊卵巢综合征诊断明确，不孕的主因责之于排卵障碍。患者素来肾气不足，加之工作繁忙，生育压力大，缺乏运动，而致肝气郁结，阻滞胞络，久而化火，故见心烦易怒，痤疮频发；肝火扰心则夜寐欠安，肾虚则天癸衰，冲任二脉失于濡养则月事不能以时下，故不能有子；抑或肾精不足而无法种子成胎，继而暗产；其基础体温双相爬坡 10 日、甚则单相，又常觉畏寒肢冷，乃肾阳命门火衰之象。初诊时肝郁克脾，痰湿较重，故陈旦平在益肾疏肝的基础上以石菖蒲、生麦芽等药化痰通络，使其气血调畅，并嘱其规律作息，饮食清淡，开导其紧张焦虑之情绪。诸症略减后，于经后期加入少量桂枝以辛香促排，肉桂引火归元，皂角刺、生麦芽化痰通络，狗脊、仙茅、淫羊藿等益阳助气，使其得阳暖宫，喜然得孕。在得知患者尿 HCG 弱阳性时，恐其生化堕胎，予补肾健脾之法安胎，密切关注血 β - HCG 及 P 的情况直至胎元稳固。

（唐文婕）

三、月经先后不定期

案　刘某，女，43 岁。

初诊(2022 年 8 月 10 日)

主诉:月经不调半年余。

现病史:月经周期不规则半年余,时而提前时而延后,经期 4 日,周期 20～60 日。末次月经:2022 年 8 月 1 日,经行 4 日,量少,经行不畅,色暗红,小血块,无痛经。生育史:1-0-0-1。刻下:纳寐可,二便调。舌暗,苔薄,脉弦细。理化检查:2022 年 8 月 1 日外院月经第一日性激素示 LH 8.96 mIU/mL;FSH 28.31 mIU/mL↑;E_2 13.62 pg/mL;P 0.39 ng/mL;PRL 16.23 ng/mL;T 0.102 ng/mL;AMH 0.05 ng/mL;TSH 0.70 μIU/mL。自述今年体检阴超查见子宫肌瘤,大小约 40 mm×38 mm。西医诊断:卵巢功能下降;子宫平滑肌瘤。中医诊断:月经先后不定期;石瘕。辨证:肾虚血瘀。治则:育肾活血。

处方:茯苓 15 g,公丁香 3 g,生地 9 g,熟地 15 g,仙茅 9 g,淫羊藿 15 g,女贞子 30 g,石楠叶 9 g,丹参 9 g,牡丹皮 6 g,鳖甲 15 g,香附 9 g,当归 15 g,路路通 9 g,葛根 15 g,菟丝子 15 g,桂枝 6 g,西红花 0.2 g,鲜石斛 15 g,制大黄 6 g,桃仁 6 g。

7 剂。水煎 2 次共 360 mL,分 2 次温服。

二诊(2022 年 8 月 17 日)

上方服后无不适,近日暂无白带,舌暗红,苔薄,脉弦细。证治同前。

处方:茯苓 15 g,公丁香 3 g,生地 9 g,熟地 15 g,仙茅 9 g,淫羊藿 15 g,女贞子 30 g,石楠叶 9 g,丹参 9 g,牡丹皮 6 g,鳖甲 15 g,香附 9 g,当归 15 g,路路通 9 g,葛根 15 g,菟丝子 15 g,桂枝 6 g,西红花 0.2 g,鲜石斛 15 g,制大黄 9 g,桃仁 9 g,龟甲 15 g,制黄精 9 g。

14 剂。水煎 2 次共 360 mL,分 2 次温服。

三诊(2022 年 9 月 7 日)

末次月经 8 月 27 日,4 日经净,月经第一日经行畅,色红,有小血块,无痛经。兹无殊苦,纳寐可,二便调。舌淡红,苔薄白,脉细弦。证治同前。

理化检查:2022 年 8 月 28 日外院月经第二日性激素示 LH 4.69 mIU/mL;FSH 3.25 mIU/mL;E_2 3.28 pg/mL;P 0.54 ng/mL;PRL 11.94 ng/mL;T 0.2 ng/mL。

处方:茯苓 15 g,公丁香 3 g,生地 9 g,熟地 15 g,仙茅 9 g,淫羊藿 15 g,女贞子 30 g,石楠叶 9 g,丹参 9 g,牡丹皮 6 g,鳖甲 15 g,香附 9 g,当归 15 g,路路通

9 g,葛根 15 g,菟丝子 15 g,桂枝 6 g,西红花 0.2 g,鲜石斛 15 g,制大黄 9 g,桃仁 9 g,龟甲 15 g,制黄精 9 g。

14 剂。水煎 2 次共 360 mL,分 2 次温服。

随访 3 个月,月经周期基本规律。

[按] 患者性激素检验结果提示卵巢功能下降,促性腺激素升高导致内分泌功能失调,故而出现月经不规则。卵巢功能下降一病的中医病机本于肾虚,《傅青主女科》云"经水出诸肾",患者肾虚不能约束冲任,冲任失司故见经水失调。《素问·上古天真论篇》曰:"女子七岁,肾气盛,齿更发长……六七,三阳脉衰于上,面皆焦,发始白;七七,任脉虚,太冲脉衰少,天癸竭,地道不通,故形坏而无子也。"患者已逾六七之年,肾气渐衰,肾精癸水不足,故而冲任失调,胞宫藏泄失司,月水不能按时而行。肾气虚不能推动气血运行,气滞血瘀,故患者经行不畅,血色暗红,见小血块。血瘀日久而成癥瘕,故而内生石痕。本案患者之证本于肾虚,标为血瘀,治当育肾活血。故陈旦平以育肾方为主补肾育精,理气活血。育肾方是陈旦平多年经验总结的自拟方,药物组成:熟地 9 g,生地 9 g,女贞子 30 g,淫羊藿 15 g,仙茅 18 g,石楠叶 18 g,当归 15 g,丹参 9 g,牡丹皮 9 g,鳖甲 9 g,香附 9 g,公丁香 6 g,茯苓 15 g。方中以生地、熟地、女贞子补肾育精,淫羊藿、仙茅、石楠叶温肾壮阳,当归、丹参、牡丹皮养血活血,同时丹参、牡丹皮性苦微寒,兼可凉血,可平衡诸味温肾药温燥之性。鲜石斛、鳖甲滋补肾阴而能潜阳,可避免气化太过。再加一味香附疏肝行气,使补中寓通,补而不滞。公丁香辛香入肾壮阳,配路路通以疏通络道,配桂枝、茯苓、葛根、菟丝子健脾温阳、助阳化气,为"蔡氏妇科"改善卵巢功能,促进卵泡发育并正常排出的常用特色药组。桃仁、西红花增强活血逐瘀之力,大黄攻逐瘀血以消癥瘕。二诊患者白带暂无,仍属肾精亏虚、肾阴不足,故予龟甲、黄精补肾益精,滋阴养血助肾阴增长。三诊患者月经按时来潮,经行通畅,查卵泡期性激素 6 项,促性腺激素已降至正常水平,卵巢功能初步恢复,效不更方,故守方不变。(杨蕊)

四、经间期出血

案一 陈某,女,24 岁。

初诊(2019 年 3 月 4 日)

主诉:经间期不规则出血 1 年余。

现病史：患者 1 年前无明显诱因下于经净后 7 日左右见阴道少量出血，持续 5～6 日净，色红，量少，无血块，无异味，无腹痛，每遇工作紧张时加重。月经史：初潮 14 岁，经期 7 日，周期 30 日—2 月不等，量中，无血块，有痛经。生育史：0-0-0-0，已婚未孕，避孕中。末次月经 2019 年 2 月 8 日，妇科检查无异常，HPV 阴性，宫颈脱落细胞学检查（TCT）：未见异常。刻下：胃纳欠佳，大便易溏，每日 2～3 次，夜寐尚可，时感疲倦乏力，面㿠白，舌质红苔白腻，脉细弦。

既往史：无妊娠流产史，无手术史。西医诊断：子宫异常出血。中医诊断：经间期出血。辨证：脾气虚弱，冲任不固。治则：补益脾气，固摄冲任。

处方：炙黄芪 15 g，炒党参 12 g，炒白术 15 g，茯苓 15 g，升麻 9 g，柴胡 15 g，陈皮 9 g，当归 9 g，白芍 9 g，杜仲 9 g，炒薏苡仁 15 g，甘草 3 g。

14 剂。水煎 2 次共 360 mL，分 2 次温服。同时嘱每日自测基础体温，忌食辛辣生冷，适当运动，增强免疫力。

二诊（2019 年 3 月 19 日）

患者诉昨日已行月经，量多，无血块，痛经缓解。服上药无不适，大便成形，每日 1 次，腰酸时有，倦怠乏力仍有，寐安。舌淡，苔薄白，脉细。予健脾益肾，调理冲任。

处方：炙黄芪 15 g，炒白术 9 g，山药 15 g，熟地 9 g，当归 9 g，白芍 9 g，杜仲 9 g，续断 9 g，女贞子 15 g，墨旱莲 15 g，煅牡蛎 15 g。

14 剂。水煎 2 次共 360 mL，分 2 次温服。

三诊（2019 年 4 月 2 日）

3 月 23 日阴超：子宫后位，子宫大小 50 mm×44 mm×51 mm，内膜 8 mm，局部分离 6 mm。3 月 20 日性激素：AMH 6.4 ng/mL，E_2 28.99 pg/mL，T 0.176 ng/mL，P 0.19 ng/mL，FSH 4.94 mIU/mL，LH 4.94 mIU/mL，PRL 19.09 ng/mL。月经 5 日净，从 3 月 29 日至今，患者阴道少量出血，色红，护垫量，无腹痛，BBT 呈单相，无乏力倦怠。舌红，苔腻，脉细。证治同前。

处方：黄芪 15 g，炒白术 9 g，山药 15 g，当归 9 g，白芍 9 g，杜仲 9 g，续断 9 g，女贞子 15 g，墨旱莲 15 g，煅牡蛎 15 g，大蓟、小蓟各 9 g，生地炭 12 g。

7 剂。水煎 2 次共 360 mL，分 2 次温服。

四诊（2019 年 4 月 10 日）

服药后 3 日出血止，无其他不适症状，体温上升 5 日，舌红苔薄，脉细滑。证治同前。

处方：炙黄芪15 g,炒白术9 g,山药15 g,锁阳9 g,巴戟天9 g,淫羊藿9 g。乌药9 g,女贞子9 g,丹参15 g,菟丝子15 g。

14剂。水煎2次共360 mL,分2次温服。

五诊(2019年5月6日)

患者诉上周期经间期未见阴道出血,末次月经4月18日,5日经净,量色质同前,BBT呈双相体温,刻下带下量中,未诉特殊不适,纳寐可,二便调,舌质微红,苔薄白,脉弦略细,予二诊基础方不变,随证加减。如法治疗3个月,未见复发,同年9月怀孕。

[按] 患者素体脾胃气虚,又因长期工作压力较大,出现乏力、气短、纳差等脾气虚弱的表现,其原因正是脾气受损,中气不足,血行不利所致。蔡氏妇科认为诊治此类病症,应首别阴阳,"审其阴阳,以别柔刚,阳病治阴,阴病治阳"。气血是构成人体生命活动的基本物质基础,女子尤以血为本,出血性的疾病不能一味地止血,而是强调治病求本,找到病根,脾胃为气血生化之源,肾为先天之本,先天后天相互资生,先天温养激发后天,后天补充培育先天,故多以健脾益肾为主,调理冲任以期巩固。初诊患者正值经前,用补中益气汤加减,黄芪味甘微温,入脾肺经,补中益气,升阳固表,故为君药。配伍党参、炙甘草、茯苓、白术补气健脾,加强统血之力为臣药。当归养血和营,协党参、黄芪补气养血;陈皮理气和胃,运行气机,行气药和补气药配伍使诸药补而不滞,共为佐药。《本草纲目》:"血脱者益气,盖血不自生,须得升阳气之药乃生。"少量升麻、柴胡、葛根升阳举陷,以此来协助君药以升举气血,共为佐使。全方诸药配伍,共奏健脾升提,固摄止血之功。而经后期,血海空虚,阴精不足,肾阴增长,卵泡受其滋养发育至成熟,冲任气血旺盛蓬勃,人体进入"重阴"状态,若肾阴不足,阴阳转化失度,冲任不固,经血非时而下,出现经间期的出血,方用熟地滋养肾阴,益精填髓,"壮水之主以制阳光";当归、白芍养血柔肝,酸甘化阴,进一步加强滋阴养血之效;张景岳曾言"阳常不足,阴本无余",滋阴当不忘扶阳,促进阴阳转换,方中杜仲、续断补肝肾、调血脉,其性微温,取其"阳中求阴,阴阳互根"之意,与滋阴补血之药配伍温补而不滞;山药补脾养胃生津,既能补脾摄血,又能以后天滋养先天,护脾土以免方药过寒伤中,又加入女贞子配墨旱莲,为平补肝肾之阴的经典方剂二至丸,墨旱莲还具有清热止血的作用,煅牡蛎还有固冲任止血,重镇安神的作用,标本兼治,因势利导,阴阳顺利转化,方能获效。(夏馨)

案二 万某,女,27 岁

初诊(2020 年 2 月 19 日)

主诉:反复经间期出血 1 年余。

现病史:患者时有经净后 1 周阴道少量出血 4 日,色黯。月经 30 日一行,经期 7 日,量中,色红,无血块,有时第一日小腹胀痛。末次月经 2 月 13 日。平素带下色黄,量多,无异味,无阴痒。已婚 2 年,不避孕,未孕,配偶精液检查正常。刻下:胃纳可,二便调,夜寐安,神疲。舌红,苔薄白,脉弦细。既往史:2019 年因宫颈上皮内瘤变 Ⅲ 级行宫颈锥切术。西医诊断:子宫异常出血。中医诊断:经间期出血。辨证:肝郁肾亏。治则:疏肝益肾。

处方:茯苓 15 g,公丁香 6 g,熟地 9 g,生地 9 g,仙茅 15 g,淫羊藿 15 g,女贞子 30 g,石楠叶 15 g,丹参 9 g,牡丹皮 9 g,制鳖甲 15 g,制香附 9 g,当归 9 g,柴胡 9 g,炒党参 9 g,炒白术 15 g,生地炭 15 g,牡丹皮炭 15 g。

14 剂。水煎 2 次共 360 mL,分 2 次温服。

予子宫附件 B 超检查、性激素检查,测量基础体温。

二诊(2020 年 3 月 4 日)

带下减少,色白,乏力。胃纳可,二便调,夜寐安。2020 年 2 月 20 日外院性激素检查:FSH 7.7 mIU/mL,LH 9.2 mIU/mL,PRL 10.75 ng/mL,E_2 52.38 pg/mL,P 0.89 ng/mL,T 0.42 ng/mL↑。B 超检查示:内膜 5 mm,其余无特殊。舌红,苔薄白,脉弦细。辨证:肝郁肾亏。治则:疏肝益肾。

处方:当归 15 g,熟地 9 g,生地 9 g,仙茅 30 g,淫羊藿 15 g,女贞子 30 g,石楠叶 15 g,鹿角霜 9 g,丹参 15 g,巴戟天 15 g,菟丝子 15 g,制香附 9 g,柴胡 15 g。

14 剂。水煎 2 次共 360 mL,分 2 次温服。

三诊(2020 年 3 月 18 日)

末次月经 2 月 13 日,无经间期出血,夜间自感发热,晨起乏力。胃纳可,二便调,夜寐安。自测怀孕试纸(一)。舌红,苔薄白,脉细。BBT 呈高温相。辨证:肝郁肾亏。治则:疏肝益肾。

方药及服法同前,继观。

四诊(2020 年 3 月 18 日)

末次月经 2 月 13 日,3 月 28 日赤带,量极少 3 日,夜间自感发热,烦躁,现乳房胀痛,恶心。胃纳可,二便调,夜寐安。今尿 HCG 阳性。舌红,苔薄白,脉细。

辨证：肝郁肾亏。治则：固肾安胎。

处方：炒党参15 g，炒白术9 g，黄芩9 g，生地炭9 g，杜仲15 g，南瓜蒂15 g，山茱萸9 g，佛手6 g，怀山药15 g。

7剂。水煎2次共360 mL，分2次温服。

[按] 经间期出血是指在2次月经中间，出现周期性的少量阴道流血者，称为"经间期出血"。特点是阴道流血发生在经间期，即氤氲之时，且量甚少，一般1～2日即自止。临床上常见患者阴道流血7日方止，更有甚者2周方止，影响日常生活，不及时治疗可能导致崩漏、月经过多，甚至不孕可能。陈旦平认为女性受现代社会生活、工作压力影响，常肝气郁结或肝郁化火，肾阴暗耗，冲任受损，经间期阴阳转化失司，血海固摄失职，出现经间期出血。初诊予育肾方养血填精，调补肝肾，加柴胡疏肝理气，使阴血得润，如久旱之地逢甘露降临，肝肾得养。予党参和炒白术健脾益气，培其本损。生地炭和牡丹皮炭凉血止血，加强固涩之力。用药之时不仅对症止血治疗，兼顾患者本虚。二诊在经后期予温肾方仙茅、淫羊藿、石楠叶、鹿角霜、巴戟天温肾阳，熟地、生地、女贞子益肾阴，菟丝子填精益髓，当归和丹参和血活血，制香附、柴胡调理气机。意在促进妊娠黄体着床或黄体生成及功能维持。周期平复，终得有孕。三诊经阻未行，予以观察，处置得当，四诊则运用健脾补肾理气药物固肾安胎，脾气旺盛，肾精充足，冲任脉盛，气机平顺，胎元得固。（崔玥璐）

五、月经过少

案一 李某，女，36岁。

初诊（2020年6月22日）

主诉：月经量少1年，未避孕3年未孕。现病史：患者近1年经期正常，经量较前减少约1/3，色鲜红，偶有血块，无痛经，经前乳房胀痛，伴有腰酸。平素带下较少，色白、无异味。刻下：时值行经，色红量少，无血块。面色萎黄，纳谷不馨，便尚调，睡眠安。舌淡，苔腻，脉弦滑。2020年4月20日辅助检查，LH 5.9 mIU/mL，FSH 14.6 mIU/mL，E_2 55 pg/mL，PRL 7.4 ng/mL，P 1.34 ng/mL，T 0.57 ng/mL，AMH 1.9 ng/mL。月经史：末次月经6月22日，经期5日，周期30日。生育史：1-0-0-1。西医诊断：卵巢功能不全，继发性不孕。中医诊断：月经过少，不孕症。辨证：脾肾两虚，冲任欠蕴。治则：

育肾健脾,调补冲任。

处方:茯苓 30 g,生白术、炒白术各 9 g,砂仁 6 g,藿香 6 g,公丁香 3 g,路路通 9 g,仙茅 15 g,淫羊藿 15 g,女贞子 15 g,石楠叶 15 g,当归 9 g,川芎 9 g,葛根 30 g,陈皮 6 g。

7 剂。嘱患者经净后,上药水煎 2 次共 360 mL,分 2 次温服。

二诊(2020 年 7 月 6 日)

患者 6 月 22 日行经 6 日,量少,色红,刻下:带下少,纳可,便调,夜寐安。舌淡,苔薄,脉软。证治同前。

处方:茯苓 15 g,公丁香 3 g,路路通 9 g,生地、熟地各 9 g,仙茅 15 g,淫羊藿 15 g,女贞子 30 g,石楠叶 15 g,当归 9 g,葛根 30 g,菟丝子 30 g,川芎 15 g,紫河车 3 g(吞服)。

7 剂。水煎 2 次共 360 mL,分 2 次温服。

三诊(2020 年 7 月 20 日)

昨日行经,经量增多,色鲜红,无血块,无痛经,经前乳房胀痛稍减,纳便可,寐安,舌淡,苔白腻,脉细滑。证治同前。

处方:茯苓 15 g,公丁香 3 g,路路通 9 g,生地、熟地各 9 g,仙茅 15 g,淫羊藿 15 g,女贞子 30 g,石楠叶 15 g,当归 9 g,葛根 30 g,菟丝子 30 g,川芎 15 g,砂仁 6 g,紫河车 3 g(吞服)。

7 剂。水煎 2 次共 360 mL,分 2 次温服。

四诊(2020 年 8 月 3 日)

时值中期带下略增,无拉丝状,偶有小腹略胀,余无殊苦,舌淡,苔薄,脉细。证治同前。

处方:生地、熟地各 9 g,山茱萸 9 g,仙茅 15 g,淫羊藿 15 g,女贞子 30 g,鳖甲 15 g,石楠叶 15 g,当归 9 g,葛根 30 g,菟丝子 30 g,川芎 15 g,紫河车 3 g(吞服)。

14 剂。水煎 2 次共 360 mL,分 2 次温服。

五诊(2020 年 8 月 24 日)

月经逾期未行,查 β‐HCG:2 858 mIU/mL,刻下:纳可,便调,寐安,舌淡,苔薄,脉细滑。证属孕象而脾气虚弱。治拟健脾安胎。

处方:炒党参 15 g,炒白术 9 g,茯苓 9 g,陈皮 6 g,黄精 9 g,黄芩 6 g,当归 9 g。

7剂。水煎2次共360 mL,分2次温服。

[**按**]《素问·上古天真论篇》云:"女子七岁,肾气盛,齿更发长;二七而天癸至,任脉通,太冲脉盛,月事以时下,故有子……五七,阳明脉衰,面始焦,发始堕。"患者时值五七,平素纳谷不馨、面色萎黄,是为脾气亏虚、运化失司,气血乏源以致肾精不足、血海亏虚。日久不得孕,忧思而气郁,肝气不疏、气机不畅,肝脾失和,脾气愈虚。患者初诊时值月经期,陈旦平予育肾方:茯苓、公丁香、路路通、仙茅、淫羊藿、女贞子、石楠叶、当归,嘱患者月经净后用药以补肾通络、促进卵泡发育,并予生白术、炒白术、砂仁、藿香、陈皮,健脾疏肝、化湿和胃。二诊正值氤氲期,带下少,继续予育肾通络,佐以生地、熟地、菟丝子、紫河车养血填精。三诊、四诊秉承蔡氏妇科育肾调周思想,继续于经后期予育肾通络,经前期温肾培元。五诊时证实妊娠,予党参、炒白术、茯苓、黄精、黄芩、当归健脾养血、清热安胎。(陈逸嘉,徐维娜)

案二 李某,女,36岁。

初诊(2018年6月30日)

主诉:月经量少2年,未避孕2年未孕。

现病史:患者既往月经尚规则,初潮14岁,周期26～28日,经期6日,经量中,色红。2年前出现月经量减少,色暗红,6日净,伴少许血块,偶有痛经。末次月经2018年6月12日,量少色暗。曾行子宫输卵管造影示:双侧输卵管通而不畅。2018年3月7日于某医院行输卵管通液示:双侧输卵管通畅。平日性生活正常。刻下:腰酸,畏寒,夜寐梦多,纳可,二便调,带下少,舌暗红,苔薄,脉沉细。性激素检测示,FSH 10.34 mIU/mL,LH 3.94 mIU/mL,AMH 0.87 ng/mL。2018年6月21日于外院检查阴超示:子宫多发小肌瘤,直径1 cm,内膜9 mm。自测尿促黄体生成素(排卵试纸)阴性。就诊时正值月经周期第19日,BBT双相不佳,高温4日,高温相偏低。男方精液常规检查均正常,无烟酒嗜好。既往史:无妊娠流产史,无手术史。西医诊断:卵巢功能不全,原发性不孕。中医诊断:月经过少,不孕症。辨证:肾虚血瘀。治则:补肾活血,调周助孕。

处方:当归15 g,丹参15 g,生地9 g,熟地9 g,鹿角霜9 g,香附9 g,巴戟天15 g,仙茅15 g,石楠叶18 g,淫羊藿15 g,菟丝子15 g,女贞子30 g,紫石英30 g,河车粉6 g(吞服)。

7剂。水煎2次共360 mL,分2次温服。

二诊(2018年7月14日)

末次月经2018年7月7日,经期6日,经量少,色暗红,无血块,无痛经。述带下少,腰酸。上月BBT双相12日。纳可,夜寐梦多,易焦虑,二便调,舌暗尖红,苔薄,脉沉细。证治同前。

处方:当归15 g,丹参9 g,生地9 g,熟地9 g,香附9 g,鳖甲9 g,仙茅18 g,公丁香6 g,石楠叶18 g,淫羊藿15 g,牡丹皮9 g,女贞子30 g,茯苓15 g,菟丝子15 g,龟甲9 g,路路通15 g,皂角刺9 g,川黄连3 g,肉桂3 g。

14剂。水煎2次共360 mL,分2次温服。

三诊(2018年7月28日)

述带下较前增多,腰酸好转,寐可,基础体温高温6日,舌红,苔薄,脉细。证治同前。

处方:当归15 g,丹参15 g,生地9 g,熟地9 g,鹿角霜9 g,香附9 g,巴戟天15 g,仙茅9 g,石楠叶18 g,淫羊藿15 g,菟丝子15 g,女贞子30 g,紫石英30 g,河车粉6 g(吞服)。

14剂。水煎2次共360 mL,分2次温服。

四诊(2018年8月12日)

末次月经2018年8月5日,量中,第2、第3日经下较畅,色暗红,无血块,无痛经。上月BBT双相12日。无不适主述,舌红,苔薄,脉细。证治同前。

处方:当归15 g,丹参9 g,生地9 g,熟地9 g,香附9 g,鳖甲9 g,仙茅18 g,公丁香6 g,石楠叶18 g,淫羊藿15 g,牡丹皮9 g,女贞子30 g,茯苓15 g,菟丝子15 g,路路通15 g,皂角刺9 g。

14剂。水煎2次共360 mL,分2次温服。

五诊(2018年8月26日)

述乳房胀,带下质黏、色白,夜寐梦多,BBT高温1日。舌红,苔薄,脉细。证治同前。

处方:丹参15 g,当归15 g,生地9 g,熟地9 g,鹿角霜9 g,香附9 g,巴戟天15 g,仙茅9 g,石楠叶18 g,淫羊藿15 g,菟丝子15 g,女贞子27 g,紫石英30 g,玫瑰花6 g,柴胡6 g,川黄连3 g,肉桂3 g。

14剂。水煎2次共360 mL,分2次温服。嘱适时同房。

六诊(2018 年 9 月 26 日)

月经逾期未行,末次月经 2018 年 8 月 5 日,现停经 51 日,昨晚阴道出血少许,色暗红。偶有小腹刺痛,纳可,二便调,舌尖红,苔薄,脉沉细。尿 HCG:阳性。阴超示:早孕,见胚芽和胎心。证属气虚血瘀。治拟益气化瘀安胎。

处方:党参 15 g,炒白术 15 g,茯苓 15 g,黄芩 9 g,桑寄生 15 g,牡丹皮炭,生地黄炭 15 g,川续断 15 g,熟地 15 g,白芍 15 g,炙甘草 6 g。

14 剂。水煎 2 次共 360 mL,分 2 次温服。嘱避风寒,调饮食,畅情志,禁止同房,监测 BBT、HCG、P、E_2、D-二聚体(D-D)等。

[按] 卵巢储备功能下降性不孕乃妇科难治之症。《素问·上古天真论篇》云:"女子七岁,肾气盛,齿更发长;二七而天癸至,任脉通,太冲脉盛,月事以时下,故有子……七七,任脉虚,太冲脉衰少,天癸竭,地道不通,故形坏而无子也。"其明确指出女性月经、孕育的正常与否与肾气的盛衰密切相关,调经为孕育的先决条件,只有肾气旺盛、任脉通、冲脉充盈,月事才得以如期来潮,从而具备孕育的功能。本案患者五七之年,卵巢储备功能下降,导致生育能力下降,故而出现 FSH 升高,AMH 下降,未避孕 2 年未孕。陈旦平辨证为肾虚血瘀证。肾虚为本,精亏血少,血运不畅,瘀血形成,可见月经量少,色暗夹血块和痛经的临床表现。首诊正值月经周期第 19 日,BBT 双相不佳,高温期时间短和高温相偏低,陈旦平认为由于卵泡发育不良和黄体功能不全引起。而育肾、温肾中药具有促排卵助孕的作用,故治宜温肾助阳,健运黄体,以温肾方为基础,并加紫石英、河车粉温肾暖宫助孕。紫石英为温养奇经,治疗宫寒不孕的要药。如陈士铎云:"胞胎之脉,所以受物者,暖则生物,而冷则杀物矣。"现代研究显示,紫石英具有兴奋中枢神经、促进卵巢分泌激素的作用。蔡氏妇科善用紫河车等血肉有情之品,以填补奇经,改善卵巢功能,促进卵巢排卵功能的恢复。现代研究证实,血肉之品能治疗气血阴阳之不足,可提高雌激素水平。陈旦平多年临床经验认为适当加入这些血肉有情、补肾通补奇经之品,对卵巢储备功能下降或卵巢早衰的治疗大有益处,通过以脏补脏,"天地氤氲,万物化醇",可成功助孕。二诊月经按时来潮,量未恢复,经过温肾助阳治疗后,患者 BBT 双相 12 日,较前改善。陈旦平根据经后期和临床表现,以育肾方为基础,加入菟丝子、龟甲、路路通、皂角刺补肾通络、促进卵泡发育。其中公丁香辛香入肾壮阳,配路路通以疏通络道,茯苓配公丁香为蔡氏妇科改善排卵功能之经验药对。并且加入川黄连、肉桂,来改善睡眠,缓解焦虑,使性腺轴正常分泌激素,卵子才能正常发育。三诊根据 BBT 特

点及带下量多,腰酸,睡眠症状改善等,提示患者已排卵,继续治以温肾助阳。四诊月经如期而行,量增加,无血块,BBT 保持稳定,显示卵巢储备功能得到恢复。陈旦平仍以育肾方加菟丝子、路路通、皂角刺补肾通络,充实肾阴,为种子育胎奠定基础。五诊处于经间氤氲之期,是种子之时,陈旦平告知患者适时同房,并予以温肾方促排卵,健黄体。六诊成功妊娠,但出现胎动不安的表现。陈旦平本着孕后宜及时安胎,予以健脾补肾,安胎止血之药,以寿胎丸为基础加入生地炭、黄芩等清热凉血安胎。纵观本例医案,陈旦平在治疗上以补肾活血,调周助孕之大法,根据不同月经时期采用蔡氏妇科补肾调周之育肾、温肾法,随证予以活血通络,疏肝健脾,填补奇经之品。同时结合 BBT 测定,仅仅经过 2 个月的中药治疗,患者得孕,实乃卵巢储备功能下降性不孕之典型医案。(周华)

六、崩漏

案一　卢某,女,33 岁。

初诊(2016 年 11 月 5 日)

主诉:反复月经淋漓不尽 5 年。

现病史:患者既往月经规则,2011 年 10 月因工作压力大和疲劳后出现月经先期,伴有淋漓不尽,口服中西药治疗,病情反复。2016 年 5 月于外院行诊刮,内膜病理示:内膜呈分泌期。诊刮术后病情平稳 3 个月。末次月经 2016 年 10 月 18 日,量中,色暗红,伴血块,腰酸,无腹痛,淋漓不尽半月余。患者拒绝西药治疗,为求中医治疗,故来门诊。刻下:乏力,畏寒,腰酸,心烦,耳鸣,夜寐欠安,舌暗红,苔薄,脉细数。生育史:1-0-0-1。外院查阴超示:子宫内膜 11 mm,内膜回声不均。血红蛋白 100 g/L,尿 HCG 阴性,宫颈涂片正常。既往史:无妊娠流产史,无手术史。西医诊断:子宫异常出血。中医诊断:崩漏。辨证:气虚血瘀。治则:补气固冲,化瘀止血。

处方:党参 30 g,炒白术 30 g,太子参 30 g,附子 3 g,血余炭 18 g,蒲黄炭 18 g,生蒲黄 9 g,茯苓 15 g,狗脊 15 g,川续断 15 g,阿胶 9 g,三七末 2 g(冲服),墨旱莲 15 g。

7 剂。水煎 2 次共 360 mL,分 2 次温服。

二诊(2016 年 11 月 11 日)

服用上方后下血已止 2 日。患者自述头晕,畏寒,面色少华,舌暗红,苔薄边有齿印,脉细。证治同前。

处方:党参 30 g,炒白术 15 g,当归 15 g,生地、熟地各 9 g,阿胶 9 g,山茱萸 9 g,巴戟天 9 g,菟丝子 9 g,肉桂 3 g,附子 3 g,川芎 9 g,丹参 15 g,茯苓 15 g,怀山药 30 g,大枣 15 g,陈皮 6 g。

7 剂。水煎 2 次共 360 mL,分 2 次温服。

三诊(2016 年 11 月 24 日)

末次月经 2016 年 11 月 18 日,至今未净,量多,色淡红,伴畏寒,腰痛,入睡困难,BBT 低温,舌暗红,苔薄,脉细数。证治同前。

处方:党参 30 g,炒白术 30 g,太子参 30 g,附子 3 g,血余炭 18 g,蒲黄炭 18 g,生蒲黄 9 g,茯苓 15 g,狗脊 15 g,川续断 15 g,阿胶 9 g,三七末 2 g(冲服),墨旱莲 15 g。

7 剂。水煎 2 次共 360 mL,分 2 次温服。

四诊(2016 年 12 月 14 日)

患者自述昨日下红如冲,经色鲜红,无腹痛,伴面色晦暗,口干,汗出,舌淡,苔薄,脉细数。证治同前。

处方:党参 30 g,炙黄芪 30 g,炒白术 30 g,茯苓 15 g,生地炭 30 g,蒲黄炭 30 g,茜草 15 g,侧柏叶 15 g,生地榆 15 g,藕节炭 30 g,女贞子 15 g,墨旱莲 15 g,仙鹤草 30 g,黄连 6 g,黄柏 6 g,麦冬 15 g,阿胶 9 g。

7 剂,水煎 2 次共 360 mL,分 2 次温服。

五诊(2016 年 12 月 29 日)

患者述 12 月 17 日服药后血量明显减少,同时加服补中益气丸后 19 日血止,夜寐难以入睡,12 月 27 日阴道少量褐色出血,有小血块,便溏,舌淡红,苔薄,脉沉细。证治同前。

处方:党参 30 g,炙黄芪 30 g,炒白术 30 g,茯苓 15 g,生地、熟地各 15 g,大枣 15 g,女贞子 30 g,墨旱莲 15 g,焦谷芽、焦麦芽各 15 g,麦冬 15 g,山茱萸 9 g,制黄精 15 g。

7 剂。水煎 2 次共 360 mL,分 2 次温服。

六诊(2017 年 1 月 14 日)

述 12 月 31 日服用中药 2 剂后血止,腰脊双足疼痛,带下量多质黏色白,夜寐难以入睡,易醒,舌淡,苔薄,脉细数。证治同前。

处方:党参 30 g,炙黄芪 30 g,生地 9 g,熟地 15 g,黄连 3 g,肉桂 3 g,炒白术

30 g,茯苓 15 g,女贞子 30 g,仙鹤草 30 g,生甘草 9 g,阿胶 9 g。

7 剂。水煎 2 次共 360 mL,分 2 次温服。

七诊(2017 年 3 月 2 日)

末次月经 2017 年 2 月 20 日,至今未净,量多 4 日,第 5 日后量少淋漓,现仍有少量出血,色鲜红,无腹痛,伴见腰酸如坠,寐浅易醒,多梦,大便干结数日一行,BBT 单相。舌淡,苔薄,边有齿印,脉细。证治同前。

处方:党参 30 g,炙黄芪 30 g,生地 15 g,蒲黄炭 15 g,茜草 15 g,侧柏叶 15 g,生地榆 15 g,黄连 6 g,黄柏 6 g,麦冬 9 g,炒白术 30 g,茯苓 15 g,生甘草 9 g,阿胶 9 g,荆芥炭 15 g。

7 剂。水煎 2 次共 360 mL,分 2 次温服。

八诊(2017 年 3 月 16 日)

末次月经 2017 年 2 月 20 日,持续 14 日,色鲜红,夹血块多,伴乏力,寐易醒,醒后难以入睡,腰酸冰冷,畏寒,面色萎黄,现带下质稀,BBT 未上升,舌红,苔薄,脉细。查阴超:子宫内膜 15 mm。证属肾虚血瘀。治当育肾化瘀。

处方:当归 15 g,丹参 9 g,生地 9 g,熟地 9 g,香附 9 g,鳖甲 9 g,仙茅 18 g,公丁香 6 g,石楠叶 18 g,淫羊藿 15 g,牡丹皮 9 g,女贞子 27 g,茯苓 15 g,生蒲黄 30 g,赤芍 9 g,怀牛膝 9 g,鬼箭羽 30 g,泽兰 15 g。

7 剂。水煎 2 次共 360 mL,分 2 次温服。

九诊(2017 年 4 月 13 日)

末次月经 2017 年 4 月 1 日,经期 10 日,量多,痛经伴血块。现带下水样少许,寐浅难以入睡,焦虑,乏力,精力不济,口干时作,畏寒,舌红,苔薄,脉细。证治同前。

处方:当归 15 g,丹参 9 g,生地 9 g,熟地 9 g,香附 9 g,鳖甲 15 g,仙茅 18 g,公丁香 6 g,石楠叶 18 g,淫羊藿 15 g,牡丹皮 9 g,女贞子 27 g,茯苓 15 g,怀牛膝 9 g,鬼箭羽 30 g,制大黄 9 g,花蕊石 30 g,柴胡 9 g,炙龟甲 15 g。

14 剂。水煎 2 次共 360 mL,分 2 次温服。

十诊(2017 年 5 月 11 日)

末次月经 2017 年 4 月 25 日,量偏多,五日净,色如常,伴痛经,带下少许,腰酸肢冷,寐差易醒,大便时干时溏,烦躁,心慌,舌红,苔薄,脉细。证治同前。处方:当归 15 g,生地 9 g,熟地 9 g,女贞子 27 g,鳖甲 9 g,仙茅 18 g,石楠叶 18 g,淫羊藿 15 g,公丁香 6 g,丹参 9 g,香附 9 g,茯苓 15 g,党参 15 g,炒白术 30 g,红枣 15 g,玫瑰花 9 g,肉桂、桂枝各 3 g,狗脊 15 g,酸枣仁 30 g,夜交藤 15 g。

14 剂。水煎 2 次共 360 mL,分 2 次温服。

十一诊(2017 年 5 月 26 日)

述寐浅易醒,畏寒腰酸,BBT 上升,舌红,苔薄,脉数。证治同前。

处方:当归 15 g,生地 9 g,熟地 9 g,女贞子 27 g,鹿角霜 9 g,巴戟天 15 g,仙茅 27 g,石楠叶 18 g,淫羊藿 15 g,菟丝子 15 g,香附 9 g,丹参 15 g。

14 剂。水煎 2 次共 360 mL,分 2 次温服。

经过调理,患者月经恢复正常,随访至今未复发。1 年后顺产一胎。

[按] 崩漏一病乃妇科难治之症。陈旦平强调审证求因,辨证论治。本案患者病因起于劳倦思虑损伤脾肾,导致气虚血瘀,冲任不固,不能制约经血,子宫藏泄失常。病机在于本虚标实,虚中夹瘀。蔡氏妇科治疗前漏特色在于辨别阴阳,本案患者反复出现崩漏多年,伴有畏寒乏力,下血夹血块,内膜较厚,此类崩漏大多绵延日久成瘀,伤及阳气,病机中阴崩和瘀崩互见。治疗上本着塞流、澄源、复旧的原则,一诊、二诊塞流止血,予以党参、太子参、附子、肉桂等补气温阳固冲,三七、蒲黄化瘀止血,蔡氏妇科治疗崩漏主张止血活血,反对一味止血,故善用蒲黄活涩并用,用量可达 30 g,寓通于涩。血止之后注重调肾固冲,重建月经周期。《傅青主女科》云"经本于肾""经水出诸肾"。崩漏的产生虽与肝、脾、肾相关,然肾虚当属重要病因,补肾固冲是治崩的重要环节。故血止之后,予以补肾调周法如育肾、温肾法促卵泡发育,健运黄体,防治崩漏复发,这是治疗崩漏的关键所在。同时注重补益气血,健脾补肾以资气血生化之源,如阿胶、大枣、山药、茯苓、党参、黄芪等使气足血旺,同时根据"瘀血不去,新血不生""久病阴伤,热瘀互结"之理,适时加入理气、活血、养阴、清热之品使气血运行通畅,预防瘀血、瘀热再生,并有助于子宫内膜的剥脱和均匀增生。经过坚持不懈的治疗,本案患者最终获得良效,实乃崩漏之典型医案。(唐文婕)

案二 吴某,女,37 岁。

初诊(2018 年 2 月 24 日)

主诉:阴道不规则出血 2 月余,未避孕半年未孕。

现病史:患者 1 年前孕 40 余日自然流产,近半年来未避孕未孕。平素月经不规律,此次行经自 2017 年 12 月 19 日来潮至今未净,量时多时少,色暗红,夹血块,无腹痛。2018 年 1 月 22 日外院就诊,诊断为"月经失调",予坤泰胶囊口服,药后阴道出血至今未净。月经史:经期 7 日,周期 1～3 月,量中,色暗红,夹血块,轻度痛经,末次月经:2017 年 12 月 19 日,至今未净。前次月经:2017 年 11 月 15 日,7 日净。再前一次月经 2017 年 8 月 10 日,7 日净。平素性生活正常。就诊时:神疲乏力,口干,纳食一般,夜寐、二便尚可,舌暗苔薄,脉沉细。

2018 年 1 月 22 日外院 B 超:子宫内膜厚 10 mm,回声不均匀,子宫小肌瘤,直径 9 mm;性激素 FSH 7.92 mIU/mL,LH 17.22 mIU/mL,E_2 14.07 pg/mL,T 0.25 ng/mL,PRL 19.99 ng/mL,P 0.26 ng/mL。2018 年 2 月 24 日本院查尿 HCG 阴性;B 超:子宫内膜 15 mm,回声欠均匀。男方精液常规检查均正常范围,无烟酒等不良嗜好。婚育史:0－0－3－0,前两次人工流产,末次妊娠:1 年前孕 40 余日自然流产,近半年来未避孕未孕。既往史:既往 HPV 阳性,行激光治疗,现 HPV 转阴。否认其他疾病及手术史。过敏史:否认药、食物过敏史。西医诊断:子宫异常出血。中医诊断:崩漏。辨证:气虚血瘀,冲任不固。治法:益气化瘀,固摄冲任。

处方:党参 15 g,茯苓 15 g,制半夏 9 g,川芎 15 g,生蒲黄 18 g,怀牛膝 9 g,炮姜 6 g,桃仁 9 g,红花 9 g,桂枝 6 g,当归 15 g。

7 剂。水煎服,每日 2 次,早晚饭后温服。

二诊(2018 年 3 月 3 日)

药后阴道出血量未增,小腹隐痛,腰酸,口干,盗汗,咳嗽痰多难咯,纳寐便可,舌质暗,苔白腻,脉沉细。证治同前。

处方:上方去党参、怀牛膝;加川牛膝 15 g、大血藤 15 g、浙贝母 9 g、陈皮 6 g。

7 剂。水煎服,每日 2 次,早晚饭后温服。

三诊(2018 年 3 月 10 日)

今日阴道出血量增多,色红,夹血块,小腹隐痛,纳寐便可,舌淡苔薄,脉细。证治同前。

处方:柴胡 15 g,赤芍 6 g,白芍 15 g,炙甘草 6 g,生蒲黄 9 g,牡丹皮炭 9 g,桂枝 3 g,炮姜炭 6 g。

7 剂。水煎服,每日 2 次早晚饭后温服。

四诊(2018 年 3 月 17 日)

3 月 10 日起阴道出血量增多,同既往月经,色红,无腹痛,乳房胀痛,7 日净。口干,咽痒干咳,舌暗苔薄,脉细。证治同前。

处方：生地15 g,白芍15 g,枸杞子15 g,墨旱莲15 g,山药15 g,黄柏9 g,龟甲9 g,蝉蜕3 g,生甘草9 g,蒲黄炭9 g,仙鹤草15 g,大血藤15 g,川续断30 g,女贞子18 g。

7剂。水煎服,每日2次,早晚饭后温服。嘱测BBT。

五诊(2018年3月24日)

正值经间期,带下少,BBT单相,舌淡苔薄,脉细。证治同前。

处方：生地9 g,熟地9 g,当归15 g,香附9 g,鳖甲9 g,仙茅9 g,丁香3 g,石楠叶9 g,淫羊藿15 g,牡丹皮9 g,丹参9 g,女贞子9 g,茯苓15 g,菟丝子15 g,路路通15 g。

14剂。水煎服,每日2次,早晚饭后温服。

六诊(2018年4月7日)

带下拉丝,BBT爬坡上升3日,药后胀气,纳寐便可,舌淡苔薄,脉细。证治同前。

处方：生地9 g,熟地9 g,当归15 g,丹参15 g,鹿角霜9 g,香附9 g,巴戟天30 g,仙茅9 g,石楠叶9 g,淫羊藿15 g,菟丝子15 g,女贞子9 g,木香6 g,青皮、陈皮各6 g。

7剂。水煎服,每日2次,早晚饭后温服。

七诊(2018年4月21日)

末次月经4月18日,量偏多,色鲜红,血块多,第一、第二日小腹坠痛明显,乳房胀痛明显,现量少未净。烦躁,纳寐便可,舌暗苔薄,脉细。BBT双相不佳。证治同前。

处方：生地9 g,熟地9 g,当归15 g,香附9 g,鳖甲9 g,仙茅9 g,丁香3 g,石楠叶9 g,淫羊藿15 g,牡丹皮9 g,丹参9 g,女贞子9 g,茯苓15 g,菟丝子15 g,路路通9 g,肉桂、桂枝各6 g,柴胡9 g。

14剂。水煎服,每日2次,早晚饭后温服。复查性激素,乳腺B超。

八诊(2018年5月5日)

经逾中期,带下少,纳寐便可,末次月经4月18日,7日净。4月22日查血性激素：FSH 5.64 mIU/mL, LH 4.64 mIU/mL, E_2 25.23 pg/mL, T 0.21 ng/mL,PRL 33.86 ng/mL,P 0.09 ng/mL。舌淡苔薄,脉细。证治同前。

处方：生地9 g,熟地9 g,当归15 g,香附9 g,鳖甲9 g,仙茅9 g,丁香3 g,石楠叶9 g,淫羊藿15 g,牡丹皮9 g,丹参9 g,女贞子9 g,茯苓15 g,菟丝子15 g,

路路通 9 g,肉桂、桂枝各 6 g,柴胡 9 g,红花 6 g。

14 剂。水煎服 360 mL,分 2 次早晚饭后温服。

九诊(2018 年 5 月 19 日)

工作劳累,BBT 未测,药后腹胀,纳寐便可,舌暗苔薄,脉细。证治同前。

处方:生地 9 g,熟地 9 g,当归 15 g,香附 9 g,鳖甲 9 g,仙茅 9 g,丁香 3 g,石楠叶 9 g,淫羊藿 15 g,牡丹皮 9 g,丹参 9 g,女贞子 9 g,茯苓 15 g,菟丝子 15 g,路路通 9 g,肉桂、桂枝各 6 g,柴胡 9 g,红花 6 g,木香 6 g,砂仁 3 g。

7 剂。水煎服 360 mL,分 2 次早晚饭后温服。

十诊(2018 年 6 月 2 日)

停经 45 日,乳胀,少量褐色分泌物,小腹隐痛,纳寐便可,舌淡苔薄,脉左细右滑。BBT 高温相。月经逾期未至,虑有孕象,以益气补肾之味,并做相应检查。

处方:党参 15 g,炒白术 15 g,黄芩 9 g,山茱萸 9 g,川续断 15 g,金樱子 9 g,白芍 18 g,炙甘草 6 g,钩藤 9 g,桑寄生 15 g。

7 剂。水煎服,每日 2 次,早晚饭后温服。查血 P、HCG、E_2。

十一诊(2018 年 6 月 9 日)

停经 52 日,少量褐色分泌物,小腹隐痛时作,腰酸乏力,纳寐便可,舌淡苔白腻,脉细滑。BBT 高温相。6 月 2 日查血 P 16.58 ng/mL,HCG 590.7 mIU/mL,E_2 34.79 pg/mL。6 月 5 日查血 P 13.29 ng/mL,HCG 2 237.0 mIU/mL,E_2 404.91 pg/mL。已有孕,更进益气养胎方。

处方:党参 15 g,炒白术 15 g,黄芩 9 g,山茱萸 9 g,川续断 15 g,金樱子 9 g,白芍 18 g,炙甘草 6 g,钩藤 9 g,桑寄生 15 g,仙鹤草 15 g,苎麻根 15 g。

7 剂。水煎服,每日 2 次,早晚饭后温服。

十二诊(2018 年 6 月 16 日)

停经 59 日,少量黄色分泌物,小腹隐痛偶作,腰酸,恶心呕吐,纳差,口干,寐便可,舌暗苔薄,脉沉滑。BBT 高温相。证属脾胃气虚。治拟健脾益气安胎。

处方:党参 15 g,炒白术 15 g,黄芩 9 g,山茱萸 9 g,川续断 15 g,金樱子 9 g,白芍 18 g,炙甘草 6 g,钩藤 9 g,桑寄生 15 g,苎麻根 15 g,菟丝子 15 g,佛手 6 g。

7 剂。水煎服,每日 2 次,早晚饭后温服。

十三诊(2018 年 6 月 21 日)

停经 64 日,无阴道出血,小腹隐痛偶作,无腰酸,恶心呕吐,纳差,口干,寐便可,舌暗苔薄,脉沉滑。6 月 19 日外院 B 超:宫内孕囊 14 mm×24 mm× 25 mm,胚芽长 10 mm,见胎心搏动。证治同前。

处方:党参 15 g,炒白术 15 g,黄芩 9 g,山萸肉 9 g,川续断 15 g,金樱子 9 g, 白芍 18 g,炙甘草 6 g,桑寄生 15 g,苎麻根 15 g,菟丝子 15 g,佛手 6 g。

7 剂。水煎服,每日 2 次,早晚饭后温服。

[按] 崩漏是指月经周期紊乱,阴道出血如崩似漏的疾病,是妇科常见的疑难、急重病证之一,相当于西医无排卵性异常子宫出血。由于排卵障碍,崩漏患者常合并不孕。陈旦平认为崩漏为病,常多脏器同时受累,气血同病,因果相干。又因"五脏之伤,穷必及肾",故肾为病变之本,冲任胞宫为病位所在,变化在气血,表现为胞宫藏泻失司,可归结为肾-天癸-冲任-胞宫轴的严重失衡。患者月经时常延后,此次崩中漏下,概因流产创伤使冲任、胞宫直接受损,败血瘀滞于胞宫之中,血不归经而妄行;且耗伤肾之元气精血,肾气虚则封藏失司,冲任不固,不能制约经血;肾虚瘀滞,难以成孕。患者初诊正值出血期,遵循"急则治其标"的原则,运用"塞流"之法。"蔡氏妇科"认为出血期皆以经血不受冲任固摄制约为根本病机,治疗首当益气固冲摄血,常用党参、白术、茯苓等四君子之味。然出血日久还会出现病机上的转化。崩漏日久,血液离经后即为瘀血为其一;失血伤阴,气随血耗,终致气阴两虚证候的发生为其二。故出血期辨证论治多兼养阴益气、化瘀止血,常用生地、熟地、二至丸、牡丹皮、龟甲等养阴凉血,生蒲黄、当归、川芎、花蕊石等化瘀和血。如此辨证加减施治后,患者终于四诊时血止。血止后则遵"澄源、复旧"之法,患者有生育要求,则需调经促排卵以助孕。五诊时患者正值经间排卵期,却未见拉丝带下,且 BBT 单相,在蔡氏妇科"调经种子"原则及"育肾周期疗法"指导下,相继投以陈旦平两大经验方:育肾养精之育肾方和温肾助阳之温肾方,补肾调周,同时辅以疏肝通络、健脾运脾之药,如柴胡、路路通、青皮、陈皮、木香、砂仁等。如此治疗 1 个周期,患者经期恢复正常,且有排卵,再经 1 个月,至十诊时患者经停 40 余日,且 BBT 保持高温相,脉滑,基本可判断孕象,故虽未及化验证实,预先以益气养胎施之,确保万一。然患者肾气不足,胎元不固,孕后不可掉以轻心,仍需补肾安胎以善后,常以寿胎丸加减,待胎元稳固、胎心正常方可停药。崩漏病虽属危急重症,但只要辨证准确,巧妙运用"塞流、澄源、复旧"的治崩大法,确实有其独特的疗效。(陈晶晶)

案三 张某,女,48 岁。

初诊(2023 年 4 月 12 日)

主诉:月经淋漓不尽 1 周。

现病史:末次月经 4 月 4 日至今,月经量大,有大血块,贫血,需服用云南白药止血。就诊时头晕头胀,胸闷,夜寐尚可,二便调,自诉有子宫肌瘤病史,舌暗苔薄,脉沉细。西医诊断:子宫肌瘤? 子宫内膜增厚? 中医诊断:崩漏。辨证:气血二虚,冲任不固。治则:益气固冲,化瘀止血。

处方:炒党参 15 g,炙黄芪 15 g,炒白术 15 g,茯苓 15 g,生地炭 30 g,茜草 18 g,蒲黄炭 18 g,女贞子 15 g,墨旱莲 15 g,黄柏 9 g,藕节炭 15 g,生地榆 9 g。

7 剂。水煎服,每日 2 次,早晚饭后温服。

二诊(2023 年 4 月 19 日)

月经于 4 月 15 日止,纳可寐欠安,舌暗苔薄脉细。

4 月 18 日查性激素六项,FSH 3.18 mIU/mL,LH 5.09 mIU/mL,PRL 0.98 ng/mL,E_2 653.91 pg/mL,P 0.41 ng/mL,T 0.36 ng/mL。4 月 18 日 B 超:子宫 81 mm×82 mm×85 mm,内膜 16 mm,子宫多发肌瘤:31 mm×31 mm×32 mm 后壁近内膜;41 mm×43 mm×44 mm,34 mm×34 mm×35 mm,28 mm×30 mm×30 m。右卵巢正常,左卵巢轮廓欠清。舌脉同上。辨治:经水且止,内膜尚厚,隐患未除,经必再崩。四诊合参,肾虚血瘀。故施温肾化瘀之策,冀瘀随经下。

处方:当归 15 g,丹参 15 g,生地 9 g,熟地 15 g,鹿角霜 9 g,香附 9 g,巴戟天 15 g,仙茅 9 g,石楠叶 9 g,淫羊藿 15 g,菟丝子 15 g,女贞子 15 g,生蒲黄 30 g,鬼箭羽 15 g,花蕊石 15 g,怀牛膝 9 g,桃仁 9 g。

7 剂。水煎服,每日 2 次,早晚饭后温服。

三诊(2023 年 4 月 25 日)

服前药无不适,乳腹略胀,拟原法再进。

处方:当归 15 g,丹参 15 g,生地 9 g,熟地 15 g,鹿角霜 9 g,香附 9 g,巴戟天 15 g,仙茅 9 g,石楠叶 9 g,淫羊藿 15 g,菟丝子 15 g,女贞子 9 g,生蒲黄 18 g,鬼箭羽 15 g,花蕊石 15 g,怀牛膝 9 g,桃仁 9 g。

7 剂。水煎服,每日 2 次,早晚饭后温服。嘱患者经来停药。若行经出现月经量增大,提前准备云南白药以便经期服用以止血。

四诊(2023 年 5 月 4 日)

末次月经 4 月 29 日至今,第 2 日量多如冲,血块多。已服云南白药,今下红趋少。刻下神疲,胃纳可,寐可,舌淡苔薄脉细弱。证属气血亏虚。治以益气止崩,养血调摄。

处方:炒党参 30 g,炙黄芪 30 g,炒白术 15 g,当归 15 g,生地炭 30 g,蒲黄炭 15 g,熟地 15 g,川芎 6 g,白芍 9 g,炙甘草 6 g,山茱萸 9 g,制黄精 9 g,阿胶 15 g,红枣 9 g,玉竹 9 g。

7 剂。水煎服,每日 2 次,早晚饭后温服。

五诊(2023 年 5 月 16 日)

末次月经:4 月 29 日—5 月 5 日,月经过多,舌淡苔薄脉涩。5 月 6 日复查 B 超:子宫 110 mm×94 mm×85 mm,内膜 6 mm,子宫多发肌瘤:宫底稍凸起 33 mm×26 mm×24 mm;宫底肌层 32 mm×30 mm×28 mm 后壁肌层;23 mm×26 mm×27 mm 左侧壁肌层 30 mm×30 mm×27 mm;32 mm×22 mm×27 mm。右卵巢 24 mm×14 mm×12 mm,左卵巢 26 mm×15 mm×8 mm。

经投温肾化瘀方药,经崩可控,瘀膜逐下,内膜恢复正常。时值中期,带下增多。拟原法诊治。

处方:当归 15 g,丹参 9 g,生地 9 g,熟地 15 g,鹿角霜 9 g,香附 9 g,巴戟天 15 g,仙茅 9 g,石楠叶 9 g,淫羊藿 15 g,菟丝子 15 g,女贞子 9 g,生蒲黄 18 g,怀牛膝 9 g,桃仁 9 g,

7 剂。水煎服,每日 2 次,早晚饭后温服。

六诊(2023 年 5 月 23 日)

时逾中期,神疲乏力,乳腹微胀,舌淡脉细数,经临之兆,预拟固冲止崩之方。

处方:炒党参 15 g,炙黄芪 15 g,炒白术 15 g,茯苓 15 g,生地炭 30 g,茜草 18 g,蒲黄炭 18 g,女贞子 15 g,墨旱莲 15 g,黄柏 9 g,藕节炭 15 g,生地榆 9 g。

7 剂。水煎服,每日 2 次,早晚饭后温服。

七诊(2023 年 5 月 31 日)

末次月经 5 月 26 日至 30 日,量偏多,有血块无腹痛。时有头痛,胃纳可二便调,夜寐尚安。面黄,舌红苔薄脉细。证属气血二虚。今复查 B 超:子宫内膜 5 mm。内膜恢复常态,再进益气养血调经之味以资巩固。

处方:炒党参 15 g,炙黄芪 15 g,当归 15 g,生地 9 g,熟地 15 g,川芎 6 g,白

芍 15 g,炙甘草 6 g,桑椹 15 g,山茱萸 9 g,制黄精 9 g,红枣 15 g,玉竹 9 g,红花 6 g。

14 剂。水煎服,每日 2 次,早晚饭后温服。

[按]　本案集子宫内膜增厚、子宫肌瘤、崩漏于一身,且年届"七七"病情复杂虚中夹实。历代中医文献没有子宫内膜增厚名字,但究其形成原因是与月经不调、月经量多相同。都是女性内分泌紊乱、性腺自我调节系统失灵的病理表现。西医治疗或以黄体酮或诊刮,为众多患者所惧。中医辨证多见肾虚血瘀。较多见于"六七"至"七七"年龄段女性,处于此阶段的女性生理特征是"三阳脉衰于上……任脉虚,太冲脉衰少,天癸竭"状态。正由于一系列与月经有关的经脉亏虚、失衡、阻滞,若遇肝郁、寒瘀等外来因素,导致本应转化为月经的精血演变为了瘀血、痰瘀。因此,以辨证施治为大法的中医通过经后期温肾化瘀法使过厚的子宫内膜随经血而被逐下,并尽快转入下一个月经周期的正常化,消除再次增厚的内在因素,从而可以使子宫内膜厚度恢复到正常。但临床上应该关注:服药期间可能短期内会造成月经量继续增多以使增厚的子宫内膜完全脱落,故需要提前与患者沟通取得其信任并使其有思想准备,经期前 1 周左右开始换用益气补血止崩方药,另备云南白药之类,嘱患者依经量及时控制。子宫内膜厚度恢复正常后,还仍需要进行 3 个月经周期左右的调理,方能巩固疗效。

纵观整个治疗过程化瘀治标育肾治本是根本思路。《丹溪心法附余·崩漏》:"治崩次第,初用止血,以塞其流;中用清热凉血,以澄其源;末用补血,以还其旧。"此"旧"之意不应当理解为仅仅是补血,应当理解为建立正常的月经调节机制和月经运行规律。因此治疗月经病的最终目的是帮助恢复以卵巢为中心和枢纽的产生月经周期的正、负反馈机制。其中四诊重用党参、黄芪,取傅青主固本止崩汤之意,补气、补血而止血。二诊以后重用生蒲黄为蔡氏妇科特色经验,可用 15～30 g,合花蕊石、鬼箭羽共奏祛瘀生新之功,经常运用在有"瘀"因素的一系列妇科疾病。(陈逸嘉,徐鸽)

七、痛经

案一　刘某,女,22 岁。

初诊(2016 年 3 月 10 日)

主诉:经行腹痛 10 年。

现病史：患者12岁初潮起出现行经第1、第2日小腹剧烈胀痛。月经30日一行，经期7日，末次月经2月27日，色黯，量中，有血块，经前乳胀，行经第1、第2日小腹剧烈胀痛，面色苍白，手足冰冷，得温稍减，需服止痛药。白带色量正常。平素性格较为内向。刻下：胃纳可，二便调，夜寐安。舌淡，苔薄白，脉细弦。辅助检查：2015年7月3日。外院妇科B超：子宫，附件无明显异常。生育史：未婚，0-0-0-0。西医诊断：原发性痛经。中医诊断：痛经。辨证：寒凝气滞，肝郁肾虚，冲任不调。治则：温经散寒，育肾培元，活血化瘀。

处方：当归15 g，生地9 g，熟地9 g，仙茅15 g，淫羊藿15 g，石楠叶15 g，枸杞子15 g，丹参9 g，牡丹皮9 g，鳖甲15 g，香附9 g，女贞子30 g，红花9 g。

14剂。水煎2次共360 mL，分2次温服。

二诊（2016年3月17日）

时逾中期，服药后手足冰冷稍好转，纳可，二便调，夜寐安，舌淡苔薄白，脉细弦。辨证：寒凝气滞，肝郁肾虚，冲任不调。治则：温经散寒，育肾培元，活血化瘀。

处方：当归15 g，生地9 g，熟地9 g，仙茅15 g，淫羊藿15 g，石楠叶15 g，枸杞子15 g，丹参15 g，牡丹皮9 g，鳖甲15 g，香附9 g，女贞子30 g，红花9 g。

7剂。水煎2次共360 mL，分2次温服。

三诊（2016年3月24日）

经将近，乳房胀痛，纳可，二便调，夜寐安，舌淡苔薄白，脉细弦。证治同前。辨证：肝郁气滞，寒凝血瘀。治则：行气活血，温经散寒。

处方：柴胡9 g，延胡索15 g，生蒲黄18 g（包），五灵脂9 g，细辛6 g，艾叶9 g，没药6 g，乌药9 g，香附9 g，枳壳9 g。

7剂。水煎2次共360 mL，分2次温服。嘱经前及经期服。

四诊（2016年4月7日）

3月28日经下通畅，血块少，量中色红，腹痛消减大半，未服止痛药。兹见舌淡苔薄脉细。证属肾气不足。治拟育肾温经，予育肾培元方加桂枝巩固。

续以上方法调理，3个疗程后，患者诉经行腹痛较前明显好转。

[按] 肾为一身阴阳之根，肾阳有温养脏腑，温煦胞宫的作用，肾阴有滋润机体，濡养胞宫的作用。该患者病程十年缠绵，久病及肾，肾气不足，久病必瘀，冲任胞脉气血运行不畅则易生瘀血，从而出现和加重痛经。故经后期予育肾培元基础上加红花活血化瘀。肝主疏泄情志，且为气血调节之枢。肝疏泄功能失

常,情志郁结,日久则可致肝失疏泄,气机不畅,且气为血之帅,故可见气血失和,冲任不能相资而生诸病。正如《临证指南医案》曰:"女子脏腑,阴性凝结,易于怫郁,郁则气滞血亦滞。"患者平素内向,肝气不舒,气血不畅,故经行腹痛,经色黯沉,经期予疏肝行气、活血止痛基础上加乌药散寒开郁,枳壳理气消滞。一调一通,疗效颇佳。(崔玥璐)

案二 黄某,女,15岁。

初诊(2017年4月22日)

主诉:经行小腹疼痛2年。

现病史:患者13岁初潮,每于行经第1至第3日小腹疼痛明显,伴呕吐,口服止痛片无缓解。月经周期28~32日,经期5~6日,量中少,色暗,经行不畅,伴血块,末次月经:2017年4月16日,经期6日,量中,伴血块、痛经。就诊时症见:神疲乏力,四肢不温,易烦躁紧张,口干,纳可,寐欠安,二便调,舌淡,苔薄,脉细。婚育史:未婚,否认性生活史。既往史:既往身体健康,否认内、外科等疾病史。过敏史:否认药物、食物过敏史。B超:子宫附件未见异常。西医诊断:原发性痛经。中医诊断:痛经。辨证:肝郁肾虚,寒凝血瘀。治则:补肾疏肝,温经化瘀。

处方:当归15g,丹参9g,生地9g,熟地9g,香附9g,鳖甲9g,仙茅9g,丁香3g,石楠叶9g,淫羊藿15g,牡丹皮9g,女贞子9g,茯苓15g,肉桂6g,桂枝6g,生蒲黄9g,柴胡15g,玫瑰花6g。

14剂。水煎2次共360 mL,分2次温服。

二诊(2017年5月6日)

末次月经4月16日,经期6日,量中,伴血块、痛经。兹将临经,无不适,纳可,寐安,二便调,舌淡、苔薄、脉细。证属肝郁肾虚,寒凝血瘀。治以温经化瘀止痛,补肾疏肝。

处方:柴胡15g,延胡索15g,血竭3g,制没药6g,生蒲黄9g,五灵脂9g,制乳香6g,乌药9g,怀牛膝9g,白芍18g,炙甘草9g,制香附6g,川楝子15g。

14剂。水煎2次共360 mL,分2次温服。

三诊(2017年5月27日)

末次月经5月17日,痛经明显减轻,经量少,色暗,伴血块,舌红,苔薄,脉细弦。证属肝郁肾虚,寒凝血瘀。治以补肾疏肝,温经化瘀止痛。

处方：当归 15 g，丹参 9 g，生地 9 g，熟地 9 g，香附 9 g，鳖甲 9 g，仙茅 9 g，丁香 3 g，淫羊藿 15 g，牡丹皮 9 g，女贞子 15 g，石楠叶 9 g，茯苓 15 g，生蒲黄 9 g，肉桂 6 g，桂枝 6 g。

14 剂。水煎 2 次共 360 mL，分 2 次温服。

四诊(2017 年 6 月 10 日)

正值经前，纳寐均可，无特殊主述，舌红，苔薄，脉细弦。证治同前。

处方：柴胡 15 g，延胡索 15 g，乌药 9 g，血竭 3 g，制没药 6 g，制乳香 6 g，生蒲黄 9 g，五灵脂 9 g，怀牛膝 9 g，白芍 18 g，炙甘草 9 g，制香附 6 g，吴茱萸 6 g，小茴香 6 g，川楝子 15 g。

14 剂。水煎 2 次共 360 mL，分 2 次温服。

五诊(2017 年 7 月 1 日)

末次月经 6 月 23 日，无明显腹痛，经量中，色红，无血块，8 日净，纳可，寐欠安，二便调，舌红，苔薄，脉细弦。证治守法同前。

处方：当归 15 g，丹参 9 g，生地 9 g，熟地 9 g，香附 9 g，鳖甲 9 g，仙茅 9 g，丁香 3 g，淫羊藿 15 g，牡丹皮 9 g，女贞子 9 g，石楠叶 9 g，茯苓 15 g，红花 6 g，肉桂 3 g，桂枝 3 g。

14 剂。水煎 2 次共 360 mL，分 2 次温服。

[按] 痛经属中医学"经行腹痛"范畴，中医学认为其发生与素体因素及经期、经期前后特殊的生理环境有关。非行经期间，冲任气血平和，致病因素不能引起冲任、胞宫瘀滞或不足，不发生疼痛，在经期或产后，血海由满盈而泻溢，胞宫气血由气盛血旺至经后暂虚，气血变化急骤，致病因素乘时而作，使气血运行不畅，胞宫经血流通受阻，以致不通则痛；或致冲任胞宫失于濡养不荣而痛。发病机制常见于气滞血瘀、寒凝血瘀、湿热瘀互结、气血虚弱、肝肾不足。治疗原则以调理冲任气血为主。分阶段进行：月经期理气活血止痛治其标，由通着手，虚则补而通之，实则泻而通之；平时审证求因以治本，以调为法，调气和血，调理冲任。同时兼顾素体情况，或调肝，或益肾，或扶脾，使之气顺血和，冲任流通，经血畅行则无痛虑。如何尽快制止疼痛、预防和减少复发及重度痛经的治疗等问题，成为治疗上的难点。陈旦平继承蔡氏妇科的学术思想，认为痛经乃虚实夹杂之证，治疗强调"求因为主，止痛为辅"；主张辨证辨病相结合：原发性痛经以辨证为主，虚实为要；对于原发性痛经的治疗，宗蔡氏"血以通为用""通则不痛"的原则，以理气活血、温散疏通药物为主，止痛药物为辅，并注意顾护精血。因女子以

血为本,以通为用,若一味攻伐,必伤精血,虽取效一时,但气机失畅,瘀血不去,病难根治。同时遵《素问·调经论篇》"病在脉,调之血,病在血,调之络"之法则,治疗此病主张经行时以通为贵,以理气活血、调经止痛为法。平时审因论治治其本,注意调补气血或滋补肝肾。常用柴胡、延胡索、蒲黄、五灵脂、血竭等理气活血、化瘀止痛。本患者初诊时顽固性痛经伴呕吐 2 年,口服止痛药不能缓解,实属难治之症,陈旦平遵循"急则治其标,缓则治其本"的原则分期施治。经前经期以温通为主,予以行气活血、温经止痛法,达气血通调而痛止,常用药如柴胡、延胡索、血竭、制没药、生蒲黄、制乳香、乌药、五灵脂、怀牛膝、白芍、炙甘草、制香附;经后审因论治以治其本,予以育肾为主,予丹参、当归、生地、熟地、香附、鳖甲、仙茅、丁香、石楠叶、淫羊藿、牡丹皮、女贞子、茯苓,滋补肝肾,调补气血。同时注重疏肝和脾胃的调护,通过辨证论治,调节机体功能,巩固疗效,减少复发。

(陈晶晶)

案三 周某,女,29 岁。

初诊(2020 年 10 月 22 日)

主诉:经行腹痛半年。

现病史:患者 14 岁初潮,周期 30 日,经期 6 日,量少,色暗红,夹血块,近半年来,经行第 1、第 2 日小腹疼痛剧烈,需口服止痛片后痛经缓解。末次月经 2020 年 9 月 26 日,经期 6 日,量少,色暗红,夹血块,经行第 1、第 2 日小腹疼痛剧烈。刻下:经前 1 周乳房胀痛,腰酸,纳可,便溏,寐欠安,舌淡红,苔薄,边有齿印,脉细。2020 年 8 月 4 日 B 超:子宫、卵巢未见异常。生育史:0-0-1-0。既往史:既往身体健康,否认内科等疾病史。西医诊断:原发性痛经。中医诊断:痛经。辨证:脾肾阳虚,寒凝血瘀。治则:健脾补肾,温经散寒,化瘀止痛。

处方:柴胡 9 g,炒白芍 15 g,炙甘草 6 g,木香 6 g,吴茱萸 6 g,补骨脂 9 g,淫羊藿 15 g,川芎 15 g,生蒲黄 15 g,没药 6 g,玫瑰花 6 g,炒白术 15 g,茯神 30 g,陈皮 6 g。

7 剂。水煎 2 次共 360 mL,分 2 次温服。

二诊(2020 年 11 月 2 日)

末次月经 10 月 26 日,经期 6 日,量少,色暗红,血块减少,痛经稍感好转,口服半片止痛片。刻下:纳可,寐欠安,便溏,舌淡红,苔薄,边有齿印,脉细。证治同前。

处方：当归15 g,生地黄9 g,熟地黄9 g,仙茅15 g,淫羊藿15 g,黄连3 g,肉桂3 g,神曲15 g,焦山楂15 g,炒薏苡仁30 g,陈皮6 g,制半夏9 g。

14剂。水煎2次共360 mL,分2次温服。

三诊(2020年11月16日)

末次月经10月26日,经期6日,量少,色暗红,血块减少,痛经稍感好转,口服半片止痛片。刻下：纳可,寐好转,便溏好转,舌淡红,苔薄,边有齿印,脉细。时逾中期,予拟理气止痛方,嘱10月23日停服。

处方：柴胡15 g,延胡索15 g,生蒲黄15 g,炒五灵脂6 g,炙甘草9 g,乌药9 g,木香9 g,制香附6 g,细辛3 g,怀牛膝9 g,没药6 g,白芷9 g。

10剂。水煎2次共360 mL,分2次温服。

四诊(2020年12月3日)

末次月经11月26日,经期6日,量中,血块减少,痛经明显好转,未服用止痛片。刻下：纳可,寐安,便溏好转,舌淡红,苔薄,边有齿印,脉细。证治同前。

处方：当归15 g,生地9 g,熟地9 g,仙茅15 g,淫羊藿15 g,茯神30 g,淡干姜3 g,神曲15 g,焦山楂15 g,炒薏苡仁30 g,陈皮6 g,制半夏9 g。

14剂。水煎2次共360 mL,分2次温服。

[按] 痛经属中医学"经行腹痛"范畴,如何尽快制止疼痛、预防和减少复发及重度痛经的治疗等问题,成为中医学治疗上的难点。陈旦平认为痛经乃虚实夹杂之证,其发生与素体因素及经期、经期前后特殊的生理环境有关。非行经期间,冲任气血平和,致病因素不能引起冲任、胞宫瘀滞或不足,不发生疼痛,在经期或产后,血海由满盈而泻溢,胞宫气血由气盛血旺至经后暂虚,气血变化急骤,致病因素乘时而作,使气血运行不畅,胞宫经血流通受阻,以致不通则痛;或致冲任胞宫失于濡养不荣而痛。治疗原则以调理冲任气血为主,分阶段进行,即月经期行气和血止痛治其标,由通着手,虚则补而通之,实则疏而通之;平时审证求因以治本,以调为法,调气和血,调理冲任。同时兼顾素体情况,或调肝,或益肾,或扶脾,使之气顺血和,冲任流通,经血畅行则无痛虑。陈旦平治疗特色在于强调"求因为主,止痛为辅";主张辨证辨病相结合。原发性痛经以辨证为主,虚实为要,宗"血以通为用""通则不痛"的原则,以理气活血、温散疏通药物为主,止痛药物为辅,并注意顾护精血。因女子以血为本,以通为用,若一味攻伐,必伤精血,虽取效一时,但气机失畅,瘀血不去,病难根治。同时遵《素问·调经论篇》"病在

脉,调之血,病在血,调之络"之法则,主张经行时以通为贵,以益气养血、调经止痛为法,平时审因论治治其本,注意调补气血或滋补肝肾。本患者初诊时痛经剧烈需口服止痛药缓解,四诊和参辨证属于脾肾阳虚,寒凝血瘀之证,陈旦平遵循"急则治其标,缓则治其本"的原则分期施治。一诊、三诊处于经前期、经期以通为主,治以行气活血、温经止痛之法,常用柴胡、延胡索、白芷、生蒲黄、五灵脂、没药、乌药、怀牛膝、细辛、制香附之品达气血通调而痛止。二诊、四诊处于经后期,血海空虚,结合患者素体脾肾阳虚,此时治疗重在健脾温肾,养血调冲,同时注重疏肝之法,通过辨证论治,调节机体功能,巩固疗效。经治疗后,痛经明显缓解,未服止痛片,实乃中医药治疗痛经的典型案例。(周华)

案四 屈某,女,35 岁。

初诊(2022 年 8 月 24 日)

主诉:经行腹痛 20 余年。

现病史:患者自月经初潮以来一直痛经,经期 5 日,周期 28 日,月经来潮前 2 日量较少,色暗红,伴大量大血块,痛经,月经第 1、第 2 日痛甚,需要服用止痛药,得温痛减。末次月经时间 8 月 6 日,自述查 B 超无子宫内膜异位症、子宫腺肌病。诉生产后痛经较前稍缓解,今年起无明显诱因下痛经加剧,且排卵期常有左下腹坠痛。刻下:胃纳可,寐可,偶有便秘,小便调。舌红,苔薄,脉细。生育史:1-0-0-1,于 2014 年顺产 1 子。西医诊断:原发性痛经。中医诊断:痛经。辨证:肝郁肾虚。治则:经期疏肝理气化瘀,经后育肾调经。

处方:当归 15 g,生地 9 g,熟地 15 g,仙茅 9 g,淫羊藿 15 g,女贞子 27 g,石楠叶 9 g,鹿角霜 9 g,丹参 15 g,巴戟天 15 g,菟丝子 15 g,香附 9 g,玉竹 9 g,麦冬 9 g,柴胡 9 g,玄参 9 g。

7 剂。水煎 2 次共 360 mL,分 2 次温服。

二诊(2022 年 8 月 31 日)

末次月经时间 8 月 6 日,患者诉昨日晨起胃脘不适,恶心嗳气,后自行缓解,夜寐欠佳,入睡困难,纳可,二便调。舌鲜红,苔薄,脉弦略数。经将届期。证属肝郁肾虚。治拟疏肝化瘀。

处方:柴胡 15 g,延胡索 9 g,白芍 15 g,炙甘草 6 g,乌药 9 g,制没药 6 g,细辛 3 g,艾叶 9 g,生蒲黄 18 g,五灵脂 9 g,鸡血藤 9 g,制香附 9 g。

7 剂。水煎 2 次共 360 mL,分 2 次温服。于经前 2～3 日服用。

三诊（2022年9月14日）

末次月经时间9月3日，持续5日净，经量中，色鲜，血块较前明显减少，无痛经，小腹轻微坠胀感。药后入睡困难好转，夜寐可，今日晨起白带夹有褐色分泌物。刻下：胃纳可，二便调。舌红苔薄，脉细。证治同前。

处方：茯苓15g，公丁香3g，生地9g，熟地15g，仙茅9g，淫羊藿15g，女贞子30g，石楠叶9g，丹参9g，牡丹皮6g，鳖甲15g，香附9g，当归15g，葛根15g，菟丝子15g。

14剂。水煎2次共360 mL，分2次温服。

[按] 患者初次行经便有经行腹痛，概因先天肾气不足，肾虚不能推动气血运行，加之平素情绪易紧张，肝失疏泄，肝郁气滞，气滞血瘀，瘀滞胞宫，故见经行不畅，血色暗红，同时伴大量血块。患者证属肝郁肾虚，瘀血内结，治当经期疏肝理气化瘀治其标，经后育肾调经治其本。一诊患者正处经前期，此期女性体内肾精已重阴而转阳，阳气渐长，渐至重阳，故陈旦平以温肾方补肾养血，温阳化气，同时加入玉竹、麦冬、玄参滋阴助阳，阳得阴助方可生化无穷，再加入一味柴胡疏肝解郁，理气化瘀，共奏补肾温阳、疏肝化瘀之功。二诊患者经期临近，经期女性体内重阳转阴，正是气血活动之时，宜着重通滞化瘀，以求祛瘀生新。患者瘀滞胞宫，当遵循"通则不痛"的原则，予疏肝理气、化瘀通经以止痛。方用柴胡、香附疏肝行气，延胡索活血行气止痛，乌药、细辛、艾叶三药温里散寒而兼有止痛之功，血得温则行，故能温化瘀滞。失笑散中重用生蒲黄合五灵脂活血祛瘀、散结止痛，白芍配甘草取芍药甘草汤缓急止痛之意，同时可平衡其他温里行气药的温燥之性。若腹痛呈绞痛、胀痛、坠痛甚，则白芍可增量至30g。再加一味鸡血藤补血活血，调经通络，正如《饮片新参》中的描述其"去瘀血、生新血，通利经脉"。三诊患者大喜，诉药后已无痛经，经血中血块明显减少，是20余年未有之体验，同时服药后气机调畅，肝气调达而心神自安，故而夜寐好转，可见二诊方药化瘀止痛效验。三诊患者正值经后期，蔡氏妇科认为此期女性肾气由虚至充，阴精渐长，渐至重阴，故以育肾方为主养血填精，调补肝肾。方中以当归、生地、熟地、女贞子、淫羊藿、仙茅养血填精，同时加入葛根、菟丝子补肾气，升清阳，茯苓、丁香健脾温通，为蔡氏妇科促进卵泡发育、助长肾精的常用特色药对。综观本案诊治特点：辨证论治与中医妇科周期疗法相结合，标本兼理，同时于经前3日着重理气止痛用药。

总结痛证诊治要点：详细问清疼痛性状，分清绞痛、钝痛、坠痛、刺痛、抽痛、

隐痛等疼痛性质,以别虚实;问清疼痛与经量间关系,以兼顾止痛与止血;问清疼痛与经下时间,以掌握用药时机。(杨蕊)

八、闭经

案一 严某,女,24 岁。

初诊(2020 年 7 月 25 日)

主诉:月经后期 3 年。

现病史:患者 13 岁初潮,3 年前出现月经延迟,2～4 个月一行,经期 7 日,量中,色红,无血块,无痛经,伴腰酸。末次月经 2020 年 5 月 15 日,量少色暗。曾口服炔雌醇环丙孕酮片、屈螺酮炔雌醇片(Ⅱ)、雌二醇地屈孕酮片,2 年后月经按月来潮,停药后月经停闭。刻下:带下量少,寐浅易醒,脱发,易烦躁,肢体毛发浓密,偶有腰酸,舌暗红,苔薄,脉细。理化检查:2020 年 2 月 13 日外院 E_2 12.87 pg/mL↓,T 0.65 ng/mL↑,余正常。B 超:子宫内膜薄(未带报告)。既往史:否认性生活史,无妊娠流产史,无手术史。生育史:室女,0 - 0 - 0 - 0。西医诊断:多囊卵巢综合征。中医诊断:闭经。辨证:肾虚血亏,冲任失调。治则:育肾培元,养血调经。

处方:茯苓 30 g,肉桂 3 g,桂枝 3 g,公丁香 3 g,路路通 9 g,生地 9 g,熟地 9 g,仙茅 15 g,淫羊藿 15 g,女贞子 30 g,菟丝子 15 g,石楠叶 15 g,皂角刺 15 g,当归 9 g,葛根 30 g,河车粉 3 g(吞服)。

14 剂。水煎 2 次共 360 mL,分 2 次温服。另:嘱患者测 BBT。

二诊(2020 年 8 月 8 日)

末次月经 2020 年 5 月 15 日,量少色暗。BBT 单相。刻下:带下少,无腰酸,寐浅易醒,咽喉不适,有异物感,舌暗红,苔薄,脉细。证治同前。

处方:茯苓 30 g,肉桂 3 g,桂枝 3 g,公丁香 3 g,路路通 9 g,生地 9 g,熟地 9 g,仙茅 15 g,淫羊藿 15 g,女贞子 30 g,菟丝子 15 g,石楠叶 15 g,皂角刺 15 g,当归 9 g,葛根 30 g,河车粉 3 g(吞服),蛇床子 6 g。

14 剂。水煎 2 次共 360 mL,分 2 次温服。

三诊(2020 年 8 月 22 日)

月经未行,BBT 单相。刻下:带下少,寐浅易醒,咽喉不适好转,舌暗红,苔薄,脉细。证治同前。

处方：茯苓30 g,肉桂3 g,桂枝3 g,公丁香3 g,路路通9 g,生地9 g,熟地9 g,仙茅15 g,淫羊藿15 g,女贞子30 g,菟丝子15 g,石楠叶15 g,皂角刺15 g,当归9 g,河车粉3 g(吞服),蛇床子9 g,葛根40 g,菟丝子30 g,牡丹皮9 g,丹参30 g。

14剂。水煎2次共360 mL,分2次温服。

四诊(2020年9月5日)

月经未行,BBT单相。刻下：带下少,舌暗红,苔薄,脉细。证治同前。

处方：茯苓30 g,肉桂3 g,桂枝3 g,公丁香3 g,路路通9 g,生地9 g,熟地9 g,仙茅15 g,淫羊藿15 g,女贞子30 g,菟丝子15 g,石楠叶15 g,皂角刺15 g,当归9 g,河车粉3 g(吞服),葛根40 g,菟丝子30 g,牡丹皮9 g,丹参30 g,紫石英30 g,炙鳖甲15 g。

水煎2次共360 mL,分2次温服。另：复查子宫内膜B超。

五诊(2020年9月19日)

经阻未行,BBT单相。超声显示内膜4 mm,双侧卵巢多囊样改变。刻下：带下少,余无不适。舌暗红,苔薄,脉细。证治同前。

处方：茯苓30 g,肉桂3 g,桂枝3 g,公丁香3 g,路路通9 g,生地9 g,熟地9 g,仙茅15 g,淫羊藿15 g,女贞子30 g,菟丝子15 g,石楠叶15 g,皂角刺15 g,当归9 g,河车粉3 g(吞服),蛇床子6 g,葛根40 g,菟丝子30 g,牡丹皮9 g,丹参30 g,生黄芪30 g,王不留行9 g,石菖蒲9 g,麦冬9 g。

14剂。水煎2次共360 mL,分2次温服。

六诊(2020年10月10日)

月经未行,BBT上升,带下有增,无明显不适,舌暗红,苔薄,脉细。证治同前。

处方：茯苓30 g,肉桂3 g,桂枝3 g,公丁香3 g,路路通9 g,生地9 g,熟地9 g,仙茅15 g,淫羊藿15 g,女贞子30 g,菟丝子15 g,石楠叶15 g,皂角刺15 g,当归9 g,河车粉3 g(吞服),蛇床子9 g,葛根40 g,菟丝子30 g,牡丹皮9 g,丹参30 g,生黄芪30 g,王不留行9 g,石菖蒲9 g,麦冬9 g。

14剂。水煎2次共360 mL,分2次温服。

七诊(2020年10月24日)

月经未至,BBT上升,带下增加,无明显不适,舌暗红,苔薄,脉细。证治同前。

处方：茯苓30 g,肉桂3 g,桂枝3 g,公丁香3 g,路路通9 g,生地9 g,熟地

9 g,仙茅 15 g,淫羊藿 15 g,女贞子 30 g,菟丝子 15 g,石楠叶 15 g,皂角刺 15 g,当归 9 g,河车粉 3 g(吞服),蛇床子 6 g,葛根 40 g,菟丝子 30 g,牡丹皮 9 g,丹参 30 g,生黄芪 30 g,王不留行 9 g,石菖蒲 9 g,麦冬 9 g,紫石英 30 g。

14 剂。水煎 2 次共 360 mL,分 2 次温服。

八诊(2020 年 11 月 8 日)

昨日经下量少色暗,今稍增色红,无血块,无痛经。无明显不适,舌暗红,苔薄,脉细。证治同前,守法再进。

处方:茯苓 30 g,肉桂 3 g,桂枝 3 g,公丁香 3 g,路路通 9 g,生地 9 g,熟地 9 g,仙茅 15 g,淫羊藿 15 g,女贞子 30 g,菟丝子 30 g,石楠叶 15 g,皂角刺 15 g,当归 9 g,葛根 40 g,河车粉 3 g(吞服),蛇床子 6 g,牡丹皮 9 g,丹参 30 g,生黄芪 30 g,王不留行 9 g,石菖蒲 9 g,麦冬 9 g。

14 剂。水煎 2 次共 360 mL,分 2 次温服。

[按] 多囊卵巢综合征属中医学"闭经""崩漏""不孕"等范畴。目前西医治疗多采用激素药物调整月经周期、改善胰岛素抵抗、促排卵等方法,仍存在一定的局限性,尤其停药后复发的缺点,使得本病成为难治之病。陈旦平认为本病病机复杂,主要以肾虚为本,涉及肝、脾等脏,兼夹痰瘀等病理改变。根据"肾主藏精"的理论,经水出诸肾,肾主生殖,为一身阴阳之根本,故治疗总以补肾为本,兼调他脏,始终贯穿补肾调周之法,即经后益肾养阴,经间补肾促排卵,经前补肾助阳,同时注重辨证论治,兼顾疏肝、健脾、化湿、理气、祛寒等,以期恢复月经的周期性节律。本患者既往月经稀发多年,理化检查诊断为多囊卵巢综合征,停用激素类药物后经闭不行,病情顽固。陈旦平辨证为肾虚血亏证,以育肾培元,养血调经为大法,一诊患者月经停闭,内膜薄,处于经后期,治以滋养肾阴,充盈气血,常用茯苓、桂枝、公丁香为促卵泡生长之药对;加入大剂量女贞子滋补肝肾之阴;仙茅、淫羊藿、石楠叶、石菖蒲温肾化湿,助气血运行;生地、当归、丹参养血活血,使补而不滞;路路通疏通经道;黄芪、皂角刺为治疗多囊卵巢综合征常用药对,补气活血通络,促进卵子排出;大剂量葛根、河车粉促进内膜生长,同时监测 BBT 和观察带下的变化,加入紫石英暖宫散寒,温通胞脉。经过几个月的调治,月经复行,实乃中医药治疗多囊卵巢综合征的典型医案。

多囊卵巢综合征的诊治体会:诊断一旦确实之后,应充分告知患者病情,病程 3 个月为起始疗程,方可见效,否则患者难以坚持。(周华)

案二 陆某,女,37 岁。

初诊(2018 年 6 月 16 日)

主诉:月经稀发 2 年。

现病史:患者近两年来月经稀发,常闭经。2017 年行经两次,末次月经2017 年 7 月,色暗,量中,夹血块,伴腰酸,无痛经,7 日净。既往月经规律,经期7 日,周期 30 日,量中,色红,无血块,无痛经。体形偏胖,近两年体重增 10 kg。平素带下量多、色白、质稀,入睡困难、易醒,纳可,二便调,舌淡苔薄,脉沉细。婚育史:未婚,否认性生活史。既往史:既往身体健康,否认内、外科等疾病史。过敏史:否认药食物过敏史。今日 B 超:子宫卵巢未见明显异常,内膜 7 mm。西医诊断:闭经。中医诊断:闭经。辨证:肾气不足,冲任失调。治则:育肾化痰通络。

处方:当归 15 g,丹参 9 g,生地 9 g,熟地 9 g,香附 9 g,鳖甲 9 g,丁香 3 g,牡丹皮 9 g,女贞子 9 g,仙茅 9 g,石楠叶 9 g,淫羊藿 15 g,茯苓 15 g,苍术、白术各15 g,石菖蒲 15 g,肉桂、桂枝各 6 g,路路通 15 g,菟丝子 30 g。

14 剂。水煎 2 次共 360 mL,分 2 次温服。

另嘱:测 BBT,下次经期查性激素。

二诊(2018 年 6 月 30 日)

经未行,BBT 上升缓慢。口干,寐转安,二便调,舌淡,苔薄,脉细。证治同前。

处方:当归 15 g,丹参 9 g,生地 9 g,熟地 9 g,香附 9 g,鳖甲 9 g,丁香 3 g,牡丹皮 9 g,女贞子 9 g,仙茅 9 g,石楠叶 9 g,淫羊藿 15 g,茯苓 15 g,苍术、白术各15 g,石菖蒲 15 g,肉桂、桂枝各 6 g,路路通 15 g,菟丝子 30 g,紫石英 30 g,川芎30 g。

14 剂。水煎 2 次共 360 mL,分 2 次温服。

三诊(2018 年 7 月 14 日)

未转经,BBT 双相欠佳,带下有增,乳房时胀。纳呆,大便溏,口干,寐可,舌淡苔薄,脉细。今日 B 超:内膜 8 mm。证治同前。

处方:当归 15 g,丹参 9 g,生地 9 g,熟地 9 g,香附 9 g,鳖甲 9 g,丁香 3 g,牡丹皮 9 g,女贞子 9 g,仙茅 9 g,石楠叶 9 g,淫羊藿 15 g,茯苓 15 g,紫石英 30 g,川芎 30 g,焦山楂、焦神曲各 15 g,鸡内金 15 g。

14 剂。水煎 2 次共 360 mL,分 2 次温服。

四诊(2018 年 7 月 28 日)

7 月 21 日月经来潮,量中,色红,血块少,下腹坠胀,伴腰酸,7 日净。7 月 23 日查性激素: FSH 5. 11 mIU/mL, LH 2. 95 mIU/mL, E_2 32. 9 pg/mL, T 1. 18 nmol/L,PRL 21.1 μIU/mL,AMH 正常,空腹血糖值、胰岛素值、甲状腺功能正常。舌淡苔薄,脉细。证治同前。

处方:当归 15 g,丹参 9 g,生地 9 g,熟地 9 g,香附 9 g,鳖甲 9 g,丁香 3 g,牡丹皮 9 g,女贞子 9 g,仙茅 9 g,石楠叶 9 g,淫羊藿 15 g,茯苓 15 g,焦山楂、焦神曲各 15 g,鸡内金 15 g。

14 剂。水煎 2 次共 360 mL,分 2 次温服。

五诊(2018 年 8 月 11 日)

经逾中期,带下未见拉丝,BBT 低温相,胃胀,大便溏,日行 4～5 次。舌红苔薄,脉细。证治同前。

处方:当归 15 g,丹参 9 g,生地 9 g,熟地 9 g,香附 9 g,鳖甲 9 g,女贞子 9 g,仙茅 9 g,石楠叶 9 g,淫羊藿 15 g,茯苓 15 g,苍术、白术各 9 g,石菖蒲 9 g,路路通 9 g,川芎 30 g,肉桂、桂枝各 6 g,菟丝子 30 g。

14 剂。水煎 2 次共 360 mL,分 2 次温服。

六诊(2018 年 8 月 25 日)

经尚未行,BBT 不规则,腰酸,带下质稀,纳寐可,二便调。舌淡苔薄,脉细。证治同前。

处方:当归 15 g,丹参 9 g,生地 9 g,熟地 9 g,香附 9 g,鳖甲 9 g,丁香 3 g,牡丹皮 9 g,女贞子 9 g,仙茅 9 g,石楠叶 9 g,淫羊藿 15 g,茯苓 15 g,苍术、白术各 9 g,石菖蒲 9 g,路路通 9 g,川芎 30 g,肉桂、桂枝各 6 g,菟丝子 30 g,河车粉 3 g,狗脊 15 g,紫石英 30 g。

14 剂。水煎 2 次共 360 mL,分 2 次温服。

七诊(2018 年 9 月 8 日)

经阻未行,腰酸好转,BBT 未升,纳寐便可。舌淡苔薄、脉细。证治同前。

处方:当归 15 g,丹参 9 g,生地 9 g,熟地 9 g,香附 9 g,鳖甲 9 g,丁香 3 g,牡丹皮 9 g,女贞子 9 g,仙茅 9 g,石楠叶 9 g,淫羊藿 15 g,茯苓 15 g,苍术、白术各 15 g,石菖蒲 15 g,路路通 9 g,川芎 30 g,肉桂、桂枝各 6 g,菟丝子 30 g,河车粉 3 g,狗脊 15 g,紫石英 30 g。

14 剂。水煎 2 次共 360 mL,分 2 次温服。

八诊（2018 年 9 月 22 日）

经仍未行，BBT 上升，腰酸，乳胀，口干，纳眠可，二便调。舌淡胖，苔薄，脉细。证治同前。

处方：当归 15 g，丹参 15 g，生地 9 g，熟地 9 g，鹿角霜 9 g，香附 9 g，仙茅 9 g，巴戟天 15 g，石楠叶 18 g，淫羊藿 15 g，菟丝子 15 g，女贞子 27 g，紫石英 30 g，柴胡 9 g。

7 剂。水煎 2 次共 360 mL，分 2 次温服。

九诊（2018 年 10 月 6 日）

9 月 26 日月经来潮，量中，色红，血块少，腰酸，无痛经，7 日净。上月 BBT 高温 6 日。口干，困重，纳寐便可，舌脉同前。舌淡胖，苔薄，脉细。证治同前。

处方：当归 15 g，丹参 9 g，生地 9 g，熟地 9 g，香附 9 g，鳖甲 9 g，丁香 3 g，牡丹皮 9 g，女贞子 9 g，仙茅 9 g，石楠叶 9 g，淫羊藿 15 g，茯苓 15 g，苍术、白术各 15 g，石菖蒲 9 g，路路通 9 g，川芎 30 g，肉桂、桂枝各 6 g，菟丝子 30 g，蛇床子 9 g，附子 3 g。

14 剂。水煎 2 次共 360 mL，分 2 次温服。

十诊（2018 年 10 月 20 日）

正值经前，BBT 不规则，面发痤疮，口干，身热，入睡难，工作压力大，纳便可。舌红，苔薄，脉细弦。证治同前。

处方：当归 15 g，丹参 9 g，生地 9 g，熟地 9 g，香附 9 g，鳖甲 9 g，丁香 3 g，牡丹皮 9 g，女贞子 9 g，仙茅 9 g，石楠叶 9 g，淫羊藿 15 g，茯苓 15 g，苍术、白术各 9 g，石菖蒲 9 g，路路通 9 g，川芎 30 g，肉桂、桂枝各 3 g，菟丝子 30 g，黄连 6 g，玄参 15 g。

14 剂。水煎 2 次共 360 mL，分 2 次温服。

十一诊（2018 年 11 月 3 日）

10 月 30 日至今少量血丝，BBT 单相。自觉内热，夜寐好转，纳便可。舌淡苔薄，脉细。证治同前。

处方：当归 15 g，丹参 9 g，生地 9 g，熟地 9 g，香附 9 g，鳖甲 9 g，丁香 3 g，牡丹皮 9 g，女贞子 9 g，仙茅 9 g，石楠叶 9 g，淫羊藿 15 g，茯苓 15 g，苍术、白术各 9 g，石菖蒲 9 g，路路通 9 g，川芎 30 g，肉桂、桂枝各 3 g，菟丝子 30 g，当归 15 g，赤芍 6 g，泽泻 6 g，生甘草 6 g，皂角刺 15 g。

14 剂。水煎 2 次共 360 mL，分 2 次温服。

十二诊(2018 年 11 月 17 日)

末次月经 11 月 5 日,5 日净,量少,色鲜,无血块,无痛经。BBT 双相不佳,高温短。兹咳嗽无痰,咽痒,无发热,胃纳少,每日大便 3 次,寐可。舌淡苔薄,脉细。诊为咳嗽。证属风邪犯肺,肺失清肃。治当疏风宣肺止咳。

处方:荆芥 9 g,杏仁 9 g,桔梗 6 g,炙枇杷叶 15 g,茯苓 30 g,姜半夏 6 g,炙紫菀 9 g,陈皮 6 g。

7 剂。水煎 2 次共 360 mL,分 2 次温服。

十三诊(2018 年 12 月 15 日)

末次月经 12 月 3 日,量中,色红,血块少,腰酸,乳胀,6 日净。上月 BBT 未升高。咳嗽未愈,无痰,纳寐便可。舌淡苔薄,脉细。证治同前。

处方:当归 15 g,丹参 9 g,生地 9 g,熟地 9 g,香附 9 g,鳖甲 9 g,丁香 3 g,牡丹皮 9 g,女贞子 9 g,仙茅 9 g,石楠叶 9 g,淫羊藿 15 g,茯苓 15 g,玉竹 15 g,杏仁 9 g,路路通 9 g,生白术、炒白术各 9 g,肉桂、桂枝各 3 g,陈皮 6 g,西红花 0.5 g。

14 剂。水煎 2 次共 360 mL,分 2 次温服。

十四诊(2018 年 12 月 29 日)

BBT 单相,口干,干咳,腰酸,带下增,纳寐便可。舌淡苔薄,脉细。证治同前。

处方:当归 15 g,丹参 9 g,生地 9 g,熟地 9 g,香附 9 g,鳖甲 9 g,丁香 3 g,牡丹皮 9 g,女贞子 9 g,仙茅 9 g,石楠叶 9 g,淫羊藿 15 g,茯苓 15 g,玉竹 15 g,炙枇杷叶 15 g,杏仁 9 g,路路通 9 g,生白术、炒白术各 9 g,肉桂、桂枝各 3 g,陈皮 6 g,西红花 0.5 g。

7 剂。水煎 2 次共 360 mL,分 2 次温服。

十五诊(2019 年 1 月 12 日)

末次月经 1 月 1 日,量中,色红,血块少,伴腰酸,6 日净。干咳显减,纳寐便可。舌红苔薄,脉细。证治同前。

处方:当归 15 g,丹参 9 g,生地 9 g,熟地 9 g,香附 9 g,鳖甲 9 g,丁香 3 g,牡丹皮 9 g,女贞子 9 g,仙茅 9 g,石楠叶 9 g,淫羊藿 15 g,茯苓 15 g,玉竹 15 g,炙枇杷叶 9 g,杏仁 9 g,路路通 15 g,生白术、炒白术各 9 g,肉桂、桂枝各 3 g,陈皮 6 g,西红花 0.5 g。

14 剂。水煎 2 次共 360 mL,分 2 次温服。

十六诊(2019 年 1 月 26 日)

今阴道少量出血,BBT 上升,腰酸好转,偶有干咳,纳寐便可。舌淡苔薄、脉细。证治同前。

处方:当归 15 g,丹参 15 g,生地 9 g,熟地 9 g,鹿角霜 9 g,香附 9 g,仙茅 27 g,巴戟天 15 g,石楠叶 18 g,淫羊藿 15 g,菟丝子 15 g,女贞子 27 g,山茱萸 15 g,牡丹皮炭 15 g,五味子 6 g,续断 15 g。

7 剂。水煎 2 次共 360 mL,分 2 次温服。

十七诊(2019 年 2 月 23 日)

末次月经 1 月 29 日,量中,色红,血块少,伴腰酸,6 日净。现近经期,BBT 未上升。舌脉同前。证治同前。

处方:当归 15 g,丹参 9 g,生地 9 g,熟地 9 g,香附 9 g,鳖甲 9 g,丁香 3 g,牡丹皮 9 g,女贞子 9 g,仙茅 9 g,石楠叶 9 g,淫羊藿 15 g,茯苓 15 g,玉竹 15 g,路路通 9 g,生白术、炒白术各 9 g,肉桂、桂枝各 3 g,陈皮 6 g,西红花 0.5 g,石菖蒲 9 g,皂角刺 15 g,菟丝子 30 g。

14 剂。水煎 2 次共 360 mL,分 2 次温服。

至此,患者经行期准 4 个月,病症治愈。

[按] 闭经表现为无月经或月经停止。根据既往有无月经来潮可将闭经分为原发性闭经和继发性闭经两类。导致闭经的病因复杂,有先天因素,也有后天获得,可由月经不调发展而来,也有因他病致闭经者。中国古代医籍早在《内经》中即有对闭经的记载,称为"女子不月""月事不来"。中医认为闭经的发病机制主要是气血冲任失调,有虚、实两个方面。虚者多因先天不足,或后天损伤,而致冲任不能满盈,血海空虚,无血可下;实者多因邪气阻滞气血冲任,脉道不通,经血不得下行。治疗原则主要是调补冲任气血。具体需分清虚实,虚证者治以补肾滋肾,或益气补脾,或补血养阴,以滋养经血之源;实证者治以行气活血,或温经通脉,或祛邪行滞,以疏通冲任经脉。陈旦平继承蔡氏妇科的学术思想,认为闭经临证需分虚实,虚者补之,实者祛之。本病临床上虚证多,实证少,或虚实夹杂,切不可妄加攻伐,一味活血通经,而犯虚虚实实之大戒。闭经临证应病证结合,中西互参,临床上需结合 B 超、性激素等检查,明确诊断。月经的产生,是肾—天癸—冲任—子宫相互调节,并在全身脏腑、经络、气血的协调作用下,子宫定期藏泻的结果。认为经本于肾,经水出诸于肾,肾在月经产生的过程中起主导作用。妇人以血为本,经、孕、产、乳皆以血为用。正如《妇人大全良方》中所提出

的"妇人以血为基本"。肾与血在女性月经生理中起着决定性的作用。所以治疗上以补肾养血,填补冲任为主。本例患者近两年来常闭经,2017 年只行经两次,就诊时已闭经近一年。患者肾气亏虚,精血化生乏源,冲任亏虚,血海不能由满而溢;脾虚运化失职,痰湿内生,阻塞冲任,则月经不能按时来潮,发为闭经病。治疗上需补益先天,益精养血;健脾化湿,通络调冲,临证加减兼症兼治,使血海冲任气血充盛调畅,月经才能按时而至。本案以"育肾周期疗法"为原则,应用"育肾方""温肾方"周期调治,同时加入健脾化湿(常用药物如苍术、白术、石菖蒲等)、活血通络(常用药物如路路通、川芎、西红花等)之品,亦常加入血肉有情之品如紫河车大补精血,附子、肉桂、桂枝、蛇床子温肾培元,使先天肾气充盛,精血旺盛,后天脾运得健,痰湿得化,冲任气血通调和谐,则月事得以以时下。如此调治半年,患者每月月经按期而至,病告痊愈。闭经病虽属疑难病证,但只要辨证准确,坚守治则,合理运用"育肾调周"的治疗大法,确实可以收到满意的疗效。

(陈晶晶)

九、经行头痛

案一　花某,女,32 岁。

初诊(2022 年 3 月 1 日)

主诉:经期前后头痛剧烈 5 年余。

现病史:月事尚准,周期 30 日,经期 5 日。末次月经 2022 年 3 月 3 日,经前 1 周起头痛,第 1、第 2 最甚,前额头痛欲裂。行经时无头痛,经量色可。经后偶有头痛,程度减轻。头颅 CT 未见明显异常。未婚,室女。带下正常。胃纳可,二便调,夜寐安。刻下:经后至今无头痛。舌淡中裂,苔薄,脉弦细。既往史:无妊娠流产史,无手术史。生育史:1-0-0-1。西医诊断:经前期综合征。中医诊断:经行头痛。辨证:肝郁肾虚。治则:调肝育肾。

处方:当归 15 g,川芎 30 g,葛根 30 g,荆芥 9 g,白芍 30 g,炙甘草 6 g,生地、熟地各 9 g,钩藤 15 g,羌活 9 g,桑叶 9 g,白菊花 9 g,怀牛膝 9 g,细辛 3 g,白芷 6 g。

7 剂。水煎 2 次共 360 mL,分 2 次温服。

二诊(2022 年 3 月 9 日)

末次月经 3 月 3 日,5 日净,头痛有减,量色正常。兹无头痛。胃纳可,二便调,夜寐安。舌淡,苔薄,脉弦细。证治同前。

处方:当归 15 g,生地、熟地各 9 g,女贞子 15 g,桑叶 9 g,桑椹 15 g,白芍 15 g,炙甘草 6 g,枸杞子 15 g,白菊花 9 g,决明子 15 g,川芎 15 g,柴胡 9 g。

14 剂。水煎 2 次共 360 mL,分 2 次温服。

三诊(2022 年 3 月 30 日)

末次月经 3 月 29 日,量色可,经前一周头痛显著好转,左眉棱头痛偶作,余无不适。胃纳可,二便调,夜寐安。舌淡,苔薄,脉细。证治同前。

处方:茯苓 15 g,公丁香 3 g,当归 15 g,生地、熟地各 9 g,仙茅 9 g,淫羊藿 15 g,女贞子 30 g,石楠叶 9 g,丹参 9 g,牡丹皮 9 g,鳖甲 15 g,香附 9 g,葛根 30 g,菟丝子 15 g,白菊花 9 g,钩藤 9 g,珍珠母 30 g。

14 剂。水煎 2 次共 360 mL,分 2 次温服。

四诊(2022 年 6 月 22 日)

末次月经 6 月 16 日,5 日净,量色正常,4～6 月经前后无头痛,经前偶有头胀,舌淡,苔薄,脉细。证治同前。

处方:茯苓 15 g,公丁香 3 g,当归 15 g,生地、熟地各 9 g,仙茅 9 g,淫羊藿 15 g,女贞子 30 g,石楠叶 9 g,丹参 9 g,牡丹皮 9 g,鳖甲 15 g,香附 9 g,葛根 30 g,菟丝子 15 g,白菊花 9 g,钩藤 9 g,珍珠母 30 g,荆芥 9 g,川芎 15 g,石决明 30 g。

14 剂。水煎 2 次共 360 mL,分 2 次温服。

[按] 关于经行头痛,历代医家对此论述较少,《张氏医通·头痛门》中有"经行辄头痛"的记载。陈旦平认为此病病因病机不离肝郁化火,郁热化瘀,气滞血瘀,肾虚血虚这几方面,尤以肝郁肾虚为主。

因经前为重阳,阳气最旺,易动肝火,而肝为刚脏,其性轻扬,火性炎上,最易上升,到达头面。又朱丹溪提出女子"阳常有余,阴常不足",清代医家唐容川在《医经精义》中指出:"冲任本属肝经,其标至胃,其根在肾也。"经前阴血下聚胞宫,聚于冲任,冲气盛通于肝,肝阳夹冲气上逆头面,肝阳化风,清窍被风火所扰,出现经行头痛症状。正如《傅青主女科》云:"经欲行而肝不应,则拂其气而痛生。"叶天士《本草经解》言:"肝藏血,血随气行,肝气滞,则血亦滞而瘀焉。"故平肝潜阳、疏肝理气是本病的最重要的治则。且现代都市高强度工作和较大的生活压力,使大脑神经处于紧张状态,疲劳乏力、睡眠不足,心情压抑,甚至焦虑抑郁等。而女性"以肝为本",更易受情志影响,尤以中青年女性作为社会中流砥柱更易致肝气不疏,发为此病。该患者年届四十,肾元亏虚,经前前额头痛欲裂,偶有经后头痛,脉弦细,可辨为肝阳上亢,气滞血瘀,"不通则痛";偶有经后头痛,可知素体血亏虚,"不荣则痛",故辨为肝肾两虚,治拟调肝育肾。陈旦平以月经周期为基础遣方用药,平时重在补肾,经前重在疏肝潜阳。纵观陈旦平之方,以四物汤为基础,《医方集解·理血之剂第八》云:"四物汤治一切血虚,及妇人经病……凡血证通宜四物汤。"当归入心脾生血,地黄入心肾滋血,白芍疏肝柔肝,平肝止痛,川芎行血中之气,李东垣称"头痛不离川芎",川芎为治疗头痛的要药。四物配合羌活有"补肝丸"之意,且羌活归足太阳膀胱经,行循于前额,尤善治前额头痛。葛根、白芷归足阳明胃经,自头走足,两药相伍有改善头痛、眩晕等作用,且葛根现代药理研究发现具有解痉和改善卵巢功能的作用,对女性颇有裨益,故方中重用葛根。钩藤、桑叶、杭白菊平肝潜阳,清热疏肝。炙甘草配伍白芍有缓急止痛之效;荆芥上行头面,清利头目,配伍羌活,可治疗头痛;细辛性温辛窜,与川芎、白芷相宜,温经止痛效佳。怀牛膝培补肾元。二诊后症情显著改善,三诊恰逢经后期,以育肾调周之方配伍平肝潜阳之剂,达到调肝育肾、标本兼治之意。全方清肝息风为主,养阴涵木,育肾培元,对应了"女子以肝为先天,以血为本,以气为用"的治则。由此可知,中医治疗经行头痛,独具特色,疗效显著,良验颇多。(陈颖娟)

案二 孙某,女,31 岁。

初诊(2021 年 11 月 17 日)

主诉:经期前后头痛半年。

现病史:平素月经规律,经期 6 日,周期 28 日,末次月经 2021 年 10 月 26 日,量少,色暗,血块较多,大血块为主,痛经剧烈,经前乳胀。近半年来每于经期前后出现头痛,尤以两侧明显,至月经第 5 日头痛缓解,头颅 CT 未见明显异常。自诉平素心烦躁易怒,工作忙碌,饮食、作息不规律。刻下:情绪焦虑,易怒,乳房胀痛,纳食欠佳,夜寐欠安,二便尚调,舌暗,苔白,脉弦细。生育史:2-0-0-2,育有一子一女。西医诊断:经前期综合征。中医诊断:经行头痛。辨证:气滞血瘀。治则:活血行气,理气止痛。

处方:当归 15 g,川芎 30 g,葛根 30 g,白芍 30 g,炙甘草 6 g,生地、熟地各 9 g,钩藤 15 g(后下),羌活 9 g,怀牛膝 9 g,白芷 6 g,柴胡 6 g,延胡索 9 g,红花 9 g,丹参 15 g,酸枣仁 15 g。

7 剂。水煎 2 次共 360 mL,分 2 次温服。嘱患者畅情志,规律饮食及作息。

二诊(2021 年 11 月 24 日)

诉服药后至今尚未出现头痛,乳房胀痛好转,胃纳、睡眠好转,舌淡红、苔白,脉细。此时于经前期,治宗前意。

当归 15 g,川芎 30 g,葛根 30 g,白芍 30 g,炙甘草 6 g,生地、熟地各 9 g,钩藤 15 g(后下),羌活 9 g,怀牛膝 9 g,白芷 6 g,柴胡 6 g,延胡索 9 g,红花 9 g,丹参 15 g,酸枣仁 15 g,益母草 30 g,川牛膝 15 g。

7 剂。水煎 2 次共 360 mL,分 2 次温服。

三诊(2021 年 12 月 1 日)

末次月经 11 月 25 日,经期 5 日净,经行前后头痛症状基本消失,月经稍增,经色较红,血块量少,痛经较前减轻。精神情绪良好,胃纳可,二便调,夜寐安。舌淡,苔白,脉滑。时值经后,治拟益气活血,疏肝益肾。

处方:当归 15 g,川芎 30 g,葛根 30 g,白芍 15 g,炙甘草 6 g,生地、熟地各 15 g,钩藤 9 g(后下),羌活 9 g,怀牛膝 9 g,白芷 6 g,制黄精 9 g,枸杞子 15 g。

14 剂。水煎 2 次共 360 mL,分 2 次温服。

随访 2 个月未再出现经行前后头痛、焦虑、易怒、纳寐欠佳等症状。

[按] 患者经期前后头痛半年,头痛以两侧为甚,隶属于肝胆经,平素易生闷气、发怒,易致肝气郁结,气机运行不畅,而致瘀血内阻,故一诊时予前案陈旦平经行头痛基本方基础上加用红花、丹参行气活血,柴胡、延胡索理气止痛。二诊时正值经前期,患者平素月经量少,色暗,痛经,加以益母草、川牛膝活血通路,引经下行;三诊时症状较前明显改善,时值经后期,肝肾俱虚,予加制黄精补肾填精,枸杞养肝平肝。后期按月经周期调理,巩固疗效。(陈颖娟)

案三 赵某,女,38 岁。

初诊(2021 年 12 月 2 日)

主诉:经期头痛 2 年余。

现病史:月事尚准,周期 30 日,经期 7 日。末次月经 11 月 3 日,月经量少,色淡,少许血块。近半年余每逢经期头部隐痛不适,以额部为主。平时疲劳乏力,精神欠振,少气懒言。刻下:纳寐尚可,二便调。舌淡,苔薄,脉沉细。生育史:育有一子,1-0-0-1。西医诊断:经前期综合征。中医诊断:经行头痛。辨证:气血亏虚。治则:益气补血,理气止痛。

处方：当归 15 g,川芎 30 g,葛根 30 g,荆芥 9 g,白芍 30 g,炙甘草 6 g,生地、熟地各 9 g,羌活 9 g,白菊花 9 g,怀牛膝 9 g,白芷 6 g,党参 15 g,黄芪 15 g,黄精 15 g,白术 9 g,丹参 15 g,鸡血藤 15 g。

7 剂。水煎 2 次共 360 mL,分 2 次温服。

二诊(2021 年 12 月 9 日)

末次月经 12 月 3 日,服药后经期头痛较前缓解,经量较前稍多,仍夹少许血块,纳寐可,二便调。舌暗淡,苔薄白,脉滑细。正值经后,患者月经量少,肾精不足。守方加减。

处方：当归 15 g,川芎 30 g,葛根 30 g,荆芥 9 g,白芍 30 g,炙甘草 6 g,生地、熟地各 9 g,羌活 9 g,白菊花 9 g,怀牛膝 9 g,白芷 6 g,党参 15 g,黄芪 15 g,黄精 15 g,白术 9 g,丹参 15 g,鸡血藤 15 g,淫羊藿 9 g,仙茅 9 g。

7 剂。水煎 2 次共 360 mL,分 2 次温服。

此法治疗连续 2 个月经周期,经期头痛症状已消失,经量较前增多,药后随访 3 月,患者上症无再发。

［按］ 患者因经期头痛 2 年余就诊,经量较少,周期延迟,结合舌脉象,可辨证为气血亏虚证。气血同治,故予在陈旦平经行头痛基础方上加党参、黄芪、黄精益气养血,白术健脾统血。初诊时为经前期,故在益气补血同时用丹参、鸡血藤养血活血。而患者以前额部隐痛为主,当从阳明治之,故予荆芥、白芷引经入药。二诊患者为经后期,肾精不足,考虑患者月经量少,守前方加仙茅、淫羊藿温肾助阳。总结经期头痛为病,虚则隐痛,治当养血活血,实则刺痛,胀痛,治则疏肝平肝通法。(陈颖娟)

十、经行胃痛

闵某,女,24 岁。

初诊(2010 年 10 月 30 日)

主诉：经来胃痛半年。

现病史：经行胃痛,偶有嘈杂,无泛酸嗳气。末次月经 2010 年 10 月 2 日,白带可,经血颜色初起偏暗,后期转红,夹杂血块。月经周期 24～31 日,经期 5～7 日。面部痤疮,纳可,便可,夜寐欠佳。舌淡,苔薄,脉濡滑。既往史：否认妊娠流产史,否认手术史。生育史：室女。西医诊断：经前期综合征。中医诊断：经行胃痛。辨证：肝胃不和。治则：疏肝和中。

处方：柴胡15 g，川楝子9 g，木香9 g，白芍12 g，生甘草6 g，姜半夏9 g，泽兰15 g，牡丹皮9 g，制香附9 g，青皮6 g，陈皮6 g。

7剂。水煎2次共360 mL，分2次温服。

二诊(2010年11月13日)

末次月经10月31日来潮，5日尽净，经血色鲜红，血块减少，胃痛减轻。近日稍有咽痒干咳。舌红，苔薄腻，脉弦滑。辅助检查：E_2 7.36 pg/mL。证型：肝肾亏虚，冲任失调。治则：滋补肝肾，调节冲任。

处方：全当归15 g，生地12 g，熟地12 g，仙茅9克，淫羊藿15 g，女贞子30 g，石楠叶15 g，鳖甲15 g，紫丹参15 g，牡丹皮9 g，制香附9 g，茯苓12 g，公丁香3 g，桑白皮15 g。

14剂。水煎2次共360 mL，分2次温服。

[按] 女子以肝为先天，且肝以血为体，以气为用，体阴而用阳，集阴阳气血于一身。由于女性特殊的生理特点，每值月经期间，阴血亏耗于下，故极易因肝血亏耗而出现肝阴不足，肝阳虚扰之症。同时，肝主疏泄功能不仅包含调畅全身气机、促进血液与津液的运行输布的功能，同时还具有促进脾胃的运化功能和胆汁的分泌排泄调畅情志，以及促进男子排精与女子排卵行经的功能。经行血下，肝血亏耗，肝的调畅功能失司，导致肝阳虚扰，素体脾胃虚弱者则由脾胃受之。责之于脾，则泻下；责之于胃，则隐痛。本案患者初诊时主诉为经行胃痛，即言患者平时并无胃痛症状，仅月经来潮期间出现胃痛，是典型的肝胃不和证。遂初诊时予以柴胡疏肝散为基础，去川芎、枳壳，加木香、川楝子、姜半夏，并加青皮佐陈皮，以加强疏肝理气、健脾和胃之功。同时加泽兰、牡丹皮，活血调经，清泻肝中虚火，取其抑木扶土之意。本案患者为年轻女性，病程较短，故虽用药轻盈，却可一剂即中。待至二诊时，患者即诉胃痛显减，可见初诊时辨证精准，处方精要。而二诊时患者性激素六项检测结果显示雌激素水平偏低，故以此为主要证据辨证为肝肾亏虚冲任失调，且符合患者复诊时舌脉，遂结合患者周期情况，予以育肾方滋补肝肾，调节冲任，方中以当归为君，重在养血，以生地、熟地联合二仙汤、女贞子、鳖甲、石楠叶补肾填精，佐丹参养血，制香附调气，茯苓、丁香促排卵。并佐以牡丹皮、桑白皮清泻金木两脏，以固前效。且桑白皮入肺，肺在体和皮，尤可兼顾患者面部痤疮。（王文婷）

十一、绝经前后诸证

案一 陈某,女,56 岁。

初诊(2016 年 6 月 16 日)

主诉:绝经 2 年,心悸忧郁 1 年。

现病史:绝经 2 年,近 1 年心悸胸闷,畏风畏寒,忧郁难解,多思寡言,耳鸣耳闷,不思饮食,食后易胀,大便稀溏,夜寐不安。舌暗苔白腻,脉弦滑。既往史:有子宫肌瘤及子宫腺肌病病史,有重度抑郁症倾向。辅助检查:无。西医诊断:围绝经期综合征。中医诊断:绝经前后诸证。辨证:脾虚湿盛,痰瘀扰神。治则:益气化痰,活血醒神。

处方:炙黄芪 9 g,炒白术 9 g,茯神、茯苓各 30 g,生地、熟地各 9 g,制半夏 9 g,枳壳 9 g,玫瑰花 6 g,麦冬 15 g,白芍 9 g,生甘草 6 g,巴戟天 15 g,柴胡 9 g,生薏苡仁 30 g,陈皮 6 g,川芎 15 g,红花 9 g。

14 剂。水煎 2 次共 360 mL,分 2 次温服。

二诊(2016 年 7 月 7 日)

畏寒畏风较前好转,劳累时加重,心悸胸闷,忧郁善哭显减,头胀头晕,耳鸣耳闷,纳寐尚可,二便尚调。舌脉同前,证治同前。

处方:炙黄芪 15 g,丹参 30 g,炒白术 9 g,茯神、茯苓各 30 g,生地、熟地各 9 g,制半夏 9 g,枳壳 9 g,玫瑰花 6 g,麦冬 15 g,白芍 9 g,生甘草 6 g,巴戟天 15 g,柴胡 9 g,生薏苡仁 30 g,陈皮 6 g,川芎 15 g,红花 9 g。

7 剂。水煎 2 次共 360 mL,分 2 次温服。

三诊(2016 年 7 月 14 日)

诸症显减,舌淡紫苔薄脉细,证治同前。

处方:炙黄芪 15 g,丹参 30 g,炒白术 9 g,茯神、茯苓各 30 g,生地、熟地各 9 g,制半夏 9 g,枳壳 9 g,玫瑰花 6 g,麦冬 15 g,白芍 9 g,生甘草 6 g,巴戟天 15 g,柴胡 9 g,生薏苡仁 30 g,陈皮 6 g,川芎 15 g,红花 9 g,狗脊 30 g。

14 剂。水煎 2 次共 360 mL,分 2 次温服。

[按] 临床上妇人脏躁大多数以肝肾阴虚为主。盖因女子七七,肝血肾阴自亏,不足以润养神明,神不主情。本案患者脏躁症状明显,且有强烈的抑郁倾向。陈旦平根据其胃纳及大便情况,发现其主要的病机为脾虚湿盛,痰瘀扰神,

亦虚亦实。若以常规滋补肾阴的方式治疗则会加重其腹泻及胃痞的症状,故其以黄芪为君,健脾补中,白术、茯苓、茯神为臣健脾化湿,兼有安神之功,半夏、薏苡仁、陈皮等药为佐,化湿和胃,生地、熟地、麦冬益肾填精,巴戟天温阳化湿,白芍养肝柔肝,柴胡、川芎、枳壳疏肝理气,红花、玫瑰花活血化瘀,兼有调肝之功,甘草调和诸药。全方不用诸多重镇安神或泻肝除烦之药,仅用茯神一味安神药,患者诸症均减,全赖其辨证精准,方药对症。(唐文婕)

案二 戴某,女,55岁。

初诊(2015年4月25日)

主诉:反复潮热、盗汗、失眠3年。

现病史:已绝经3年。绝经后反复潮热盗汗,伴入睡难,多梦,情绪烦躁忧郁,时感头晕、乳房胀痛,血压正常,胃纳可,二便调。舌淡,苔薄,脉细数。西医诊断:围绝经期综合征。中医诊断:绝经前后诸证。辨证:肝郁肾亏。治则:疏肝补肾。

处方:柴胡15 g,赤芍6 g,白芍15 g,制香附9 g,郁金15 g,川黄连6 g,肉桂3 g(后下),炙甘草9 g,淮小麦30 g,大枣15 g,知母6 g,黄柏6 g,枸杞子15 g,菊花9 g,麦冬15 g,玫瑰花6 g,牡丹皮9 g 丹参15 g。

14剂。水煎2次共360 mL,分2次温服。

二诊(2015年5月9日)

潮热盗汗仍有,白天自汗好转,时感头痛,以颠顶及两侧为主。4月25日性激素示,FSH 133 mIU/mL,LH 64 mIU/mL。否认内科疾病史。舌脉同前,证治同前。

处方:柴胡15 g,赤芍6 g,白芍15 g,炙甘草9 g,郁金15 g,川黄连6 g,肉桂3 g(后下),玫瑰花6 g,知母6 g,黄柏6 g,淮小麦30 g,大枣15 g,麦冬15 g,枸杞子15 g,菊花9 g,制香附9 g,牡丹皮15 g,丹参15 g,川芎30 g,白芷9 g,天麻30 g。

14剂。水煎2次共360 mL,分2次温服。

三诊(2015年5月13日)

潮热盗汗显减,今日带下增多,咖啡色,头痛较前减轻,时感腰酸,夜寐转安,胃纳可,二便调。舌脉同前,证治同前。

处方:柴胡9 g,白芍15 g,炙甘草9 g,郁金9 g,川黄连3 g,肉桂3 g(后下),

玫瑰花 6 g,知母 6 g,黄柏 6 g,淮小麦 30 g,大枣 15 g,麦冬 15 g,枸杞子 15 g,菊花 9 g,制香附 9 g,牡丹皮 15 g,丹参 15 g,川芎 30 g,白芷 6 g,天麻 30 g,川续断 15 g。

14 剂。水煎 2 次共 360 mL,分 2 次温服。

[按]　本案患者为围绝经期妇女,绝经 3 年,绝经后反复出现潮热盗汗,夜寐多梦,是为肾阴不足,相火妄动,肝阳上扰,心火上炎所致。故予柴胡郁金汤化裁联合交泰丸、甘麦大枣汤为主方治疗。柴胡郁金汤中取柴胡、郁金、赤芍、白芍、制香附,以疏肝解郁、轻泻肝火为主。合以交泰丸,方中肉桂补火助阳之功,用黄连引火归元之效,以清心火,除虚烦。而甘麦大枣汤为脏躁代表方,此方调节五脏,养心阴、益心气,安神除烦功效显著。后加知柏清肾中虚火,兼顾培补肾阴,杞菊散肝火,补肝肾,清头目。麦冬养阴,玫瑰解郁,牡丹皮清虚热,丹参养血安神。且方中大枣、炙甘草、枸杞入药,不仅药效贴切,且口感颇佳,有效减少服药抵触。二诊时,患者诉头痛,故在原方基础上加川芎、白芷、天麻。天麻息肝风,平肝阳,是治眩晕、头痛的要药,白芷、川芎也均具有治疗头痛的功效,其中白芷擅长治疗阳明经头痛、川芎对少阳、厥阴头痛效果显著。三诊时,患者时感腰酸,故加续断加强补肝肾、强筋骨之效。从三诊就诊情况来看,患者初诊时烦躁、不寐、潮热盗汗等症状均逐渐缓解或消失,二诊时所述头痛症状也确有减轻。自初诊至三诊,主方未变,仅据每次复诊情况酌情增减,功效显著,可见,当药证相符时可续方更服,不必修改。(王文婷)

案三　陈某,女,49 岁。

初诊(2021 年 8 月 31 日)

主诉:反复潮热汗出 4 年余,加重 2 个月。

现病史:患者已经绝经 6 年,仍有反复烘热出汗,潮热面红,动则汗出,白天汗出明显,夜间少有盗汗,无胸闷心慌,无腰酸腹痛。刻下:烘热汗出,白天尤甚,动则加重,以头颈及心胸处汗出为主,随情绪波动影响,心情欠佳,偶有抑郁,善太息,纳佳,寐不安,二便调。神情淡漠,精神倦怠,舌淡而暗边齿印,脉沉细。月经史:初潮 14 岁,既往月经规律,已绝经 6 年。生育史:1-0-1-1。既往史:无手术史,无高血压、糖尿病等慢性疾病。西医诊断:围绝经期综合征。中医诊断:绝经前后诸证。辨证:心肾二虚,表卫不固。治则:益气固表,养心补肾。

处方：炙黄芪 15 g,炒党参 15 g,防风 9 g,生白术、炒白术各 15 g,白芍 12 g,桂枝 3 g,煅牡蛎 15 g,川黄连 3 g,糯稻根 30 g,瘪桃干 15 g,浮小麦 30 g,玉竹 9 g,山茱萸 15 g,五味子 6 g,生甘草 6 g。

14 剂。水煎 2 次共 360 mL,分 2 次温服。同时嘱每日适当运动,保持心情舒畅,辛辣生冷。

二诊(2020 年 9 月 14 日)

患者汗出稍缓解,仍动则汗出明显,潮热较前减少,口干,乏力,纳寐可,二便调。服上药无不适。舌淡而暗边齿印,脉沉细。

处方：炙黄芪 30 g,炒党参 30 g,防风 9 g,炒白术 15 g,白芍 12 g,桂枝 3 g,川黄连 3 g,糯稻根 30 g,瘪桃干 15 g,浮小麦 30 g,玉竹 9 g,山茱萸 15 g,五味子 6 g,生甘草 6 g,煅牡蛎 30 g,龟甲 15 g。

14 剂。水煎 2 次共 360 mL,分 2 次温服。

三诊(2020 年 10 月 12 日)

患者汗出减少,晨起身酸痛,伴有肢体麻木不仁,活动后缓解,纳便可,夜间多梦,无盗汗。舌淡边齿印苔薄,脉沉细。

处方：炙黄芪 30 g,炒党参 30 g,炒白术 30 g,怀山药 60 g,芡实 30 g,炒薏苡仁 30 g,当归 15 g,熟地 15 g,川芎 15 g,鸡血藤 15 g,桑寄生 15 g,川续断 15 g,狗脊 15 g,杜仲 15 g,羌活、独活各 9 g,桂枝 6 g,白芍 9 g,炙甘草 6 g。

14 剂。水煎 2 次共 360 mL,分 2 次温服。

四诊(2020 年 10 月 26 日)

患者自汗已明显减轻,无明显身痛酸胀,现时有头部刺痛,痛不固定,工作紧张压力较大,血压正常,便调。外院查头颅 CT 示顶部小骨瘤。心电图提示心肌缺血,余均正常。舌淡红边齿印,脉沉细。

处方：炒党参 30 g,炙黄芪 30 g,炒白术 30 g,怀山药 60 g,芡实 30 g,炒薏苡仁 30 g,当归 15 g,熟地 15 g,川芎 30 g,鸡血藤 15 g,桑寄生 15 g,川续断 15 g,狗脊 15 g,杜仲 15 g,羌活、独活各 9 g,桂枝 6 g,葛根 30 g,钩藤 15 g,细辛 3 g,白芍 9 g,炙甘草 6 g。

14 剂。水煎 2 次共 360 mL,分 2 次温服。如此法调理 2 个月,无汗出,头痛身痛俱改善。

[按] 患者属七七之年,肾气渐衰。天癸将竭,冲任及子宫功能减退,肾为先天之本,主水,为水之下源,有主持和调节人体水液代谢的功能,故肾之阴阳失

衡皆可导致汗出。工作家庭的操持,耗伤气血,心主血脉,"五脏化液,心为汗",汗为心之液,心火煎熬则汗液外泄,心气虚则失于收敛,由此可见此患者心肾两虚,迫汗而出。而肾阳无力温煦一身之阳,则卫阳亦虚,津液失于约束,腠理开合失司,肾阴亏虚不能制约阳气,阳亢于外,迫津外泄,心火亢盛,加之肾水不足,不能上济于心,则会出现烘热汗出,心烦不得眠,夜寐欠安的症状。陈旦平治疗则以养心滋肾,补气血,调营卫为重,方药则以黄芪桂枝五物汤合玉屏风散为主方加减化裁,党参、黄芪、白术,调脾胃补卫气,桂枝益气固表,和血温经,芍药养血和营,防风善驱风,固护表气,牡蛎养心安神,镇静收敛,配浮小麦、瘪桃干、糯稻根收敛止汗,五味子补肾宁心,配伍玉竹养阴清热,收涩之用,加用黄连,取其交泰丸之意,"滋阴降火,水火相济",共奏益气固表,和营止汗,益气养血且不伤津敛邪。二诊后出汗潮热明显好转,但出现头身酸痛、周身麻木不仁的症状,本是气血亏虚,肾气不足,加上天气变化感受寒湿,所以筋骨痹痛。故陈旦平以八珍汤为基本方加减,主以益气养血,活血行气。加大怀山药用量,因山药具有健脾养肺补肾,一物益三脏之功,收敛固涩。薏苡仁、芡实祛风除湿,缓急止痛;黄芪、白术为君药;杜仲、川续断补肝肾壮腰膝;鸡血藤、桂枝解肌祛风,活血通络;细辛则辛通走窜,祛风寒止痛。如此法调理2个月,患者诸症皆除。陈旦平治疗此类疾病,以整体观念为原则,对女性围绝经期综合征进行个体化、系统性的辨证论治,并身心同调,合理调节患者心理状态。(夏馨)

案四 张某,女,49岁。

初诊(2021年9月14日)

主诉:月经不规则1年余,伴潮热出汗1个月。

现病史:患者自2020年10月出现月经不规则,2~3个月来潮1次,量中色深,近1个月出现自觉潮热汗出,略口干,心情烦躁易怒。月经史:患者平素月经规则,30日一行,5日经净,无痛经。末次月经2022年7月8日至7月11日,量少,色深褐色,无血块。刻下:纳便可,寐欠安,易醒,口干口苦,小便调,常有便秘,2~3日一行,需服益生菌促排便。舌黯苔薄,脉沉细。生育史:1-0-2-1,1998年剖腹产一孩。

手术史:2005年于外院行腹腔镜下左侧卵巢囊肿剥除术,术后病理提示成熟性畸胎瘤。2019年7月于外院行腹腔镜下子宫肌瘤切除术＋双侧输卵管切除术。既往史:否认高血压、糖尿病等慢性内科疾病。西医诊断:围绝经期综合征。中医诊断：绝经前后诸证。辨证：阴虚内热。治则：滋阴泄热。

处方：炙黄芪15 g，川黄连3 g，黄柏6 g，生地9 g，熟地15 g，龟甲15 g，牡丹皮9 g，泽泻9 g，知母9 g，鲜石斛15 g，制黄精9 g，山茱萸9 g，白芍15 g，生甘草6 g，糯稻根30 g，煅牡蛎30 g。

7剂。水煎2次共360 mL，分2次温服。同时嘱每日适当运动，保持心情舒畅，辛辣生冷。

二诊(2021年9月28日)

末次月经7月8日，性激素6项，FSH 45.87 mIU/mL，LH 23.62 mIU/mL，服用中药后稍有腹泻，胃纳欠佳，潮热汗出较前明显好转，便寐安，舌淡苔薄，脉细。

处方：炙黄芪15 g，川黄连3 g，黄柏9 g，生地9 g，熟地15 g，龟甲15 g，牡丹皮9 g，泽泻9 g，知母9 g，鲜石斛15 g，制黄精9 g，山茱萸9 g，白芍15 g，生甘草6 g，糯稻根30 g，煅牡蛎30 g，炒白术15 g，五味子6 g，炒防风9 g，麦冬9 g。

14剂。水煎2次共360 mL，分2次温服。

三诊(2021年10月12日)

纳寐可，烦热汗出显减，今阴超示子宫内膜11 mm，子宫肌瘤11 mm×9 mm。舌黯苔薄，脉细。

处方：炙黄芪15 g，川黄连3 g，黄柏9 g，生地9 g，熟地15 g，龟甲15 g，牡丹皮9 g，泽泻9 g，知母9 g，鲜石斛15 g，制黄精9 g，山茱萸9 g，白芍15 g，生甘草6 g，糯稻根30 g，煅牡蛎30 g，炒白术15 g，五味子6 g，炒防风9 g，生蒲黄9 g，麦冬9 g。

14剂。水煎2次共360 mL，分2次温服。

四诊(2021年10月28日)

白带增多，无乳胀，小腹胀满，潮热汗出减轻2/3，口干，大便干结，2～3日一行，舌暗红苔薄，脉细。

处方：炙黄芪15 g，川黄连3 g，黄柏9 g，生地15 g，熟地15 g，龟甲15 g，牡丹皮9 g，泽泻9 g，知母9 g，鲜石斛15 g，制黄精9 g，肉苁蓉30，山茱萸9 g，白芍15 g，生甘草6 g，糯稻根30 g，煅牡蛎30 g，炒白术15 g，五味子6 g，炒防风9 g，生蒲黄9 g，麦冬9 g。

14剂。水煎2次共360 mL，分2次温服。

[按]《傅青主女科》云："夫妇人至五十岁之外，天癸匮乏。"患者肾精亏耗，

天癸将竭,时至七七之年,冲任血海不足,故见月经逾期未至,肾阴不足,阴不敛阳,虚阳上越,可见潮热汗出,水亏不能上济于心火,心神不宁,故见夜寐不佳。肝肾阴虚,肝木失于濡养,肝阳上亢,则见烦躁易怒,火热灼伤阴液,则见大便干结。肾主骨,肾精不能生髓,不能濡养经脉,则腰背酸痛。根据舌脉辨证为阴虚火热。治当滋阴补肾,泄火止汗。方用知柏地黄汤为主方加减化裁,其中熟地、龟甲、山茱萸补肾阴,益髓填精;同时黄芪补气升阳,益卫固表止汗;生地、白芍、石斛滋补肝肾之阴,养阴生津;知母、黄柏清虚火,引药归肾经;糯稻根敛汗固表;牡丹皮、泽泻清肝泄火,利水渗湿;牡蛎重镇安神;黄精健脾补肾,又润肺,加以心理疏导,情志舒畅,以达到阴阳平调。后7剂即显效,二诊加炒白术、五味子、防风以健脾和胃,加强疏风固表止汗,后随证加减,继服21剂,诸症悉减。(夏馨)

第二节　带　下　病

案一　郭某,女,77岁。

初诊(2018年6月4日)

主诉:绝经20余年,反复带下色黄9月余。

现病史:近9个月带下色黄、量少,伴腰酸,无异味瘙痒。多次查白带常规均(-),支原体衣原体、TCT检查未见异常。曾使用甲硝唑、舒康凝胶剂、乳酸菌阴道栓等药物交替使用,带下略减少,停药后反复,又服用妇科千金胶囊及经带宁等药物未见疗效。平素自觉神疲乏力,腰酸如坠,手足心热,口疮频发,胃纳尚可,喜食甜食,夜寐难安,大便溏薄,口干欲饮。舌紫暗,苔薄白而干,脉弦细滑。理化检查:多次查白带常规均(-),支原体衣原体、TCT检查未见异常。今白带常规(-)。既往史:1-0-0-1,顺产一子;无手术史。西医诊断:老年性阴道炎。中医诊断:带下病。辨证:脾肾阳虚,寒湿下注。治则:温补脾肾,化湿止带。

处方:党参30 g,炒白术30 g,仙茅15 g,淫羊藿15 g,巴戟天18 g,蛇床子9 g,土茯苓15 g,椿根皮15 g,五味子6 g,金樱子15 g,怀山药15 g,狗脊15 g,杜仲15 g,桑螵蛸9 g,泽泻6 g。

14剂。水煎服,每日2次。

二诊(2018 年 6 月 18 日)

药后黄带稍减,口疮频发,胸口发热,头晕心慌,夜间口干,入眠困难,便溏不调,腰酸如坠,右手发麻。舌紫暗苔薄白而干,脉弦细滑,证治同前。处方:

上方加黄连 6 g,肉桂 3 g,牡丹皮、丹参各 15 g。14 剂。水煎服,每日 2 次。

三诊(2018 年 7 月 2 日)

带下减少,口疮已愈,多梦难寐,大便稀软,烦躁易怒,右手发麻,舌紫暗苔薄白而干,脉弦细滑,证治同前。处方:

上方易丹参 30 g,酸枣仁 30 g,鲜石斛 15 g。14 剂。水煎服,每日 2 次。

四诊(2018 年 7 月 16 日)

诸证显减,带下明显减少,色白无黏腻。无特殊不适,嘱患者清淡饮食,注意个人卫生,保持外阴清洁。

[按] 本案患者病程迁延日久,病势缠绵难愈,常有反复,于外院使用清热燥湿药物与外用抗生素多时,未见明显好转,故而辗转求诊。然观其舌,质紫黯、苔薄白干;切其脉,弦细而滑,实因其绝经多年,肾精衰少,肝肾亏虚,脾阳不足,且其喜食甜食,湿邪内生,流于下焦,故发而成疾。陈旦平认为,此患脾肾阳虚,温化水湿不利;清热燥湿之药多苦寒,用之往往能一时见效,但实损脾胃阳气,令虚者愈虚,未治其本也,但见反复。故于治疗中以温补脾肾之阳气为主,以党参、炒白术等甘温醇厚之品为君,补气健脾,令脾气旺而统摄有权;仙茅、淫羊藿、蛇床子为臣,辛温散寒,补肾阳之虚,助阳化气。巴戟天补肾益精,可安五脏,补中增志益气,怀山药健脾补虚,滋精固肾,能治诸虚百损。此二药填精化气,阴生阳长。杜仲和狗脊补肝肾、强筋骨,配以五味子、金樱子、桑螵蛸滋肾、收敛、固摄,椿根皮、土茯苓燥湿止带,系蔡氏妇科治疗带下病特色用药,泽泻可利水渗湿,使湿浊邪有出路。全方寓泻于补,以泻助补,使补而不滞,以达温补脾肾,化湿止带之功。(唐文婕)

案二 侯某,女,43 岁。

初诊(2022 年 1 月 26 日)

主诉:发现 HPV52 阳性 2 月余。

现病史:患者 2 个月前体检时发现 HPV52 阳性,目前月经周期为 28~30 日,经期为 6 日。末次月经 1 月 20 日,量中,色暗,第 2、第 3 日多血块,经期前 2~3 日有头痛。平素带下量少,色黄。刻下:神疲乏力,胃纳可,二便尚调,夜寐尚安。舌淡胖边有齿痕,苔薄白,脉细。既往史:1-0-0-1,有子宫肌瘤病史,大小约 10 mm×14 mm,甲状腺结节病史。西医诊断:HPV 感染。中医诊断:带下病。辨证:肝郁脾虚证。治则:健脾育肾。

处方:人参 9 g,生黄芪 15 g,炒白术 15 g,茯苓 30 g,生地 9 g,熟地 9 g,淫羊藿 15 g,女贞子 15 g,墨旱莲 15 g,石楠叶 15 g,牡丹皮 9 g,西红花 0.5 g,陈皮 6 g,大枣 15 g。

14 剂。水煎 2 次共 360 mL,分 2 次温服。

二诊(2022 年 2 月 23 日)

末次月经 2 月 21 日至今,量色尚可,有血块,头痛除。神疲乏力较前改善,胃纳可,二便调,睡眠尚可。舌淡红,苔薄白,脉沉细。

处方:人参 9 g,生黄芪 30 g,炒白术 15 g,茯苓 30 g,熟地 9 g,淫羊藿 15 g,女贞子 15 g,墨旱莲 15 g,石楠叶 15 g,牡丹皮 9 g,西红花 0.5 g,陈皮 6 g,大枣 15 g,夏枯草 9 g,鲜石斛 15 g,焦麦芽 15 g,炒谷芽 15 g。

14 剂。水煎 2 次共 360 mL,分 2 次温服。

三诊(2022 年 3 月 16 日)

患者月经未至。今胃纳可,二便调,夜寐尚可。舌淡暗,苔薄白,脉细。

3 月 3 日 HPV52(一)。

处方:人参 9 g,生黄芪 30 g,炒白术 30 g,茯苓 30 g,熟地 9 g,淫羊藿 15 g,女贞子 15 g,墨旱莲 15 g,石楠叶 15 g,牡丹皮 9 g,西红花 0.5 g,陈皮 6 g,大枣 15 g,夏枯草 9 g,鲜石斛 15 g,焦麦芽 15 g,炒谷芽 15 g。

14 剂。水煎 2 次共 360 mL,分 2 次温服。

[按] 历代医家及中医典籍中未曾出现关于 HPV 病毒感染的描述,故将此病纳入带下病论治。带下病其病机主要在于脾虚湿蕴,湿浊蕴结下焦,损伤冲任,且冲任与督脉同出一源,最终带脉失约,则带下病形成。故究其源,从脾胃论治带下病实乃其治疗大法也。此外,"女子以肝为先天",且素体情志易郁,则肝失调达,木郁乘土,则进一步损伤脾胃。如东垣所说:"内伤脾胃,百病由生。"脾胃运化功能失常,再加素体抑郁,饮食水谷精微失于输布,水性趋下,则女子发为带下病。可见从脾胃论治带下病具有极其重要意义。陈旦平在治疗带下病时,推崇在益气健脾、固冲止带的同时,以补肾气、固冲任为本,健中气益冲任之源,助收涩理冲任为标。临证用药多用黄芪、党参、白术、白芍等补脾益胃、燥湿止带。灵活应用补肾健脾、固冲止带之法,调补冲任之气血,收敛冲任之滑脱,使得

带下病取得长期缓解。治疗 HPV 阳性之症一定要扶正祛邪,正强邪自退。切忌一味清热化湿,本案三诊补气药重用、递增即此意。

本案患者年过不惑,肾气渐衰以致胞宫失养,任脉不固,带脉失约,肾阳虚衰导致脾阳不足,脾失健运,水液不得输布,水湿停滞胞宫,经脉受损,致使带下异常,舌淡胖,边有齿痕;肝气不疏,肝风易动,上扰头脑,故见经前头痛,夹杂血块。肾气亏虚则小腹坠胀、神疲腰酸、脉细、苔薄白。针对带下病"湿"的特点,陈旦平用育肾方为基本方加减,从调治脾胃入手,方中生黄芪、人参、白术、陈皮、茯苓健脾理气,夏枯草疏肝理气,西红花活血通经。生地、熟地、女贞子、墨旱莲补肾滋阴,淫羊藿、石楠叶补肾阳益精,并起到阳中求阴的作用诸药合用,有补肾养血活血调冲的作用。患者服药后无经行头痛等症状,二诊加大生黄芪用量,以增强脱毒升肌的功效,全方攻补兼施,温补脾肾,使湿得以温化,则带下自除也。(吴艺群)

第三节　妊　娠　病

一、妊娠便秘

金某,女,48 岁。

初诊(2021 年 3 月 1 日)

主诉:孕 17 周,大便难。

现病史:患者于 2020 年 11 月 25 日于外院行 IVF - ET,术后一般情况良好,目前产检各项指标正常。近日患者排便困难,间二三日一行,质硬,干结,胃纳一般,睡眠欠安。查舌暗红,苔薄白,脉左沉细右稍细滑。西医诊断:便秘。中医诊断:妊娠大便不通。辨证:肾精亏虚,气血不足。治则:滋肾健脾,养血益精。处方:

炒党参 15 g,生白术 9 g,炒白术 15 g,茯神 15 g,生地 9 g,熟地 15 g,桑叶 9 g,桑椹 15 g,酸枣仁 15 g,制黄精 9 g,紫苏梗 6 g,陈皮 6 g。

7 剂。上药水煎 2 次共 360 mL,分 2 次温服。

二诊(2021 年 3 月 15 日)

患者药后便难趋减,腑气日行,质稍干,胃纳可,夜尿频频,约 3 次/晚,舌暗红,苔薄白,脉细滑。

处方：炒党参 15 g，生白术 9 g，炒白术 15 g，茯神 15 g，生地 9 g，熟地 15 g，桑叶 9 g，桑椹 15 g，酸枣仁 15 g，制黄精 9 g，紫苏梗 6 g，陈皮 6 g，金樱子 15 g。

7 剂。上药水煎 2 次共 360 mL，分 2 次温服。

三诊(2021 年 3 月 22 日)

患者腑气日行，排便尚顺，质稍干，夜寐时短，胃纳一般，舌暗红，苔薄白，脉细滑。

处方：炒党参 15 g，炒白术 15 g，茯神 15 g，生地 9 g，熟地 15 g，桑叶 9 g，桑椹 15 g，酸枣仁 15 g，制黄精 9 g，紫苏梗 6 g，陈皮 6 g，金樱子 15 g，肉苁蓉 15 g。

7 剂。上药水煎 2 次共 360 mL，分 2 次温服。

四诊(2021 年 3 月 29 日)

患者孕 21 周，目前大便正常，夜尿显减，胃纳转香，舌淡，苔薄，脉细滑。

处方：炒党参 15 g，炒白术 15 g，茯神 15 g，生地 9 g，熟地 15 g，当归 15 g，桑椹 15 g，酸枣仁 15 g，制黄精 9 g，紫苏梗 6 g，陈皮 6 g，金樱子 15 g，肉苁蓉 15 g。

7 剂。上药水煎 2 次共 360 mL，分 2 次温服。

[按] 患者年将七七，精血自亏、肝肾不足，现下高龄妊娠，阴血下注冲任以养胎元，肠燥津枯，是为排便困难；气血不足无以滋养心神，故而夜寐难安。陈旦平施以增水行舟之计，以党参、白术、地黄、桑椹、黄精健脾养血、益肾填精，桑叶、桑椹同用，共奏清热生津、滋阴润燥之效；佐以紫苏梗、陈皮理气和胃、调畅气机，并予茯神、枣仁养心安神。二诊患者便难有缓，夜尿频多，继以前方加用金樱子固精缩尿，又可补肾摄胎，用药如用兵。三诊时患者诸症改善，加肉苁蓉以增补肾益精、养血润肠之效。至四诊患者便秘缓解，睡眠改善，舌质淡红，去桑叶、生白术，加用当归补血养胎。治疗中陈旦平以滋肾健脾、养血益精之法贯穿始终，巧妙搭配桑椹、桑叶生津润燥，全程兼以安胎以期患者排便顺畅而无碍于养胎，未用一味"下"药，收效颇佳。（高燕申）

二、胎漏

金某，女，32 岁。

初诊(2013 年 8 月 21 日)

主诉：月经逾期未行。

现病史：BBT 双相，自测尿 HCG 阳性，平素少腹时有隐痛，时左时右。刻下：下红极少,色褐,腹痛未作,胃纳可,二便调,夜寐尚安,脉细略滑,苔薄。既往史：无妊娠流产史,无手术史。过敏史：否认药食物过敏史。辅助检查：B超提示宫内早孕。西医诊断：先兆流产。中医诊断：胎漏。辨证：肾气亏虚。治则：补肾安和。

处方：云苓12 g,炒白术15 g,杜仲9 g,川续断12 g,条芩6 g,木香3 g,紫苏梗9 g,白芍9 g,陈皮4.5 g,苎麻根12 g,桑寄生12 g。

7剂。水煎2次共360 mL,分2次温服。

二诊(2013年9月4日)

8月24日出血至今,色鲜红,头晕疲惫,脉略软,苔薄,质偏红,有齿印,原法加减。

处方：炒潞党参12 g,生芪20 g,炒白术15 g,云茯苓12 g,生地炭12 g,桑寄生12 g,炒杜仲12 g,川续断12 g,白芍12 g,紫苏梗9 g,苎麻根12 g,地榆炭9 g。

7剂。水煎2次共360 mL,分2次温服。

三诊(2013年9月18日)

孕8周,下红已除,余症同前,头晕乏力,脉弦滑,苔稍厚,边尖赤,再从补肾安和。

处方：炒潞党参12 g,黄芪12 g,炒白术9 g,云茯苓12 g,竹茹6 g,黄连2.5 g,黄芩9 g,桑寄生12 g,杜仲12 g,川续断12 g,川石斛9 g,生地炭20 g,苎麻根12 g,芦根9 g。

7剂。水煎2次共360 mL,分2次温服。

[**按**]　此案为胎漏案,胎漏是女性在妊娠期间出现少量阴道流血,或兼有腹痛的病症。发病机制是肾虚、血热、气血不足、跌扑瘀血等原因导致冲任气血失调,胎元不固。蔡氏妇科认为孕后仍当补肾固胎,肾气充盛则冲任二脉系胞有力,胎气得肾气滋养而益健。肾气主生殖和发育,强调补肾应贯穿不孕症治疗的始终。常用的保胎药有茯苓、桑寄生、川续断、炒杜仲、苎麻根、炒白术、黄芩、紫苏梗、砂仁等。孕后当按照症状施变。陈旦平在保胎治疗中,喜用茯苓、炒白术配伍,取其健脾生血之功。如患者有泛呕、恶心等症状加姜半夏、姜竹茹。分析此病案,本案患者在初次就诊于陈旦平门诊时,B超检查提示宫内早孕,其间出现阴道出血,属于妊娠期的阴道出血,且胎儿存活,故诊为胎漏。分析证型,符合肾气亏虚证,故治宜补肾安和。方中杜仲、续断、桑寄生,补肝肾安胎;黄芩、白

术,为安胎圣药;诸药同用,共奏固肾安胎之效。二诊,患者在出血期,头晕疲惫,气血亏虚明显,故选炒潞党参补中益气,生地炭、地榆炭、苎麻根,清热凉血、止血安胎;白术健脾益气安胎;紫苏梗行气安胎又理气宽中。三诊时下红已除,经21日治疗,孕妇已正常妊娠,仍有头晕乏力,舌边尖赤心火旺盛,予黄连、芦根凉血安胎、清热止呕,奏清热安胎之功,余则继续予益肾安和之法。(杨晓洁)

三、胎黄

薛某,女,36岁。

初诊(2021年2月22日)

主诉:孕27周,例行产检发现抗B效价升高。

现病史:患者2021年1月19日产检发现抗B效价为1:256;抗A效价为1:64。刻下可见:肤色偏黄,易烦躁,自觉内热自汗,胃纳可,二便正常,睡眠正常。舌淡苔薄脉滑。月经史:初潮15岁,经期6~7日,周期28~30日,量中,色暗红,无痛经。末次月经:2020年8月1日。生育史:0-0-0-0。西医诊断:母儿血型不合。中医诊断:胎黄。辨证:营卫不和,肝经郁热。治则:调和营卫,疏肝解郁。

处方:生黄芪15g,当归15g,生地15g,黄芩9g,柴胡9g,茵陈蒿15g,牡丹皮6g,赤芍6g,白芍9g,炙甘草6g,泽泻6g,焦栀子6g。

7剂。水煎360mL,分2次温服。

二诊(2021年3月1日)

燥热及诸症显减,余无殊苦。舌淡苔薄脉细滑。证治同前。

处方:生黄芪30g,当归15g,熟地15g,生地15g,黄芩9g,柴胡9g,茵陈蒿15g,牡丹皮6g,白芍9g,炙甘草6g,泽泻6g。

14剂。水煎360mL,分2次温服。

三诊(2021年4月20日)

孕37周,4月15日复查抗B效价为1:156;抗A效价为1:32,较前下降。兹无所苦,舌淡边有齿印,苔薄,脉细。证治同前。

处方:生黄芪30g,当归15g,生地15g,柴胡9g,茵陈蒿15g,牡丹皮6g,白芍9g,炙甘草6g,泽泻6g,炒白术9g,熟地9g。

7剂。水煎360mL,分2次温服。

守上方续方 2 周,2021 年 5 月 11 日随访,患者产后新生儿未发生新生儿溶血症,也无黄疸表现。

[按] 抗 B 效价为血清中针对红细胞上 B 抗原的免疫球蛋白数量,也就是 IgG 抗 B 效价。测定抗 B 抗体效价,主要是针对 O 型血孕妇开展的一项检查,可用于预测胎儿发生新生儿溶血症的风险性。孕妇体内抗 B 抗体效价小于 1∶64,属于正常范围。如果效价过高,孕妇易出现贫血、头痛、黄疸、肝脾肿等表现。如果抗 B 效价大于 1∶64,胎儿有发生新生儿溶血症的可能。如果抗 B 抗体效价大于 1∶128,胎儿发生新生儿溶血症的可能性明显增加,新生儿溶血症的表现常见黄疸、贫血、水肿,严重还可能有脑瘫,肝功能损害甚至威胁生命,需要高度警惕。此病中医病名为"胎黄"。

胎黄及胎疸,以出生后皮肤、黏膜、巩膜发黄为主要临床表现,现代医学称之为"新生儿黄疸"。胎疸首见于隋代巢元方的《诸病源候论·胎疸候》篇:"小儿在胎,其母脏气有热,熏蒸于胎,至生下,小儿体皆黄,谓之胎疸也。"南宋儿科著作《小儿卫生总微论方》记载:"黄病者稍轻,疸病者极重。有自生下,面身深黄者,此胎疸也。"指出胎黄较轻,而胎疸病重,其轻者相当于现代医学的生理性黄疸。后至明代皇甫中《明医指掌》:"母受湿而传于胎,则子生下发黄如金,名曰胎黄。"将胎儿初生之际,通体皮肤如金为特征的疾病称为胎黄。明代王肯堂《证治准绳·幼科》生下胎疾篇记载:"小儿生下遍体面目皆黄,状如金色,身上壮热,大便不通,小便如栀汁,乳食不思,啼哭不止,此胎黄之候。"其后在清代医著《医宗金鉴》、陈复正的《幼幼集成》以及清末医家马氏所撰《大医马氏小儿脉诊科》胎热论治篇中均记载胎黄。

古代医家对胎黄之认识自隋代起不断丰富完善,巢元方在《诸病源候论》言乳儿患胎疸乃因其母素体脏腑有热,此热熏蒸胎儿。清代张璐《张氏医通》胎症篇记载胎黄者乃因"此在胎时,母过食炙煿辛辣,致生湿热"。陈复生在《幼幼集成》中指出:"胎黄者,即父母命门相火之毒也……凡思虑火起于心,恚怒火生于肝,悲哀火郁于肺,甘肥火积于脾,淫纵火发于肾,五欲之火,隐于母胞,遂结为胎毒。"历代医家在辨证施治时,根据阳黄、阴黄之不同,以利湿退黄为基本法则,灵活运用各种治法;元代危亦林《世医得效方》记载生地黄汤治疗胎黄,曰:"凡有此证,乳母宜服,并略与儿服之。"应用生地汤清热凉血,以达退黄之效。明代《明医指掌》记载:"儿生下遍体黄如金……乳母可服生地黄汤加茵陈,忌食热毒之物。"同样采用生地黄汤类,子病而子母同治的方法,且在前人基础上强调乳母当禁食

"热毒之物",以免增加热势;此外,在《普济方》、董宿《奇效良方》中均有生地黄汤治疗胎黄的记载。至清代,张璐《张氏医通》胎症篇记载以泻黄散治疗湿热胎黄。孟文瑞《春脚集》载"沆瀣丹":"专治小儿一切胎毒、胎热、胎黄。"沈金鳌《幼科释谜》、吴谦等编撰的《医宗金鉴》、周震《幼科指南》等书总结了前人所述,记载生地黄汤、地黄汤、地黄饮子、犀角散等良方治疗胎黄,使得该病辨治方药于明清时期得以蓬勃发展。

　　根据患者临床表现,辨证常见肝经郁热,或夹湿,或夹瘀,患者情绪烦躁,肝阳气郁于肌表,内迫营阴而汗自出,故见自觉内热,时有自汗;其肤色偏黄,为肝木郁郁不舒,克乘脾土,气血生化不足,肌肤不荣。故辨证营卫不和,肝经郁热。陈旦平以柴胡、白芍疏肝柔肝;生黄芪、当归、炙甘草益气养血;生地、牡丹皮、黄芩清虚热;茵陈蒿、泽泻清热化湿;赤芍活血化瘀;焦栀子清热除烦。共奏调和营卫,疏肝解郁之功。三诊患者抗B、抗A效价明显下降,患者临床症状明显改善,显著降低了产后新生儿溶血症的发病风险。产后随访,未有新生儿黄疸发生。

(高燕申)

第四节　产　后　病

一、产后汗症

倪某,女,33岁。

初诊(2020年7月13日)

主诉:产后50日,虚汗淋漓。

现病史:患者于2020年5月25日行剖宫产手术,产后时有汗出,未重视。近2周自觉动则汗出,甚者大汗淋漓,有腰酸、肩痛,时有足跟痛,目前哺乳中,乳汁较少,纳谷不馨,入睡困难。舌暗,苔薄白,脉沉细。中医诊断:产后汗证。辨证:气血不足,营卫失和。治则:益气养血,调和营卫。

处方:太子参30 g,炙黄芪15 g,炒白术15 g,茯苓15 g,当归9 g,生地、熟地各9 g,路路通9 g,浮小麦30 g,糯稻根15 g,煅牡蛎30 g,白芍12 g,炙甘草6 g,桑寄生15 g。

7剂。水煎2次共360 mL,分2次温服。

二诊(2020 年 7 月 20 日)

患者药后胃纳改善,汗略减,昨饮食不洁,胃痛,呕吐,腹痛,腹泻,乳房胀,舌淡,苔薄,脉细沉。

处方:太子参 30 g,炙黄芪 15 g,炒白术 15 g,茯苓 15 g,当归 9 g,生地、熟地各 9 g,路路通 15 g,浮小麦 30 g,糯稻根 15 g,煅牡蛎 30 g,白芍 12 g,炙甘草 6 g,桑寄生 15 g,煨木香 6 g。

7 剂。上药水煎 2 次共 360 mL,分 2 次温服。

三诊(2020 年 7 月 27 日)

药后汗减,近期晨起腹痛,大便不成形,胃纳改善,泌乳仍少,舌质稍暗,苔薄,脉细。

处方:太子参 45 g,炙黄芪 30 g,炒白术 15 g,茯苓 15 g,当归 15 g,生地、熟地各 15 g,路路通 15 g,浮小麦 30 g,糯稻根 15 g,煅牡蛎 30 g,白芍 12 g,炙甘草 6 g,桑寄生 15 g,煨木香 6 g,麦冬 9 g,泽泻 6 g,陈皮 6 g。

7 剂。上药水煎 2 次共 360 mL,分 2 次温服。

四诊(2020 年 8 月 3 日)

患者目前汗减、乳增,胃纳可,肩痛减轻,足跟痛、腰痛仍有,舌淡暗,苔薄,脉沉细。

处方:太子参 45 g,炙黄芪 30 g,炒白术 15 g,茯苓 15 g,当归 15 g,生地、熟地各 15 g,路路通 15 g,浮小麦 30 g,糯稻根 15 g,煅牡蛎 30 g,白芍 12 g,炙甘草 6 g,桑寄生 15 g,煨木香 6 g,麦冬 9 g,泽泻 6 g,川续断 15 g。

14 剂。上药水煎 2 次共 360 mL,分 2 次温服。

五诊(2020 年 8 月 17 日)

患者药后自汗显减,胃纳渐振,泌乳通畅,足跟痛略缓,入眠稍困难,舌红,苔薄白,脉细。

处方:太子参 45 g,炙黄芪 30 g,炒白术 15 g,茯苓 15 g,当归 15 g,生地、熟地各 15 g,路路通 9 g,浮小麦 30 g,糯稻根 15 g,煅牡蛎 30 g,白芍 12 g,炙甘草 6 g,桑寄生 15 g,煨木香 6 g,麦冬 9 g,泽泻 6 g,川续断 15 g,山茱萸 9 g。

14 剂。上药水煎 2 次共 360 mL,分 2 次温服。

[按] 《景岳全书·妇人规》云:“产后气血俱去,诚多虚证。”该患者汗出淋漓,腰酸、肩痛,足跟痛,泌乳少,纳谷不馨,入睡难,脉沉细,一派虚象,皆因其产时耗气伤血,卫阳不固,腠理不实;时值小暑,腠理大开,汗出津伤,气随汗脱,如

此往复,气虚益甚,则大汗不止。产后气血俱虚,四肢百骸空虚,筋脉关节失养,故周身疼痛。脾气虚弱,运化无力则纳谷不馨,气血亏虚无以化乳,血不养心则寐而不安;其症虽多,终因气血两虚而无他。陈旦平以牡蛎散为主方益气固表、收敛止汗,方中配伍太子参、炒白术、茯苓、当归、生熟地、桑寄生、炙甘草健脾养血、补益肝肾,加用糯稻根增强止汗之效,佐以白芍柔肝养阴、调和营卫,辅以路路通通络下乳。药后患者汗减、纳馨,二诊前一日因饮食不洁致胃腹疼痛、呕吐腹泻,予原方加入煨木香理气和胃。至三诊患者大便不成形,予重用太子参、黄芪益气健脾,加用泽泻利小便以实大便。四诊时患者汗减、乳增、腰痛、足跟痛仍有,上方加入川续断补肝肾、强筋骨,药至五诊患者诸症缓解,收效显著。(高燕中)

二、产后失眠

张某,女,33岁。

初诊(2022年2月16日)

主诉:产后睡眠障碍5月余。

现病史:患者2021年10月顺产一孩。产后入睡困难,夜寐难安,白天疲乏。近1个月余脱发明显。情志尚畅。胃纳可,二便通调。产后50余日恶露已净,2021年12月曾有少量阴道出血,护垫即可,色红,数日后自止。目前哺乳中,乳汁可。舌淡苔薄,脉左滑右细。西医诊断:失眠。中医诊断:产后不寐。辨证:产后血虚,心神失养。治则:益气养血,宁心安神。

处方:太子参30 g,当归9 g,熟地9 g,桑椹9 g,川芎15 g,天麻15 g,酸枣仁30 g,合欢皮9 g,炙远志9 g,五味子6 g,枸杞子15 g。

14剂。上药水煎2次共360 mL,分2次温服。

二诊(2022年2月24日)

患者药后睡眠缓解,因哺乳等客观因素睡眠质量欠佳。余症同前。舌淡苔薄,脉弦细滑。症逐减,证治同前。

处方:太子参30 g,当归9 g,熟地9 g,桑椹15 g,川芎15 g,天麻15 g,酸枣仁30 g,合欢皮9 g,炙远志9 g,五味子6 g,枸杞15 g,制黄精9 g,陈皮6 g。

14剂。上药水煎2次共360 mL,分2次温服。

三诊(2022年3月9日)

睡眠显著改善,疲乏仍有反复。胃纳可,二便调。舌淡苔薄,脉细。证治同前。

处方：炒党参 15 g，太子参 30 g，当归 15 g，熟地 15 g，桑椹 15 g，川芎 15 g，天麻 15 g，酸枣仁 30 g，合欢皮 9 g，炙远志 9 g，五味子 6 g，枸杞子 15 g，制黄精 9 g，陈皮 6 g。

14 剂。上药水煎 2 次共 360 mL，分 2 次温服。

四诊（2022 年 3 月 23 日）

经治，夜寐已安，精神尚可。乳汁充足，胃纳可，二便调。余无殊苦。舌淡苔薄，脉细。

处方：炒党参 15 g，太子参 30 g，当归 15 g，熟地 15 g，桑椹 15 g，川芎 15 g，天麻 15 g，酸枣仁 30 g，合欢皮 9 g，炙远志 9 g，五味子 6 g，枸杞子 15 g，制黄精 9 g，陈皮 6 g，白芍 9 g，炙甘草 6 g，红枣 15 g。

上药水煎 2 次共 360 mL，分 2 次温服。

[**按**] 女子产后百脉空虚，伤血耗气，以致心血不足，不能上奉于心，心神失养，导致不寐。《景岳全书·不寐》云："无邪而不寐者，必营气之不足也，营主血，血虚则无以养心，心虚则神不守舍。""真阴精血之不足，阴阳不交，而神有不安其室耳。"本案患者不寐、脱发，"发为血之余"，脱发亦为血虚之征。结合舌淡脉细，辨证产后血虚，心神失养。加之哺乳更致亏虚，因此治疗重在益气补血，宁心安神。方用当归、熟地、桑椹补血养肝；太子参缓补脾气；川芎为"血中气药"，活血行气，使补而不滞；酸枣仁、合欢皮、五味子养心安神；枸杞补益肝肾；天麻平抑肝阳，以制虚肝风内动；炙甘草调和诸药。药后症状显减，脾气渐复，亦无其他虚不受补现象，故复诊逐增益气养血，以固其效，四诊即寐安病愈。陈旦平强调产后病的问诊勿忘"三审"。先审小腹痛与不痛，以辨有无恶露停滞；次审大便通与不通，以验津液之盛衰；再审乳汁行与不行及饮食多少，以察胃气之强弱。"三审"一则有助于掌握病情，了解子宫复旧及脏腑气血盛衰情况；二则是对用药时机、疗效判断、疾病转归的参考。在治疗上遵循"勿拘于产后，亦勿忘于产后"的原则，遣方用药注意以下几点。第一，产后体虚，脏腑功能虚弱，宜温宜补，但忌峻补，不可贪功。以防过用滋腻之品易伤脾胃，有碍气血生化之源。临证可佐陈皮等健脾理气药，助脾健运。第二，产后多虚多瘀，血赖气行，气虚血行无力则致瘀血内停，因此在补益气血之余，少佐活血行气之品，祛瘀生新。第三，肝血不足是产后不寐的病理基础，肝血足则魂内守，产后补血离不开养肝。此外，要考虑到产后哺乳，慎用重镇安神类药物，规避药物毒性，注意用药安全。综上，辨证准

确,用药巧而不繁,药性温和,方能效如桴鼓。(李佳慧)

第五节　不孕症

一、输卵管因素

案一　沈某,女,33岁。

初诊(2020年6月10日)

主诉:发现输卵管通而不畅2周余,未避孕2年未孕。

现病史:患者平素月经尚可,初潮13岁,经期7日,周期30日,量中少,色暗,有血块,行经小腹略痛,腰酸,无乳胀。带下尚可。神疲乏力,大便偏软,纳可,小便可,夜寐安。舌暗,边齿痕,苔薄,脉细。生育史:0-0-0-0,末次月经5月16日。2020年5月26日输卵管碘油造影(HSG)示:双侧输卵管通而不畅。西医诊断:输卵管阻塞,原发性不孕。中医诊断:癥瘕,不孕症。辨证:肾气不足,气虚血瘀。治则:育肾通络,活血化瘀。

处方:黄芪15 g,云茯苓12 g,生地9 g,怀牛膝9 g,路路通9 g,川芎6 g,皂角刺15 g,王不留行15 g,公丁香2.5 g,淫羊藿15 g,巴戟天9 g,大血藤15 g,苏败酱9 g。

7剂。水煎2次共360 mL,分2次温服。嘱经净后服用。

二诊(2020年7月1日)

末次月经6月15日,量中少,色暗,有血块,行经小腹略痛,腰酸,无乳胀。时届中期,BBT未升,余症平,大便偏软;纳可,小便可,夜寐安。舌暗,齿痕好转,苔薄,脉细滑。证治同前。

处方:黄芪15 g,云茯苓12 g,生地9 g,怀牛膝9 g,路路通9 g,川芎6 g,皂角刺15 g,王不留行15 g,公丁香2.5 g,淫羊藿12 g,巴戟天9 g,大血藤9 g,苏败酱9 g,仙茅9 g,炒白术15 g。

7剂。水煎2次共360 mL,分2次温服。

三诊(2020年7月8日)

BBT升高7日,双相不典型,爬坡上升,高温期稳定36.8℃,精神好转,大便转实。纳可,小便可,夜寐安。舌淡,苔薄,脉细滑。

处方：黄芪 15 g，云茯苓 12 g，生地 9 g，怀牛膝 9 g，路路通 9 g，川芎 6 g，皂角刺 15 g，王不留行 15 g，公丁香 2.5 g，淫羊藿 12 g，巴戟天 9 g，大血藤 9 g，苏败酱 9 g，仙茅 9 g，炒白术 15 g，当归 9 g，鹿角片 15 g，紫石英 15 g。

7 剂。水煎 2 次共 360 mL，分 2 次温服。

四诊（2020 年 7 月 23 日）

末次月经 7 月 15 日，经期 7 日，量色可，少量血块，无腹痛，无腰酸。余症平，纳可，二便调，夜寐安。

处方：黄芪 15 g，云茯苓 12 g，生地 9 g，怀牛膝 9 g，路路通 9 g，川芎 6 g，皂角刺 15 g，王不留行 15 g，公丁香 2.5 g，淫羊藿 12 g，巴戟天 9 g，大血藤 9 g，苏败酱 9 g。

14 剂。水煎 2 次共 360 mL，分 2 次温服。

五诊（2020 年 8 月 6 日）

BBT 升高，双相佳。余症平，纳可，便调，夜寐安。

处方：黄芪 15 g，云茯苓 12 g，生地 9 g，怀牛膝 9 g，路路通 9 g，川芎 6 g，皂角刺 15 g，王不留行 15 g，公丁香 2.5 g，淫羊藿 12 g，巴戟天 15 g，大血藤 9 g，苏败酱 9 g，仙茅 9 g，炒白术 15 g，当归 9 g，鹿角片 15 g，紫石英 15 g。

7 剂。水煎 2 次共 360 mL，分 2 次温服。

8 月 16 日行经后，继予补肾调周法调治 2 个月。2020 年 10 月 19 日测尿 HCG 阳性。改予补肾安胎方扶元安胎。

[按] 因输卵管因素引起的不孕占不孕症病例的 30% 左右，发病原因大多数与后天盆腔感染或手术有关，临床一般无症状。因此治疗不孕症过程中适时做 HSG 是非常必要的。古代中医无相关诊治记载，应归"胞络"之列，治以通络为大法。方中生熟地、淫羊藿、巴戟天、怀牛膝补肾填精；黄芪、茯苓、公丁香益气健脾，温阳化气。因患者输卵管不通，予路路通、皂角刺、王不留行以通利胞络；大血藤、苏败酱清热解毒，活血祛瘀。后因患者 BBT 上升不佳，大便仍不实，故加仙茅、鹿角片、紫石英，加重补肾温阳之效，改善黄体功能；另白术益气健脾；当归、川芎养血活血，通利经血。纵观全方通补兼施，寒温并用，既能补肾助孕，又能化瘀通络。（陈颖娟）

案二 张某，女，31 岁。

初诊（2018 年 11 月 17 日）

主诉：右输卵管不通 1 个月。

现病史:初潮 14 岁,平素月经规律,30 日一行,7 日净,末次月经 2018 年 11 月 13 日,色红,量多如冲,血块较多,大血块为主,经期第一、第二日腹痛,得温可减,汗出,带下正常。刻下:纳便可,夜寐早醒。舌红,苔薄,边齿印,口不干,脉细。生育史:0-0-1-0,生化妊娠 1 次。辅助检查:自述性激素正常,丈夫精液畸形率高。2018 年 10 月 31 日市东医院 B 超:右卵巢无回声区 11 mm×9 mm。两侧输卵管通而极不畅。既往史:2017 年 9 月生化妊娠 1 次。卵泡监测均未右侧排卵。曾促排 4 个月。西医诊断:输卵管阻塞。中医诊断:癥瘕。辨证:肾阴不足,胞络瘀阻。治则:补肾阴,通胞络。

处方:当归 15 g,丹参 9 g,生地 9 g,熟地 9 g,香附 9 g,鳖甲 15 g,仙茅 18 g,公丁香 6 g,石楠叶 18 g,淫羊藿 15 g,牡丹皮 9 g,女贞子 30 g,茯苓 15 g,玄参 9 g,黄柏 9 g,路路通 15 g,菟丝子 30 g,皂角刺 15 g,王不留行 15 g,怀牛膝 9 g。

7 剂。水煎 2 次,共 360 mL,分 2 次温服。另嘱监测 BBT。

二诊(2018 年 12 月 1 日)

经逾中期,带下拉丝,BBT 未上升,纳寐便可。舌红边齿印,苔薄,脉细。

处方:当归 15 g,丹参 9 g,生地 9 g,熟地 9 g,香附 9 g,鳖甲 15 g,仙茅 18 g,公丁香 6 g,淫羊藿 15 g,牡丹皮 9 g,女贞子 30 g,石楠叶 18 g,茯苓 15 g,玄参 9 g,黄柏 9 g,路路通 15 g,菟丝子 30 g,皂角刺 15 g,王不留行 15 g,怀牛膝 9 g,焦谷芽、焦麦芽各 15 g,陈皮 9 g。

7 剂。水煎 2 次,共 360 mL,分 2 次温服。

三诊(2018 年 12 月 15 日)

小腹隐痛,乳胀痛。今见少量褐色分泌物。胃不适,喜冷饮。矢气频。自测尿 HCG:阴性。舌暗红,苔薄,脉细。12 月 15 日阴超:内膜 11 mm。

处方:柴胡、延胡索各 9 g,赤芍 6 g,白芍 18 g,炙甘草 6 g,制没药 6 g,细辛 3 g,乌药 6 g,失笑散 9 g(包),肉桂、桂枝各 3 g,生地炭 15 g,仙鹤草 30 g。

11 剂。水煎 2 次,共 360 mL,分 2 次温服。

四诊(2018 年 12 月 29 日)

BBT 单向。末次月经 12 月 16 日,8 日净,量中,色红,痛经较前减轻,血块较大,较前明显减少。上周期 BBT 双相不佳。刻下:胃纳可,耳鸣,无腰酸,夜寐安。舌红尖甚,苔薄,脉细。12 月 29 日 B 超:内膜 6 mm。

处方:当归 15 g,丹参 9 g,生地 15 g,熟地 9 g,香附 9 g,鳖甲 15 g,仙茅 18 g,公丁香 6 g,淫羊藿 15 g,牡丹皮 9 g,女贞子 27 g,石楠叶 18 g,茯苓 15 g,玄

参9g,黄柏9g,路路通15g,菟丝子30g,皂角刺15g,王不留行15g,怀牛膝9g,焦谷芽、焦麦芽各15g,陈皮9g,鲜石斛15g。

14剂。水煎2次共360 mL,分2次温服。

五诊(2019年1月12日)

末次月经12月16日。BBT爬坡上升1周。近来乳房胀痛。纳寐可,大便日行2次,大便不畅,矢气多。舌红,苔薄,脉细。证治守法。经后服。

处方:当归15g,丹参9g,生地9g,熟地9g,香附9g,鳖甲9g,仙茅18g,石楠叶18g,淫羊藿15g,牡丹皮9g,女贞子27g,茯苓15g,玄参9g,菟丝子30g,路路通15g,皂角刺15g,王不留行15g,怀牛膝9g,紫苏梗9g,炒白术15g,怀山药30g,肉桂、桂枝各3g。

7剂。水煎2次共360 mL,分2次温服。

六诊(2019年1月26日)

末次月经1月19日,3日净,BBT爬坡上升。痛经,经期第2日明显,经量少,仍有血块。舌红,苔薄,脉细。证治守法。

处方:当归15g,丹参9g,生地9g,熟地9g,香附9g,鳖甲9g,仙茅9g,公丁香6g,淫羊藿15g,牡丹皮9g,女贞子27g,石楠叶18g,茯苓15g,玄参9g,菟丝子30g,路路通15g,皂角刺15g,王不留行15g,怀牛膝9g,紫苏梗9g,炒白术15g,怀山药30g,肉桂、桂枝各3g,麦冬9g。

7剂。水煎2次,共360 mL,分2次温服。

七诊(2019年2月23日)

BBT上升,矢气多,便秘,耳鸣,纳寐可。舌红,苔薄,脉弱。证治守法。

处方:丹参9g,当归15g,生地9g,熟地9g,香附9g,鳖甲9g,仙茅18g,公丁香6g,石楠叶18g,淫羊藿15g,牡丹皮9g,女贞子27g,茯苓15g,路路通9g,地龙9g,怀牛膝6g,生薏苡仁30g,王不留行15g,麦冬6g。

7剂。水煎2次,共360 mL,分2次温服。

[按] 本案患者为输卵管不通继发不孕,而又痛经辨证,肾阴亏虚,故陈旦平并未完整运用蔡氏妇科调周法,而是在经后期辨证培补肾阴通络,经前期根据患者痛经情况以疏肝理气止痛为主方。故方中以育肾通络为主,多用皂角刺、王不留行等活血通络之品以通包络。患者就诊期间多有矢气,疑因肝气乘脾,久则脾气不足,肝脾不和,故多予疏肝健脾之品。经七次就诊,2个周期,患者顺利自然受孕,后未曾再次复诊。回顾本案,患者初诊为11月,当月汛期来诊,次月

BBT 未升,经调治后,第 3 个月 BBT 即见爬坡样上升,第 4 个月 BBT 上升好,第 5 个月顺利受孕。治疗过程中,卵巢功能逐渐好转至正常的过程完整,充分体现了调周理论的临床效果。同时也证明了蔡氏调周理论于临床当灵活运用,不必生搬硬套,对阳虚或阴虚患者可酌情对症运用,对临床伴见痛经、经量过多或过少的患者仍需随证加减,辨证施治。(王文婷)

案三　陈某,女,30 岁。

初诊(2020 年 9 月 30 日)

主诉:右侧输卵管通而不畅,左侧输卵管峡部阻塞 1 年余。

现病史:患者 2019 年 9 月 11 日在外院行子宫输卵管造影术示:右侧输卵管通而不畅,左侧输卵管峡部阻塞可能。月经 28 日一行,经期 7 日,量中,色红,血块少。末次月经 9 月 4 日。带下正常。已婚,配偶精液检查正常。刻下:胃纳可,二便调,夜寐安。舌暗,苔薄白,脉软。理化检查:2019 年 9 月 11 日外院性激素检查,T 0.16 ng/mL,FSH 1.96 mIU/mL,LH 0.71 mIU/mL,PRL 0.31 ng/mL,E_2 27.25 pg/mL,P 1.55 ng/mL。既往史:2013 年药流 1 次。西医诊断:输卵管阻塞。中医诊断:癥瘕。辨证:肾气不足,胞络不通。治则:育肾通络。

处方:茯苓 15 g,公丁香 6 g,熟地 9 g,生地 9 g,仙茅 15 g,淫羊藿 15 g,女贞子 30 g,石楠叶 15 g,丹参 9 g,牡丹皮 9 g,制鳖甲 15 g,制香附 9 g,当归 9 g,肉桂 6 g,桂枝 6 g,怀牛膝 9 g,水蛭 6 g。

7 剂。水煎 2 次共 360 mL,分 2 次温服。

二诊(2020 年 10 月 21 日)

末次月经 10 月 1 日,色红,量中,血块少,胃纳可,二便调,夜寐安。舌暗,苔薄白,脉软。辨证:肾气不足,胞络不通。治则:育肾通络。

处方:茯苓 15 g,公丁香 6 g,熟地 9 g,生地 9 g,仙茅 15 g,淫羊藿 15 g,女贞子 30 g,石楠叶 15 g,丹参 15 g,牡丹皮 9 g,制鳖甲 15 g,制香附 9 g,当归 15 g,肉桂 6 g,桂枝 6 g,怀牛膝 9 g,水蛭 6 g,三棱 15 g,莪术 15 g,制大黄 9 g,大血藤 30 g,路路通 15 g。

14 剂。水煎 2 次共 360 mL,分 2 次温服。

三诊(2020 年 11 月 25 日)

末次月经 11 月 24 日,色红,量中,血块少,腰部酸胀。胃纳可,二便调,夜寐安。舌淡紫,苔薄白,脉细。理化检查:11月10日在外院行宫腹腔镜联合输卵管疏通术,术后双侧输卵管通畅。辨证:肾气不足,胞络不通。治则:育肾通络。

处方:茯苓15 g,公丁香6 g,熟地9 g,生地9 g,仙茅15 g,淫羊藿15 g,女贞子30 g,石楠叶15 g,丹参15 g,牡丹皮9 g,制鳖甲15 g,制香附9 g,当归15 g,肉桂6 g,桂枝6 g,怀牛膝9 g,水蛭6 g,三棱15 g,莪术15 g,制大黄9 g,大血藤30 g,路路通15 g,柴胡18 g。

7剂。水煎2次共360 mL,分2次温服。嘱经净后服。

四诊(2020年12月9日)

时逾中期,有带下,BBT上升。胃纳可,二便调,夜寐安。舌暗,苔薄白,脉细。辨证:肾气不足,胞络不通。治则:温肾通络。

处方:当归15 g,熟地15 g,生地9 g,仙茅30 g,淫羊藿15 g,女贞子30 g,石楠叶15 g,鹿角霜15 g,丹参15 g,巴戟天15 g,菟丝子15 g,制香附9 g。

14剂。水煎2次共360 mL,分2次温服。

五诊(2020年12月23日)

末次月经12月22日,色红,量中,血块少,此次无腰部酸胀。BBT双向。胃纳可,二便调,夜寐安。舌淡紫,苔薄白,脉细。辨证:肾气不足,胞络不通。治则:育肾通络。

处方:茯苓15 g,公丁香6 g,熟地9 g,生地9 g,仙茅15 g,淫羊藿15 g,女贞子30 g,石楠叶15 g,丹参15 g,牡丹皮9 g,制鳖甲15 g,制香附9 g,当归15 g,肉桂6 g,桂枝6 g,怀牛膝9 g,水蛭6 g,三棱15 g,莪术15 g,制大黄9 g,大血藤30 g,路路通15 g。

7剂。水煎2次共360 mL,分2次温服。

六诊(2021年1月6日)

时逾中期,带下少,BBT未升。胃纳可,二便调,夜寐安。舌暗,苔薄白,脉细。辨证:肾气不足,胞络不通。治则:温肾通络。

处方:当归15 g,熟地15 g,生地9 g,仙茅30 g,淫羊藿15 g,女贞子30 g,石楠叶15 g,鹿角霜15 g,丹参15 g,巴戟天15 g,菟丝子15 g,制香附9 g,补骨脂15 g,紫石英30 g。

7剂。水煎2次共360 mL,分2次温服。

七诊(2021年1月19日)

末次月经1月18日,色红,量中,血块少。BBT双向,带下正常。胃纳可,二便调,夜寐安。舌淡紫,苔薄白,脉细。辨证:肾气不足,胞络不通。治则:育肾通络。

处方:茯苓15 g,公丁香6 g,熟地15 g,生地9 g,仙茅15 g,淫羊藿15 g,女贞子30 g,石楠叶15 g,丹参15 g,牡丹皮9 g,制鳖甲15 g,制香附9 g,当归15 g,肉桂6 g,桂枝6 g,怀牛膝9 g,水蛭6 g,三棱15 g,莪术15 g,制大黄9 g,大血藤30 g,路路通15 g,皂角刺15 g,附子3 g,炙黄芪15 g。

7剂。水煎2次共360 mL,分2次温服。嘱经净后服。

八诊(2021年2月3日)

时逾中期,带下少,BBT未升。胃纳可,二便调,夜寐安。舌暗,苔薄白,脉细。辨证:肾气不足,胞络不通。治则:育肾通络。

处方:茯苓15 g,公丁香6 g,熟地15 g,生地9 g,仙茅15 g,淫羊藿15 g,女贞子30 g,石楠叶15 g,丹参9 g,牡丹皮9 g,制鳖甲15 g,制香附9 g,当归15 g,肉桂6 g,桂枝6 g,怀牛膝9 g,水蛭6 g,三棱15 g,莪术15 g,制大黄9 g,大血藤30 g,路路通15 g,皂角刺15 g,附子3 g,炙黄芪15 g,柴胡15 g。

7剂。水煎2次共360 mL,分2次温服。

2021年2月21日外院就诊化验妊娠试验阳性,诊断为早孕。

[按] 输卵管不孕是女性不孕症的首要因素,占女性不孕原因的25%～35%,已经引起了人们的关注。中医古籍中并未明确提出"输卵管性不孕症"这一概念,但根据其临床症状及体征特点,可将其归属于中医学"不孕症""妇人腹痛""断续""癥瘕"等范畴。应属于中医狭义的"胞脉"范畴,其病变亦与中医胞脉异常改变相对应。西医可行输卵管通液术,但是否能恢复输卵管蠕动的功能未尝可知,且术后易再阻塞。蔡氏妇科认为输卵管性不孕,病机大多为本虚标实,本为肾气不足,胞脉闭阻,标为气、痰、瘀互结,故陈旦平以育肾通络、理气化瘀为治疗大法。予三棱、莪术合用理气活血,消瘀散结。制大黄、大血藤、路路通、水蛭、怀牛膝活血通络,在消除输卵管炎症同时提高输送卵泡的功能。配合蔡氏周期调治法,在卵泡期和排卵期育肾通络,促进卵泡成熟及排出,黄体期温肾培元,促进妊娠黄体着床或黄体成熟及功能维持。标本兼治,方见成效。(崔玥璐)

案四 杨某,女,33岁。

初诊(2021年6月26日)

主诉:宫外孕取胚术后2年不孕,右侧输卵管阻塞。

现病史：患者平素月经规则,30日一行,初潮12岁,量中,色红,多血块,偶有痛经,经前乳胀。近2个月月经推迟,40日左右一行。末次月经6月14日,5日净,量色如常,平素情志不畅,常抑郁,易疲乏,纳可,夜寐欠安,二便调。2020年因未避孕未孕,至外院辅助生殖科行体外受精(IVF),移植失败1次。现拟自然怀孕,欲中药调理。舌红苔薄,脉弦滑。生育史:已婚未育,0-0-1-0。既往史:2019年曾右侧输卵管妊娠行右侧输卵管切开取胚术。辅助检查:HSG示右侧输卵管阻塞,左输卵管通畅。西医诊断:继发性不孕,输卵管堵塞。中医诊断:不孕病,癥瘕。辨证:肝郁肾虚络阻。治则:疏肝育肾通经。

处方:柴胡12 g,白芍12 g,炙甘草6 g,当归15 g,生地、熟地各9 g,仙茅9 g,淫羊藿9 g,菟丝子30 g,葛根30 g,路路通9 g,女贞子30 g,石楠叶15 g,玫瑰花6 g。

12剂。水煎2次共360 mL,分2次温服。

另嘱:监测BBT。

二诊(2021年7月10日)

时值经前,末次月经6月14日,BBT上升6日,带下量少,7月1日起乳房胀痛10日。药后睡眠改善,仍情绪焦虑,余症无殊。2021年7月8日查阴超:内膜9 mm,余(一)。舌暗苔薄,脉细。

处方:柴胡12 g,白芍12 g,炙甘草6 g,当归15 g,生地、熟地各9 g,仙茅9 g,淫羊藿9 g,菟丝子30 g,葛根30 g,女贞子30 g,石楠叶15 g,玫瑰花6 g,路路通9 g,皂角刺9 g,合欢皮15 g,西红花0.25 g。

7剂。水煎2次共360 mL,分2次温服。

三诊(2021年7月24日)

末次月经7月18日,5日净,量中,色红,血块少,无痛经。上周期BBT双相14日。舌淡苔薄脉细。辅助检查,2021年7月20日FSH 9.02 mIU/mL,LH 7.31 mIU/mL,PRL 0.802 ng/mL,T 0.06 ng/mL,P 0.032 ng/mL,E_2 21.80 pg/mL,AMH 0.68 ng/mL,脱氢表雄酮(DHEA)1 195.68 ng/mL↑,雄烯二酮1.05 ng/mL。

处方:当归15 g,生地、熟地各9 g,白芍12 g,炙甘草6 g,仙茅9 g,淫羊藿9 g,菟丝子30 g,葛根30 g,路路通9 g,女贞子30 g,石楠叶15 g,玫瑰花6 g,丁香3 g,皂角刺9 g,合欢皮15 g,西红花0.25 g,炙黄芪15 g,锁阳15 g。

7剂。水煎2次共360 mL,分2次温服。

四诊(2021 年 8 月 7 日)

兹值月经中期,BBT 尚未升高,带下量少。近期情绪平稳,纳寐可,二便调。舌淡红苔薄,脉细。

处方:柴胡 12 g,白芍 12 g,炙甘草 6 g,当归 15 g,生地、熟地各 9 g,仙茅 9 g,淫羊藿 9 g,菟丝子 30 g,葛根 30 g,女贞子 30 g,石楠叶 15 g,玫瑰花 6 g,丁香 3 g,路路通 9 g,皂角刺 9 g,合欢皮 15 g,西红花 0.25 g。

7 剂。水煎 2 次共 360 mL,分 2 次温服。

五诊(2021 年 8 月 21 日)

经阻未行,BBT 上升 14 日。舌红苔薄根腻,脉细。

处方:柴胡 12 g,白芍 12 g,炙甘草 6 g,当归 15 g,生地、熟地各 9 g,仙茅 9 g,淫羊藿 9 g,菟丝子 30 g,葛根 30 g,女贞子 30 g,石楠叶 15 g,玫瑰花 6 g,丁香 3 g,路路通 9 g,皂角刺 9 g,合欢皮 15 g,西红花 0.25 g,砂仁 6 g。

7 剂。水煎 2 次共 360 mL,分 2 次温服,嘱经净后服药。

六诊(2021 年 9 月 4 日)

末次月经 8 月 23 日,4 日净,量中,色红,无明显血块及痛经。近期性欲低下,余症无殊。舌红苔薄,脉细。

处方:当归 15 g,生地、熟地各 9 g,白芍 12 g,炙甘草 6 g,仙茅 9 g,淫羊藿 9 g,菟丝子 30 g,葛根 30 g,路路通 9 g,女贞子 30 g,石楠叶 15 g,玫瑰花 6 g,丁香 3 g,路路通 9 g,皂角刺 9 g,合欢皮 15 g,西红花 0.25 g,炙黄芪 15 g,锁阳 15 g,蛇床子 9 g。

14 剂。水煎 2 次共 360 mL。

七诊(2021 年 9 月 18 日)

BBT 上升 6 日,带下量增,近日眠浅多梦,胃纳可,二便调。舌红苔根腻,脉细。

处方:柴胡 12 g,白芍 12 g,炙甘草 6 g,当归 15 g,生地、熟地各 9 g,仙茅 9 g,淫羊藿 9 g,菟丝子 30 g,葛根 30 g,路路通 9 g,女贞子 30 g,石楠叶 15 g,玫瑰花 6 g,丁香 3 g,路路通 9 g,皂角刺 9 g,合欢皮 15 g,砂仁 6 g。

14 剂。水煎 2 次共 360 mL,分 2 次温服。

八诊(2021 年 10 月 16 日)

末次月经 9 月 26 日,月经 5 日净,量偏多,色红,血块多,痛经仍有,第 2 日明显,无腰酸,经前 10 日乳胀。本月 BBT 尚未升,带下少,纳寐可,二便调。舌淡苔薄边有齿印,脉细。

处方:柴胡12 g,白芍12 g,炙甘草6 g,当归15 g,生地、熟地各9 g,仙茅9 g,淫羊藿9 g,菟丝子30 g,葛根30 g,路路通9 g,女贞子30 g,石楠叶15 g,玫瑰花6 g,丁香3 g,路路通9 g,皂角刺9 g,合欢皮15 g,西红花0.25 g,砂仁6 g,川芎15 g,锁阳30 g,鹿角片15 g。

7剂。水煎2次共360 mL,分2次温服。

九诊(2021年10月30日)

月事逾期未行,BBT升高,查HCG阳性。10月28日血HCG 44.2 mIU/mL,P 7.11 ng/mL,10月30日血HCG 112 mIU/mL,P 8.58 ng/mL。舌红苔根腻,脉左细滑。拟诊早孕,治拟补肾安胎。

处方:党参15 g,炒白术15 g,茯苓15 g,黄芩6 g,桑寄生9 g,熟地9 g,白芍9 g,炙甘草6 g,陈皮6 g,怀山药15 g。

7剂。水煎2次共360 mL,分2次温服。

十诊(2021年11月9日)

无不适,纳寐可,二便调。BBT维持于37.2～37.3 ℃。11月1日血HCG 288 mIU/mL。11月3日血HCG 835 mIU/mL。11月6日血HCG 3 070 mIU/mL。嘱:查B超。

十一诊(2021年11月22日)

今B超:宫内早孕,见胚芽及心管搏动(估51日左右)。今晨BBT 37.3 ℃,稳定维持高温相。

2022年7月8日微信报顺产一子。

[按] 不孕病的病因繁杂,有虚有实。然肾藏精而主生殖,故不孕病因虽繁而首当责之于肾。治疗上遵循蔡氏育肾调周理论,经后期育肾通络,滋补肾精以促卵泡发育;经前期育肾培元,维持肾中阴阳均衡以健黄体功能。陈旦平认为育肾的核心在于调和肾中阴阳平衡。此外,治病求因,追问病史得知患者平素因家务抑郁,又IVF失败,情志欠畅,肝郁气滞,血行受阻,以致月事不准。因此,本案患者的治疗大法为疏肝育肾。初诊时辨证施治,方用柴胡、白芍、玫瑰花疏肝柔肝,当归、生地、熟地养血活血调经,仙茅、淫羊藿温肾助阳,女贞子滋补肝肾,路路通通利经络,葛根升发清阳,以助药物辛散透达。二诊患者BBT升高,值黄体期,治拟育肾通络。结合患者有宫外孕史,胞脉不通。在原方的基础上,加上丁香、路路通、皂角刺,加强通利脉络;并予西红花加强活血通络之功,络道通畅,

两精方能相搏而受孕。加之西红花有疏肝解郁之功,配伍合欢皮,解郁安神,一举两得。三诊时患者月经已行,原方加黄芪补气以行滞通痹,锁阳温肾益精又不温燥;如遇患者排卵困难,重用锁阳 30 g,再加鹿角等血肉有情之品温肾助阳以促排卵(见八诊)助性欲。方中公丁香、石楠叶为蔡氏调经促排卵的经验药对。陈旦平在调经助孕时注重监测 BBT。既可判断病情,又可作为临证用药参考;同时也是指导同房、把握时机的重要依据。经治,患者月经逐步恢复正常,BBT双相稳定。效不更方,四诊至八诊在守方的基础上,对症加减用药。治疗不到 4个月而经调孕育,显现成效。孕后陈旦平改予补肾安胎。2022 年 7 月 8 日报顺产,母子平安。(李佳慧)

二、子宫因素

(一) 宫腔粘连

李某,女,32 岁。

初诊(2021 年 5 月 18 日)

主诉:月经量少 2 年,未避孕 1 年未孕。

现病史:患者月经规则,30 日一行,经期 4～5 日,近 1 年月经量减一半,色鲜红,临经前腰酸明显。2019 年人流后月经量少。2019 年和 2020 年两次宫腔镜显示宫腔粘连,分解粘连后月经量略有好转,后有复现量少。近 1 年未避孕未孕,输卵管造影显示双侧输卵管基本通畅。末次月经 5 月 2 日。有高催乳素血症,现服溴隐亭治疗。时值中期,带下拉丝,今日 B 超:双卵巢见生长卵泡,较大者 14 mm×16 mm,内膜 7 mm。平素性生活正常。刻下:胃纳可,二便调,夜寐安。舌红,苔薄,脉细。理化检查,2020 年 7 月 E_2 34.72 pg/mL,T 0.12 ng/mL,P 0.42 ng/mL,FSH 5.36 mIU/mL,LH 6.12 mIU/mL,PRL 48.82 ng/mL。男方精液常规检查均正常范围,无烟酒嗜好。生育史:2014 年剖腹产 1 胎,2019 年人流 1 次。1-0-1-1。西医诊断:宫腔粘连,继发性不孕。中医诊断:月经过少,不孕症。辨证:肾虚血瘀。治则:育肾活血。

处方:茯苓 15 g,肉桂 3 g,桂枝 3 g,路路通 9 g,当归 15 g,川芎 15 g,葛根 30 g,鳖甲 15 g,熟地 9 g,桃仁 9 g,生蒲黄 9 g,泽兰 9 g,茺蔚子 9 g,怀牛膝 9 g,柴胡 9 g,香附 6 g。

12 剂。水煎 2 次共 360 mL,分 2 次温服。嘱量基础体温。

中医外治方案:① 中药定向透药疗法(方药延胡索、没药、当归、川芎等)。
② 穴位敷贴(肾俞、次髎、子宫、大赫)。③ 耳穴压丸(子宫、卵巢、内分泌、交感、
肝、肾等)。每周 2 次,每次 20 分钟。

二诊(2021 年 6 月 1 日)

经期将临,基础体温双向,近日乳胀,胃纳可,二便调,夜寐安。今 B 超:子
宫内膜 12 mm。舌红,苔薄,脉细。证治同前。

处方:茯苓 15 g,肉桂 3 g,桂枝 3 g,当归 15 g,川芎 15 g,葛根 30 g,鳖甲
15 g,熟地 9 g,桃仁 9 g,生蒲黄 9 g,泽兰 9 g,茺蔚子 9 g,怀牛膝 9 g,柴胡 12 g,
香附 6 g,炒白芍 12 g,炙甘草 6 g。

7 剂。水煎 2 次共 360 mL,分 2 次温服。

三诊(2021 年 6 月 5 日)

经行于 6 月 2 日,量增色红,今将净,无腹痛。舌红苔薄,脉细。

宗法续方,再进 14 剂。

四诊(2021 年 7 月 8 日)

月经逾期未行,自测尿 HCG:阳性,胃纳可,二便调,夜寐安。舌红,苔薄,
脉细滑。证属孕象,治宜育肾安胎。

处方:川续断 15 g,菟丝子 15 g,桑寄生 15 g,女贞子 9 g,黄精 15 g,茯苓
15 g,炒白芍 9 g,黄芩 9 g,炒白术 15 g,石斛 15 g,杜仲 9 g。

14 剂。水煎 2 次共 360 mL,分 2 次温服。

[按] 患者月经规则,已生育一胎,人流后月经量少,宫腔镜显示宫腔粘连,
病因较为明确,属肾气受损,胞脉胞络损伤,血海瘀热互结,故舌红脉细。患者初
诊带下拉丝,正值氤氲期,但子宫内膜较薄,仅有 7 mm,不利于子宫内膜对受精
卵的容受性,故陈旦平予育肾方育肾填精养血,加路路通、生蒲黄、桃仁、茺蔚子
等活血通络,葛根、鳖甲凉血活血,柴胡、香附理气行血,怀牛膝补肾通络。患者
高催乳素血症已服西药治疗,控制于正常范围内,不再另予麦芽、稻芽之品。但
考虑患者子宫内膜粘连,顽疾难去,特色方的外治方药,经中药定向透药联合穴
位敷贴,使药物难达病所,再配合耳穴压丸,全身与局部调节相结合。治疗所选
穴位均为女性填精养血、活血通络常用穴位。内外合治,以期速效。中药定向透
药仪属于低频治疗仪,只要属于适应证范围,可用于未避孕患者。患者二诊值临
经前,由于前期通补兼施,内外合治,患者子宫内膜明显增厚,也未出现平素腰酸
之症,所以继续前方,少佐疏肝理气之品。四诊患者月经逾期未行,自测已孕,前

方虽有较多活血化瘀之品,但"有故无殒,亦无殒也",并不影响胎气,后续予寿胎丸加黄精、女贞子、石斛、黄芩等补肾凉血安胎。十月后家人报告再添新丁。(许江虹)

(二)子宫腺肌病

案一 余某,女,28岁。

初诊(2018年12月7日)

主诉:稽留流产清宫术后2个月。

现病史:患者2个月前因孕49日,未见卵黄囊、未见胚芽行清宫术。术后复查B超(11月11日):子宫大小51 mm×46 mm×35 mm,子宫后壁见多个细小弥漫组织区域,后伴栅栏状,诊断子宫腺肌病。妇科检查无异常,宫颈白带均无异常。2015年自愿引产1次,术后月经量少。刻下:胃纳欠佳,夜寐欠安,入睡困难,消化不良,食多腹胀,舌质红苔薄,脉细。月经史:初潮13岁,经期6~7日,周期26~28日,量中,有血块,时有痛经,伴腰酸。生育史:0-0-2-0。末次月经2018年11月23日。既往史:无其他手术史。西医诊断:子宫腺肌病。中医诊断:痛经。辨证:肾虚血瘀,心脾两虚。治则:育肾活血,健脾宁心。

处方:当归15 g,丹参9 g,生地、熟地各9 g,香附9 g,鳖甲9 g,仙茅15 g,淫羊藿15 g,牡丹皮9 g,茯神15 g,女贞子30 g,丁香6 g,炒白术30 g,怀山药30 g,酸枣仁15 g,人参6 g。

14剂。水煎服,每日2次,早晚饭后温服。同时嘱每日自测BBT,经行测性激素AMH。

二诊(2018年12月15日)

末次月经11月23日,经行7日净,量偏少,色红,血块少,痛经减轻,腰酸时有。丈夫精子正常,性激素检查,T 2.41 ng/mL↓,PRL 44.55 ng/mL↑。大便稀薄,每日1次,夜寐仍难入睡,余无殊苦,带下适中。舌红苔薄脉细,守法再进。

处方:丹参15 g,生地、熟地各9 g,当归15 g,香附9 g,鹿角霜9 g,仙茅30 g,石楠叶15 g,女贞子30 g,淫羊藿15 g,茯苓15 g,川续断15 g,狗脊15 g。

7剂。水煎服,每日2次,早晚饭后温服。

三诊(2018年12月29日)

末次月经12月23日,经行6日净,量中等偏多,每个小时换一片卫生巾,血块多,痛经加重,得温痛减。刻下:纳可,夜寐入睡尚可,较前改善,无便溏。12

月 29 日阴超示内膜 5 mm。舌脉同前,证治同前。

处方:当归 15 g,丹参 9 g,生地、熟地各 9 g,香附 9 g,鳖甲 15 g,仙茅 15 g,淫羊藿 15 g,牡丹皮 9 g,茯神 30 g,女贞子 30 g,丁香 6 g,炒白术 30 g,怀山药 30 g,当归 15 g,酸枣仁 15 g,人参 6 g。

14 剂。水煎服,每日 2 次,早晚饭后温服。

四诊(2019 年 1 月 12 日)

时值经中期,带下量中,有锦丝样白带,BBT 未升,余无不适。舌淡苔薄,脉细,守法更益滋肾之味。

处方:当归 15 g,丹参 15 g,生地、熟地各 9 g,香附 9 g,鹿角霜 15 g,仙茅 15 g,石楠叶 15 g,女贞子 30 g,淫羊藿 15 g,茯神 30 g,巴戟天 15 g,紫石英 15 g(先煎)。

14 剂。水煎服,每日 2 次,早晚饭后温服。

五诊(2019 年 1 月 26 日)

末次月经 1 月 23 日,量减少,色红,无痛经。上月 BBT 双相,爬坡样上升 9 天。

处方:当归 15 g,丹参 9 g,生地、熟地各 9 g,香附 9 g,鳖甲 9 g,仙茅 15 g,淫羊藿 15 g,牡丹皮 9 g,茯苓 15 g,女贞子 30 g,丁香 6 g,炒白术 30 g,怀山药 30 g,当归 15 g,酸枣仁 15 g,人参 6 g,鹿角片 15 g。

14 剂。水煎服,每日 2 次,早晚饭后温服。

六诊(2019 年 2 月 23 日)

末次月经 2 月 20 日,量中,色红,余无特殊。患者月经已恢复正常,BBT 双相,拟停药试孕。

七诊(2019 年 8 月 24 日)

BBT 双相,爬坡样升高,今高温相第十三日,近日大便每日 2～3 次,便溏,矢气频多。舌脉同前,守法。

处方:当归 15 g,生地 9 g,熟地 15 g,仙茅 9 g,淫羊藿 15 g,女贞子 27 g,石楠叶 9 g,鹿角霜 15 g,丹参 15 g,巴戟天 15 g,菟丝子 15 g,香附 9 g,生黄芪 15 g,知母 6 g,生甘草 6 g。

14 剂。水煎服,每日 2 次,早晚饭后温服。

八诊(2019 年 9 月 7 日)

BBT 未上升,上月 BBT 黄体功能欠佳,双相体温,末次月经 8 月 27 日,经行

6 日,血块多,伴腰酸,入睡难,纳可,大便溏稀,每日 3 次,畏寒怕冷。

处方:茯苓 15 g,公丁香 3 g,生地 9 g,熟地 15 g,仙茅 9 g,淫羊藿 15 g,女贞子 27 g,石楠叶 9 g,丹参 9 g,牡丹皮 9 g,鳖甲 15 g,香附 9 g,当归 15 g,肉桂、桂枝各 3 g,制半夏 3 g,炒白术 15 g,生黄芪 15 g,知母、黄柏各 6 g,炙甘草 9 g,红枣 15 g。

14 剂。水煎服,每日 2 次,早晚饭后温服。

九诊(2019 年 9 月 21 日)

BBT 上升 6 日,大便稍成形,入睡较困难。

处方:当归 15 g,生地 9 g,熟地 15 g,仙茅 9 g,淫羊藿 15 g,女贞子 27 g,石楠叶 9 g,鹿角霜 9 g,丹参 15 g,巴戟天 15 g,菟丝子 15 g,香附 9 g,生黄芪 15 g,知母 6 g,紫石英 30 g(先煎),生甘草 6 g。

7 剂。水煎服,每日 2 次,早晚饭后温服。

十诊(2019 年 10 月 5 日)

末次月经 9 月 26 日,经色、量正常,经行第二日小腹胀痛,上月 BBT 双相欠佳,余无所苦。

处方:茯苓 15 g,公丁香 3 g,生地 9 g,熟地 15 g,仙茅 9 g,淫羊藿 15 g,女贞子 27 g,石楠叶 9 g,丹参 9 g,鳖甲 15 g,香附 9 g,当归 15 g,肉桂、桂枝各 3 g,制半夏 3 g,炒白术 15 g,生黄芪 30 g,牡丹皮 9 g,知母、黄柏各 6 g,白芍 12 g,炙甘草 9 g,红枣 15 g,川朴花 6 g。

14 剂。水煎服,每日 2 次,早晚饭后温服。

十一诊(2019 年 11 月 2 日)

末次月经 9 月 26 日,10 月 25 日测血 HCG 701.28 mmol/L,P 11.35 ng/mL,B 超示宫内早孕。刻下:下腹隐痛,无出血,时有腰酸,恶心,食后欲吐,头晕乏力,纳寐可,二便调。舌淡苔薄,脉细左滑。证属脾肾亏虚,胎动不安。治拟补肾健脾安胎。

处方:党参 15 g,炒白术 15 g,黄芩 9 g,生地、熟地各 9 g,白芍 12 g,炙甘草 6 g,南瓜蒂 15 g,山茱萸 15 g,川续断 9 g,佛手 6 g。

14 剂。水煎服,每日 2 次,早晚饭后温服。如法调理,保胎至 12 周,胎元平稳,次年生子。

[按] 患者曾有过不良妊娠史,原因不明,我们认为胚胎停育基本病机是以肾虚为本,因肾主生殖,藏精血,精血亏虚,则胎元失养,胞失所系,胎元不固故而

堕胎。同时患者脾胃气虚,水液运化失司,时常便溏,所以亦要重视脾胃的调治。概脾统血,脾主运化,为气血生化之源,气血充盛可养胎,补益中气可系胎,故此患者脾胃虚衰则气血生化乏源,则胎失所养。肾虚则系胎无力,固摄无权则胎失所系,因此以补肾填精为第一大法,兼以调补脾胃。又因患者求嗣心切,思虑过重,情绪抑郁,失眠难安,故配以酸枣仁、香附、远志等宁心安神,疏肝解郁。首诊患者正值刮宫术后恢复期,心情欠佳,精血亏虚,阴长阳消,应以滋阴养血,以阴扶阴,佐以助阳,方中生地、熟地、当归、茯苓、牡丹皮养血健脾,益肾填精;香附、丹参理气活血、疏通冲任;女贞子、鳖甲、仙茅、淫羊藿、石楠叶、公丁香补肾益精,温肾助阳,阴阳互根;人参、白术、茯神、怀山药补益气血,健脾化湿,与酸枣仁相伍安神疏肝。服药同时监测BBT。二诊结合激素水平报告,卵巢功能有轻度的下降,时值黄体期,予温通方加续断、狗脊,加强补肝肾的作用,提高黄体功能,温肾助阳。三诊无明显变化,笃定守前方,四诊体温未升,但带下锦丝状,加紫石英15 g,温肾暖宫助孕,为宫冷不孕的要药。五诊守方同前,因患者双相体温2个月,排卵正常,故自愿停药试孕。半年试孕未果,又前来调理,同样以补肾调周治疗为原则,加以生黄芪益气养血,扶助正气,促进气血运行,白芍、牡丹皮合知、柏、甘草,调营卫,除免疫之虞,调理2月余,患者停经,验血已受孕。孕后症见脾弱肾虚,胎动不安,曾有不良妊娠史,故妊娠后不可掉以轻心,仍需补肾健脾安胎,调理善后,致13周而安稳,最后顺利生子。(夏馨)

案二 熊某,女,38岁。

初诊(2018年11月25日)

主诉:结婚6年未避孕未孕。

现病史:患者15岁初潮,经期尚准,每30日左右一行,量中,色暗,5日净,经前或经行必腹痛,伴血块,末次月经11月22日。平素常感肛门坠痛,腰酸,乏力。2016年行HSG检查提示:左侧输卵管通而不畅,通液后,双侧通畅。2007年腹腔镜检查示子宫内膜异位症(有异位灶)。男方精液检查正常。曾口服氯米酚促排卵3个月,未受孕。刻下:经期第4日,量中,色暗红,夹血块,伴小腹坠痛,肛门坠胀,乏力,纳寐可,二便调。舌红苔薄白,脉沉细。既往史:既往身体健康,否认内、外科等疾病史。生育史:0-0-0-0。西医诊断:原发性不孕,子宫内膜异位症。中医诊断:不孕症,痛经(肾虚血瘀)。治法:经期活血化瘀消癥;平时益肾调周,活血通络。

处方:当归9g,生地9g,熟地9g,白芍15g,川芎9g,川牛膝9g,香附9g,益母草15g,泽兰9g,泽泻9g,桃仁9g,红花9g,白芷6g,丹参9g。

7剂。水煎服,每日2次,早晚饭后温服。

二诊(2018年12月2日)

已经净,感腰酸、乏力,劳累后尤甚。舌红,苔薄白,脉细。治拟育肾通络,理气活血。

处方:生地9g,茯苓15g,麦冬9g,丁香6g,路路通9g,皂角刺12g,王不留行9g,肉苁蓉9g,牛膝9g,淫羊藿15g,仙茅9g,女贞子9g,巴戟天9g,丹参12g,黄精12g。

14剂。水煎服,每日2次,早晚饭后温服。

三诊(2018年12月16日)

时逾经间期,BBT已上升,腰酸、乏力仍有。舌脉同前,治拟益肾培元,温阳助孕。

处方:生地9g,熟地9g,茯苓15g,青皮、陈皮各6g,肉苁蓉9g,仙茅9g,淫羊藿15g,鹿角霜9g,巴戟天9g,龟甲9g,丹参12g。

7剂。水煎服,每日2次,早晚饭后温服。

四诊(2018年12月23日)

末次月经12月22日,量中,色暗红,夹血块,腹痛不明显。舌脉同前,治拟益肾通利,化瘀理气。

处方:生地9g,茯苓15g,麦冬9g,丁香6g,路路通9g,王不留行9g,肉苁蓉9g,牛膝9g,淫羊藿15g,仙茅9g,女贞子9g,巴戟天9g,丹参12g,黄精12g,莪术9g。

7剂。水煎服,每日2次,早晚饭后温服。

五诊(2019年1月6日)

正值经间期,见拉丝带下,BBT已上升,腰酸、乏力不显。舌脉同前,治拟益肾培元,温阳助孕。

处方:生地9g,熟地9g,茯苓15g,紫石英30g,肉苁蓉9g,仙茅9g,淫羊藿15g,鹿角霜9g,巴戟天9g,龟甲9g,丹参12g。

14剂。水煎服,每日2次,早晚饭后温服。

六诊(2019年1月25日)

经未行,BBT仍高相,测尿HCG阳性。感腰酸,无腹痛,无阴道出血。舌红苔薄白,脉细滑。四诊合参为孕象,治拟健脾益肾安胎。

处方:炒党参 15 g,白术 9 g,茯苓 15 g,续断 15 g,桑寄生 15 g,杜仲 15 g,生地、熟地各 9 g,黄芩 9 g。

14 剂。水煎服,每日 2 次,早晚饭后温服。

另嘱验血 P、HCG,继续监测 BBT。

七诊(2019 年 2 月 3 日)

BBT 高温稳定,恶心欲呕,无腹痛腰酸,无阴道出血,纳食尚可,寐安,便调。舌红苔薄白,脉细滑。今日 B 超提示宫内早孕,胚芽长 4 mm,见胎心搏动。继予上方出入以健脾益肾安胎至孕 3 个月。

[按] 本案中患者婚后多年未孕,自身年龄又较大,必受各方压力较多,易致肝气郁滞,气滞则血瘀,日久癥积内结,故月事不调,每遇经前或行经小腹疼痛,再者患者平素常有腰酸、乏力,均为肾虚之象,两因相合所以难以受孕。对于不孕症,陈旦平认为当根据月经周期的不同阶段分期论治。初诊患者正值经期,且腹痛、肛坠明显,又兼顾其子宫内膜异位症的病情,先予理气活血、通经止痛之法减其腹痛,消其血瘀。复诊时,患者经净,腰酸、乏力明显,又因其输卵管通而不畅,则以育肾通络为主兼以理气活血,方中茯苓健脾和中;生地、牛膝、黄精、女贞子益肾滋阴;配伍肉苁蓉、仙茅、淫羊藿、巴戟天补肾助阳,以求阴得阳升而源泉不绝;再以路路通、王不留行通利脉络;丹参活血消瘀;丁香疏肝理气;皂角刺、丹参活血消癥。三诊正逾中期,正是阴阳转化的受孕期,当育肾培元,温阳助孕,故以肉苁蓉、巴戟天、仙茅、淫羊藿、鹿角霜温肾助阳;生地、熟地、龟甲益肾填精,又可抑制诸阳药之温热;青皮、陈皮疏肝理气且防补肾药之滋腻碍胃;再配以茯苓和中健脾。继予中药服用 1 个月后,终令患者肾气渐盛,月经渐调,成功受孕。此案中陈旦平不仅运用了周期调治法,还不忘患者素有癥积之症,每每用药必加入理气活血之品,使瘀血消,肾气盛,胎元成。为固胎元,仍当安胎。(周华)

三、排卵因素

(一)多囊卵巢综合征

案一 陈某,女,29 岁。

初诊(2020 年 6 月 17 日)

主诉:未避孕未孕 5 年。

现病史：患者婚后未避孕未孕5年,3年前在外院检查提示多囊卵巢综合征。月经32～40日一行,经期5日,量少,色红,无血块。经前乳胀。末次月经6月6日,色红,量少,无血块。带下色白,量少,下阴干涩。已婚5年,不避孕,未孕,配偶精液检查正常。刻下：胃纳可,二便调,夜寐安,自汗。舌红,苔薄白,脉沉细。理化检查：2019年4月6日外院性激素检查,T 0.74 ng/mL,FSH 6.21 mIU/mL,LH 5.68 mIU/mL,PRL 11.11 ng/mL,E_2 74.72 pg/mL,P 0.7 ng/mL。1月8日子宫附件B超：双卵巢多囊样改变,宫颈多发囊肿,其余无特殊。西医诊断：原发性不孕,多囊卵巢综合征。中医诊断：不孕症。辨证：肾气不足,冲任不调。治则：育肾通络。

处方：炙黄芪15 g,茯苓15 g,公丁香6 g,熟地9 g,生地9 g,仙茅15 g,淫羊藿15 g,女贞子30 g,石楠叶15 g,丹参9 g,牡丹皮9 g,制鳖甲15 g,制香附9 g,当归9 g,肉桂6 g,桂枝6 g,路路通15 g,皂角刺15 g,生麦芽30 g。

14剂。水煎2次共360 mL,分2次温服。

同时予子宫附件B超检查。

二诊(2020年7月1日)

BBT单相,口苦多梦,胃纳可,二便调,夜寐安。6月17日静安区中医医院B超检查示：内膜6 mm,其余无特殊。舌红,苔薄白,脉沉细。辨证：肾气不足,冲任不调。治则：育肾通络。

处方：炙黄芪30 g,茯苓15 g,公丁香6 g,熟地9 g,生地9 g,仙茅15 g,淫羊藿15 g,女贞子30 g,石楠叶15 g,丹参9 g,牡丹皮9 g,制鳖甲15 g,制香附9 g,当归9 g,肉桂6 g,桂枝6 g,路路通15 g,皂角刺15 g,生麦芽30 g,丹参30 g,柴胡9 g,石菖蒲15 g。

14剂。水煎2次共360 mL,分2次温服。

三诊(2020年7月15日)

BBT单相,口苦多梦好转,咽痛,胃纳可,二便调。舌红,苔薄白,脉沉细。辨证：肾气不足,冲任不调。治则：育肾通络。

处方：炙黄芪30 g,茯苓15 g,公丁香6 g,熟地9 g,生地9 g,仙茅15 g,淫羊藿15 g,女贞子30 g,石楠叶15 g,丹参15 g,牡丹皮9 g,制鳖甲15 g,制香附9 g,当归9 g,肉桂6 g,桂枝6 g,路路通15 g,皂角刺15 g,生麦芽30 g,丹参30 g,柴胡9 g,石菖蒲15 g,金银花15 g,连翘15 g。

14剂。水煎2次共360 mL,分2次温服。

四诊（2020 年 7 月 29 日）

末次月经 7 月 24 日，色红，量少。时逾中期，BBT 单相，眠浅多梦，胃纳可，二便调。舌红，苔薄白，脉沉细。2020 年 7 月 27 日外院性激素检查，T 0.84 ng/mL↑，FSH 5.95 mIU/mL，LH 4.75 mIU/mL，PRL 6.59 ng/mL，E_2 52.38 pg/mL，P 0.41 ng/mL。辨证：肾气不足，冲任不调。治则：育肾通络。

处方：炙黄芪 30 g，茯苓 15 g，公丁香 6 g，熟地 9 g，生地 9 g，仙茅 15 g，淫羊藿 15 g，女贞子 30 g，石楠叶 15 g，丹参 15 g，牡丹皮 9 g，制鳖甲 15 g，制香附 9 g，当归 15 g，肉桂 6 g，桂枝 6 g，路路通 15 g，皂角刺 15 g，生麦芽 30 g，丹参 30 g，柴胡 9 g，石菖蒲 15 g，黄连 6 g，夜交藤 15 g，五味子 9 g。

14 剂。水煎 2 次共 360 mL，分 2 次温服。

五诊（2020 年 8 月 26 日）

时逾中期，BBT 已上升，多梦，胃纳可，腑气不畅，3～4 日一行。舌红，苔薄白，脉沉细。辨证：肾气不足，冲任不调。治则：育肾通络。

处方：炙黄芪 30 g，茯苓 15 g，公丁香 6 g，熟地 9 g，生地 9 g，仙茅 15 g，淫羊藿 15 g，女贞子 30 g，石楠叶 15 g，丹参 9 g，牡丹皮 9 g，制鳖甲 15 g，紫苏梗 9 g，当归 15 g，肉桂 6 g，桂枝 6 g，路路通 15 g，皂角刺 15 g，生麦芽 30 g，丹参 30 g，柴胡 9 g，石菖蒲 15 g，黄连 6 g，夜交藤 15 g，五味子 9 g，龟甲 15 g。

14 剂。水煎 2 次共 360 mL，分 2 次温服。

六诊（2020 年 9 月 26 日）

经阻未行，今妊娠试验阳性，小腹隐痛近一月阵作，无阴道出血。多梦，胃纳可，二便调。舌淡，苔薄白，脉滑数。辨证：肾气不足，胎动不安。治则：益气培元，补肾安胎。

处方：炒党参 15 g，炒白术 15 g，茯苓 12 g，佛手 6 g，白芍 20 g，黄芩 9 g，桑寄生 15 g，杜仲 9 g，枸杞子 15 g，炙甘草 6 g。

7 剂。水煎 2 次共 360 mL，分 2 次温服。

[**按**] 多囊卵巢综合征是月经不调、闭经的主要原因，并为导致排卵障碍性不孕症的主要原因之一，归属中医"无子"等范畴。多囊卵巢综合征患者卵巢内缺乏优势卵泡。肾气不足是导致卵泡的成熟和排出障碍，难以"阴阳和"而获得满意的妊娠机遇。该患者经水少而后期，脉沉细为肾气不足，天癸失其滋养，以致血海失充，冲任失调，月经及带下量少。陈旦平在治疗时本着"欲以通之，无以充之"的原则，以补肾填精贯穿始终，肾气充盈，冲任得养。予熟地、生地、女贞

子、制鳖甲滋养肾阴肾精,仙茅、淫羊藿、石楠叶温通肾阳,当归和血补血,茯苓利水健脾,香附理气。同时运用补气通络促排,以路路通、皂角刺、石菖蒲化痰通络,肉桂、桂枝、公丁香温通经络,特别一提的是配伍黄芪,多囊卵巢综合征患者气虚推动卵泡排出困难,黄芪推动之力强,可助卵泡排出,颇有特色和疗效。五诊患者已孕,腹部隐痛,则予补肾健脾,益气培元之法,固本安胎。(崔玥璐)

案二 刘某,女,31 岁。

初诊(2020 年 4 月 16 日)

主诉:未避孕 2 年未孕,月经后期伴经期延长。

现病史:患者平素月经推后,初潮 14 岁,40～80 余日一行,经期 7～10 日,量中,色红。末次月经 2 月 10 日。平素带下量中,色白。0 - 0 - 0 - 0。性生活正常。身高 163 cm,体重 63 kg。身体质量指数(BMI):23 kg/m²。刻下:症平,胃纳可,小便调,大便软,夜寐尚安。舌暗,苔薄白,脉细。4 月 16 日理化检查,促甲状腺激素(TSH)2.585 mIU/L。胰岛素(INS)30 pmol/L。E_2 21.84 pg/mL,T 0.43 ng/mL,P 0.42 ng/mL,FSH 5.26 mIU/L,LH 10.41 mIU/L,PRL 27.74 ng/mL。4 月 16 日 B 超:子宫大小正常,子宫内膜厚 6 mm,双侧卵巢呈多囊样结构改变。男方精液常规检查均正常范围,无烟酒嗜好。既往史:无妊娠流产史,无手术史。西医诊断:原发性不孕,多囊卵巢综合征。中医诊断:不孕症,月经后期。辨证:脾肾两虚,冲任失调。治则:健脾补肾,调补冲任。

处方:当归 15 g,生地、熟地各 9 g,女贞子 30 g,淫羊藿 15 g,仙茅 15 g,牡丹皮 6 g,丹参 9 g,鳖甲 15 g,茯苓 15 g,公丁香 3 g,石楠叶 15 g,石菖蒲 15 g,肉桂、桂枝各 3 g,路路通 15 g,香附 9 g,生麦芽、炒麦芽各 30 g,紫河车粉 3 g(吞服)。

14 剂。水煎 2 次共 360 mL,分 2 次温服。

嘱:饮食控制,运动减肥,减 10%的体重。即日起测量 BBT。

二诊(2020 年 4 月 30 日)

BBT 上升 2 日。体重减少 1.5 kg,大便成形。余症平,纳可,二便调,夜寐安。证治同前。

处方:当归 15 g,生地、熟地各 9 g,仙茅 15 g,淫羊藿 15 g,女贞子 30 g,鹿角片 9 g,丹参 9 g,巴戟天 15 g,菟丝子 30 g,紫石英 30 g,制香附 9 g,石菖蒲

15 g,紫河车粉3 g(吞服)。

14剂。水煎2次共360 mL,分2次温服。

三诊(2020年5月14日)

末次月经:5月10日。体重减少2.5 kg。BBT双相图形佳,高温期13日。量中,色红,余无殊。胃纳可,二便调,夜寐安。舌淡,苔薄白,脉细滑。证治同前。

处方:当归15 g,生地、熟地各9 g,女贞子30 g,淫羊藿15 g,仙茅15 g,牡丹皮6 g,丹参9 g,鳖甲15 g,茯苓15 g,公丁香3 g,石楠叶15 g,石菖蒲15 g,肉桂、桂枝各3 g,路路通15 g,皂角刺9 g,香附9 g,紫河车粉3 g(吞服)。

14剂。水煎2次共360 mL,分2次温服。

嘱:经净后开始服用。

四诊(2020年5月28日)

体重减少4 kg。体温升高1日,嘱继续测量BBT,余症无殊,胃纳可,二便调,夜寐安。舌淡,苔薄白,脉细滑。证治同前。

处方:当归15 g,生地、熟地各9 g,仙茅15 g,淫羊藿15 g,女贞子30 g,石楠叶15 g,鹿角片9 g,丹参9 g,巴戟天15 g,菟丝子30 g,制香附9 g,石菖蒲15 g,紫河车粉3 g(吞服)。

14剂。水煎2次共360 mL,分2次温服。

五诊(2020年6月15日)

末次月经5月10日,经阻未行,体温升高19日,乳胀,小腹略胀。自诉于家中测尿HCG阳性。余症无殊,胃纳可,二便调,夜寐安。舌淡,苔薄白,脉细滑。四诊合参为孕象,予补脾益肾之安胎药以固胎元。

[按] 患者既往月经常延,加之体重偏重,大便偏软,可知其病在肾虚,兼有痰湿。由理化实验和B超检查可知患者为多囊卵巢综合征,由检查数据分析,患者病在排卵障碍。蔡氏妇科认为此期女性肾气由虚至充,阴精渐长,渐至重阴,故予陈旦平育肾方为主养血填精,调补肝肾。方中以当归、生地、熟地、女贞子、淫羊藿、仙茅、紫河车养血填精;茯苓、丁香、肉桂、桂枝、石菖蒲、石楠叶健脾温阳、助阳化气,为蔡氏妇科促进卵泡发育并正常排出的常用特色药组。另予路路通、牡丹皮、丹参、香附等理气活血、条畅气机,以畅通胞脉胞络。因患者痰湿偏盛,故与生炒麦芽健脾化湿。多囊卵巢综合征患者控制体重为中西医专科共识,故一再嘱其控制体重。二诊时患者已排卵,故予温肾方温肾助孕,升发机体阳

气,扶阳助孕之效。方中茯苓、生地、熟地健脾填精;仙茅、淫羊藿、巴戟天、鹿角片、紫河车壮肾阳、益精血、调冲任;女贞子、山茱萸滋阴补肾,中和诸阳过燥,阴阳平补,阴中求阳。丹参、当归、香附条畅气血。因患者体胖,继予石菖蒲燥湿化痰。BBT 双相佳,行经后,继予育肾方补肾填精,促排助孕。因患者体重逐渐下降,大便已实,故去生炒麦芽。排卵后继予温肾方补肾扶阳。发现患者妊娠后,改予补肾安胎方扶元安胎。(陈颖娟)

案三 陈某,女,33 岁。

初诊(2017 年 3 月 23 日)

主诉:未避孕 2 年未孕,月经稀发 10 年。

现病史:患者近 10 年来月经稀发,常需服用黄体酮,间 2～10 个月一行经,经量时少时多,色时淡时红,无血块,无痛经,经期 2～7 日。体重明显上升。曾多方求医,诊断为"多囊卵巢综合征",中西医治疗均未见效,现口服二甲双胍。末次月经 2016 年 12 月 10 日,量极少,色淡,2 日净。刻下:已 3 月余未行经,双乳胀痛,带下无,BBT 单相,纳眠可,二便调,舌淡体胖大苔薄,脉沉细。婚育史:已婚,0-0-0-0,未避孕。既往检查性激素:LH/FSH＞2,T、PRL 升高。阴超:双卵巢呈多囊样改变。2016 年 5 月复查性激素:T 偏高,余正常。2016 年 10 月复查阴超:子宫内膜 6 mm,子宫小肌瘤。监测 BBT 单相。男方精液常规检查正常。既往史:既往身体健康,否认内、外科等疾病及手术史。过敏史:否认药、食物过敏史。西医诊断:原发性不孕,多囊卵巢综合征。中医诊断:不孕症,月经后期。辨证:脾肾亏虚,痰湿瘀阻。治则:补肾化痰,活血通络。

处方:生地、熟地各 9 g,茯苓 15 g,当归 15 g,牡丹皮、丹参各 9 g,香附 9 g,鳖甲 9 g,女贞子 27 g,仙茅 18 g,公丁香 6 g,石楠叶 18 g,淫羊藿 15 g,生麦芽 60 g,制大黄 9 g,路路通 15 g,苍术、白术各 9 g,紫河车粉 3 g(吞服),菟丝子 30 g。

14 剂。水煎服,每日 2 次,早晚饭后温服。嘱适当运动,控制体重,监测 BBT,药后复查 B 超。

二诊(2017 年 4 月 6 日)

经未行,带下少,舌胖大,边有齿印,苔薄,脉沉细。证治同前。辅助检查:BBT 单相。今日阴超示:内膜 7 mm,子宫小肌瘤(前壁,16 mm×14 mm),宫颈多发囊肿(7 mm×4 mm)。

处方：生地、熟地各 9 g，茯苓 15 g，当归 15 g，牡丹皮、丹参各 9 g，香附 9 g，鳖甲 9 g，女贞子 27 g，仙茅 18 g，公丁香 6 g，石楠叶 18 g，淫羊藿 15 g，生麦芽 60 g，制大黄 9 g，路路通 15 g，苍术、白术各 9 g，紫河车粉 3 g（吞服），菟丝子 30 g，肉桂、桂枝各 6 g。

14 剂。水煎服，每日 2 次，早晚饭后温服。

三诊（2017 年 4 月 20 日）

经未行，带下少，舌暗红，苔薄，脉细。BBT 单相。证治同前。

处方：生地、熟地各 9 g，茯苓 15 g，当归 15 g，牡丹皮、丹参各 9 g，香附 9 g，鳖甲 9 g，女贞子 27 g，仙茅 18 g，公丁香 6 g，石楠叶 18 g，淫羊藿 15 g，生麦芽 60 g，制大黄 9 g，路路通 15 g，苍术、白术各 9 g，紫河车粉 6 g（吞服），菟丝子 30 g，肉桂、桂枝各 6 g，党参 30 g，附子 6 g，红花 6 g。

14 剂。水煎服，每日 2 次，早晚饭后温服。

四诊（2017 年 5 月 4 日）

经未行，带下增，舌淡红苔薄白，脉滑。BBT 上升 5 日。证属肝肾亏虚，治拟滋养肝肾。

处方：生地、熟地各 9 g，当归 15 g，丹参 15 g，鹿角霜 15 g，香附 9 g，仙茅 27 g，巴戟天 15 g，石楠叶 18 g，淫羊藿 15 g，菟丝子 15 g，女贞子 27 g，河车粉 6 g。

7 剂。水煎服，每日 2 次，早晚饭后温服。

五诊（2017 年 5 月 18 日）

末次月经 5 月 9 日，量色可，无不适，7 日净。舌淡红，苔薄白，脉滑。守法再进。辨证：脾肾亏虚，痰湿瘀阻。治则：补肾化痰，活血通络。

处方：生地、熟地各 9 g，茯苓 15 g，当归 15 g，牡丹皮、丹参各 9 g，香附 9 g，鳖甲 9 g，女贞子 27 g，仙茅 18 g，公丁香 6 g，石楠叶 18 g，淫羊藿 15 g，生麦芽 60 g，制大黄 9 g，路路通 15 g，苍术、白术各 9 g，紫河车粉 6 g（吞服），菟丝子 30 g，肉桂、桂枝各 6 g，党参 30 g，附子 6 g，红花 6 g。

7 剂。水煎服，每日 2 次，早晚饭后温服。

六诊（2017 年 6 月 1 日）

经周第 24 日，带下少，口干，舌淡，苔薄，脉沉细。BBT 单相。证治同前。

处方：

生地、熟地各 9 g，茯苓 15 g，当归 15 g，牡丹皮、丹参各 9 g，香附 9 g，鳖甲

9 g,女贞子 27 g,仙茅 18 g,公丁香 6 g,石楠叶 18 g,淫羊藿 15 g。生麦芽 60 g,制大黄 9 g,路路通 15 g,皂角刺 9 g,苍术、白术各 15 g,紫河车粉 6 g(吞服),菟丝子 30 g,肉桂、桂枝各 6 g,党参 30 g,附子 6 g,红花 6 g。

14 剂。水煎服,每日 2 次,早晚饭后温服。

七诊(2017 年 6 月 15 日)

经未行,带下少,口干口苦,舌淡,苔薄,脉沉细。BBT 单相。证治同前。

处方:生地、熟地各 9 g,茯苓 15 g,当归 15 g,牡丹皮、丹参各 9 g,香附 9 g,鳖甲 9 g,女贞子 27 g,仙茅 18 g,公丁香 6 g,石楠叶 18 g,淫羊藿 15 g,生麦芽 15 g,制大黄 9 g,路路通 15 g,皂角刺 9 g,苍术、白术各 15 g,紫河车粉 6 g(吞服),菟丝子 30 g,肉桂、桂枝各 6 g,党参 30 g,附子 6 g,红花 6 g,石菖蒲 15 g。

14 剂。水煎服,每日 2 次,早晚饭后温服。

八诊(2017 年 6 月 29 日)

经未行,带下增,胃痞,泛酸,纳食一般,舌淡,苔薄,脉细。BBT 上升。证属肝肾亏虚。治拟滋养肝肾。

处方:生地、熟地各 9 g,当归 15 g,丹参 15 g,鹿角霜 9 g,香附 9 g,仙茅 27 g,巴戟天 15 g,石楠叶 18 g,淫羊藿 15 g,菟丝子 30 g,女贞子 27 g,木香 6 g,青皮、陈皮各 6 g。

14 剂。水煎服,每日 2 次,早晚饭后温服。

九诊(2017 年 7 月 27 日)

末次月经 7 月 4 日,量中,色红,无血块,无痛经,5 日净,纳眠可,二便调,舌淡,苔薄,脉细。BBT 单相。辨证:脾肾亏虚,痰湿瘀阻。治则:补肾化痰,活血通络。

处方:生地、熟地各 9 g,茯苓 15 g,当归 15 g,牡丹皮、丹参各 9 g,香附 9 g,鳖甲 9 g,女贞子 27 g,仙茅 18 g,公丁香 6 g,石楠叶 18 g,淫羊藿 15 g,生麦芽 15 g,制大黄 9 g,路路通 15 g,皂角刺 9 g,苍术、白术各 15 g,紫河车粉 6 g(吞服),菟丝子 30 g,肉桂、桂枝各 6 g,党参 30 g,附子 6 g,红花 6 g,石菖蒲 9 g。

14 剂。水煎服,每日 2 次,早晚饭后温服。

十诊(2017 年 8 月 10 日)

经未行,脱发,余无所苦。舌淡,苔薄,脉细。BBT 单相。证治同前。

处方:生地、熟地各 9 g,茯苓 15 g,当归 15 g,牡丹皮、丹参各 9 g,香附 9 g,鳖甲 9 g,女贞子 27 g,仙茅 18 g,公丁香 6 g,石楠叶 18 g,淫羊藿 15 g,生麦芽

15 g,制大黄9 g,路路通15 g,皂角刺9 g,苍术、白术各9 g,紫河车粉6 g(吞服),菟丝子30 g,肉桂、桂枝各6 g,党参30 g,附子6 g,红花6 g,石菖蒲9 g。

14剂。水煎服,每日2次,早晚饭后温服。

十一诊(2017年8月24日)

今日月经来潮,量色可,无所苦,舌淡胖,苔薄,脉细。证治同前。

处方:生地、熟地各9 g,茯苓15 g,当归15 g,牡丹皮、丹参各9 g,香附9 g,鳖甲9 g,女贞子27 g,仙茅18 g,公丁香6 g,石楠叶18 g,淫羊藿15 g。生麦芽15 g,制大黄9 g,路路通15 g,皂角刺9 g,苍术、白术各9 g,紫河车粉6 g(吞服),菟丝子30 g,肉桂、桂枝各6 g,党参30 g,附子6 g,红花6 g,石菖蒲9 g。

14剂。水煎服,每日2次,早晚饭后温服。

十二诊(2017年9月7日)

经周第15日,带下拉丝,受凉后昨起腹泻4次,今日2次,水样泻,舌脉同上。BBT未升。证治同前。

处方:生地、熟地各9 g,茯苓15 g,当归15 g,牡丹皮、丹参各9 g,香附9 g,鳖甲9 g,女贞子27 g,仙茅18 g,公丁香6 g,石楠叶18 g,淫羊藿15 g,焦谷芽、焦麦芽各15 g,生白术、炒白术各15 g,茯苓30 g,陈皮6 g,木香6 g。

7剂。水煎服,每日2次,早晚饭后温服。

十三诊(2017年9月14日)

经周第22日,乏力,烦躁,口干,大便溏薄,每日3~4次,纳寐可,舌脉同上。BBT单相。证治同前。

处方:生地、熟地各9 g,茯苓15 g,当归15 g,牡丹皮、丹参各9 g,香附9 g,鳖甲9 g,女贞子27 g,仙茅18 g,公丁香6 g,石楠叶18 g,淫羊藿15 g,焦谷芽、焦麦芽各15 g,生白术、炒白术各15 g,茯苓30 g,陈皮6 g,木香6 g,菟丝子30 g。

14剂。水煎服,每日2次,早晚饭后温服。

十四诊(2017年10月10日)

末次月经9月24日,量色可,5日净。现经逾中期,BBT上升,乳胀痛,纳寐可,二便调,舌淡边有齿痕,苔薄白,脉细。证属肝肾亏虚。治拟滋养肝肾。

处方:生地、熟地各9 g,当归15 g,丹参15 g,鹿角霜15 g,香附9 g,仙茅27 g,石楠叶18 g,淫羊藿15 g,菟丝子30 g,女贞子27 g,玫瑰花6 g,巴戟天15 g,紫石英30 g。

7剂。水煎服,每日2次,早晚饭后温服。

十五诊(2017年11月2日)

末次月经10月30日,量偏少,色红,无血块,无痛经,未净。纳寐可,二便调,舌淡胖,苔薄白,脉细。辨证:脾肾亏虚,痰湿瘀阻。治则:补肾化痰,活血通络。

处方:生地、熟地各9g,茯苓15g,当归15g,牡丹皮、丹参各9g,香附9g,鳖甲9g,女贞子27g,仙茅18g,公丁香6g,石楠叶18g,淫羊藿15g,桂枝6g,川芎15g,路路通15g,菟丝子30g。

7剂。水煎服,每日2次,早晚饭后温服。

十六诊(2017年11月16日)

末次月经10月30日,5日净。现经逾中期,带下拉丝,BBT上升1日。便血,有痔疮史,纳眠可。舌淡边有齿痕,苔薄白,脉细。证属肝肾亏虚,治拟滋养肝肾。

处方:生地、熟地各9g,当归15g,丹参15g,鹿角霜9g,香附9g,仙茅27g,巴戟天15g,石楠叶18g,淫羊藿15g,菟丝子30g,女贞子27g,紫石英30g。

14剂。水煎服,每日2次,早晚饭后温服。

十七诊(2017年12月16日)

末次月经10月30日。现停经48日,偶有小腹刺痛,尿频,大便干。12月13日查血P 1.14 ng/mL,HCG 0.36 mIU/mL,BBT持续高温。舌淡,苔薄,脉细左滑。证属孕象,治当育肾安胎。

处方:党参15g,炒白术15g,茯苓15g,黄芩6g,白芍12g,炙甘草6g,山茱萸9g,女贞子15g,川续断15g,菟丝子30g,佛手6g。

7剂。水煎服,每日2次,早晚饭后温服。

十八诊(2017年12月21日)

停经53日,前日无明显诱因出现阴道少量出血,淡红色,腹痛腰酸已消,大便干,尿频,纳眠可。BBT高温相。舌淡,苔薄,脉细左滑。

证治同前。

处方:党参15g,炒白术15g,茯苓15g,黄芩9g,山茱萸9g,女贞子15g,旱莲叶9g,川续断15g,菟丝子15g,佛手6g,生地炭15g,桑寄生15g,南沙参15g。

7剂。水煎服,每日2次,早晚饭后温服。

十九诊(2017 年 12 月 28 日)

停经 60 日,无见红,无腹痛腰酸,晨起稍有恶心,舌淡苔薄,脉滑。证治同前。

处方:党参 15 g,炒白术 15 g,茯苓 15 g,黄芩 6 g,山茱萸 9 g,女贞子 15 g,墨旱莲 9 g,川续断 15 g,菟丝子 15 g,佛手 6 g,桑寄生 15 g,南沙参 15 g。

14 剂。水煎服,每日 2 次,早晚饭后温服。

二十诊(2018 年 1 月 11 日)

停经 10 周余,无见红,无腹痛腰酸,时有恶心,舌淡胖苔薄,脉滑。证治同前。

处方:党参 15 g,炒白术 15 g,茯苓 15 g,黄芩 6 g,山茱萸 9 g,女贞子 15 g,川续断 15 g,菟丝子 15 g,佛手 6 g,桑寄生 15 g,南沙参 15 g。

14 剂。水煎服,每日 2 次,早晚饭后温服。

二十一诊(2018 年 1 月 27 日)

停经 3 月,无见红,无腹痛腰酸,稍感恶心,嗜睡,舌淡体大,苔薄,脉滑数尺沉。1 月 12 日查 B 超示:宫内早孕,胚芽长相当于 8 周 6 日,见胎心搏动。嘱定期产检。

[按] 原发性不孕症是指女性在从未妊娠过的情况下,与配偶同居一年及以上,性生活正常,配偶生殖功能正常,未避孕而未受孕者。在原发性不孕症的病因中,排卵障碍居于首位,其中又以多囊卵巢综合征为多见。多囊卵巢综合征是一组病因复杂的证候群,临床表现具有多样性,在育龄期妇女中常表现为月经稀发或闭经,伴有肥胖、多毛、痤疮等,稀发排卵或无排卵,导致不孕。在中医学中归属于"月经后期""闭经""不孕"等范畴。本病的病因病机较为复杂,本虚标实、病理因素互相兼夹,是妇科的疑难病之一。陈旦平认为多囊卵巢综合征不孕症的病因病机乃肾虚为本,痰瘀为标。肾主藏精,主生殖,为月经之本。清代傅山的《傅青主女科》曰:"经水出诸肾。"《医学衷中参西录》亦指出"男女生育,皆赖肾气作强"。肾虚不能化生精血为天癸,则冲任血海亏虚,致月经后期、闭经,导致生殖功能减退。《圣济总录·妇人无子》言"妇人所以无子者……肾气虚弱故也"。多囊卵巢综合征患者常伴有肥胖,"肥人多痰湿"。《医宗金鉴·妇科心法要诀》言,"女子不孕之故由伤其冲任也……或因体盛痰多,脂膜壅塞胞中而不孕"。治疗上以补肾调周为主,结合化痰活血之法。补肾可以促进卵泡发育、促发排卵、提高黄体功能、促进受精卵着床。而化痰、活血可以促进补肾药的吸收,

加强促排卵、健黄体的作用。陈旦平在"蔡氏妇科""调经种子"原则的指导下,探索中形成了自己治疗多囊卵巢综合征不孕症的方法,并拟定了基本方药——育肾方和温肾方。经后期给予育肾方,以养血育肾促进卵泡发育,经前期给予温肾方以温肾助阳,提高黄体功能,并且特别注重经后期的育肾治疗,认为该病不排卵的阶段始终停留在经后期,主要病理归咎于肾阴癸水不足,痰瘀蕴阻,卵泡发育不成熟。要纠正这种病理状况,必须抓住经后期,育肾养血,蠲化痰湿,活血通络,促进卵泡发育,期望得以顺利排卵。在药物选择上,除了常规药味和剂量之外,常以大剂量菟丝子(≥30 g)育肾养精,促进卵泡发育;肉桂、桂枝、公丁香辛温发散,取其温通有活力,可以顺应氤氲之时的气血阴阳转化,促发排卵;路路通一味即可促排卵,又能疏通输卵管,一举两得;紫河车乃血肉有情之品,滋补阴血,补肾填精,能以脏补脏,补先天不足。现代药理研究表明紫河车含有绒毛膜促性腺激素,能产生雌、孕激素,对促进女性生殖系统发育有显著作用。做到中医病因病机与西医病理变化相结合,药物传统效用与现代实验研究结合,现代医学的检测方法为我所用,只有这样才能真正地继承与发展。在诊治不孕症时总是结合阴超、性激素、BBT、男性精液检查等以明确诊断,帮助治疗,少走弯路,事半功倍,同时注重男女同治,疗效甚佳。本病患者月经稀发10年、不孕2年,结合性激素、阴超检查结果,诊断明确。就诊时月经已停闭3月余,且无排卵征象,陈旦平四诊合参,病证结合,诊为多囊卵巢综合征不孕症,肾虚痰瘀证,予以补肾化痰、活血通络之法,药用经后期方——育肾方加紫河车、菟丝子、肉桂、桂枝、路路通、苍术、白术、生麦芽、制大黄,服药同时监测BBT。二诊、三诊无明显变化,陈旦平笃定守方,坚持育肾促排卵。四诊时患者BBT上升,此时换为经前期方——温肾方加紫河车。五诊、六诊、七诊仍以经后育肾促排为主,八诊排卵后改为经前温肾助阳,此时月经周期已缩短至50余日。此后继续予以上述补肾调周之疗法,至十四诊时患者月经周期恢复正常,且BBT双相典型。之后继续守法守方,至十七诊时患者停经,验血示已受孕。孕后症见脾肾不足、胎元不固之证,予以党参、炒白术、茯苓、黄芩、山茱萸、川续断、女贞子、菟丝子、桑寄生、生地炭等补肾健脾,止血安胎。至停经3个月,查B超提示宫内早孕,见胎心搏动,嘱停药观察,定期产检。本病患者经过半年的中药治疗,月经恢复正常,又经4个月,成功妊娠。本病例病程长,难度大,陈旦平临证衷中参西、病证结合,坚持改善卵巢功能,必须完成3个月卵泡(子)生长新陈代谢周期规律,坚持"调经种子""育肾调周"的治疗原则和大法,注重育肾化痰、活血通络相结合,药物配伍精简有效。妊娠后亦不可掉以轻心,仍需补肾安胎,调理善后。此病案成功经典,体现了医者深厚的理论底蕴和丰富的临证经验。(陈晶晶)

(二)高催乳素血症

季某,女,29岁。

初诊(2016年6月28日)

主诉:未避孕未孕1年。

现病史:初潮12岁,平素月经稀少,27～60日一行,月经量少,色暗,无痛经,无血块,性生活频率每月1次。末次月经:6月22日,6日净,量中。外院生殖科因PRL升高诊断为高催乳素血症。平素腰酸时作,纳可,寐晚,二便调,自汗时有,烦躁易怒,经前痤疮频发,四肢不温,性欲低下。舌暗胖苔薄白,边齿印,脉细滑弦。3月17日监测卵泡:见左侧卵巢优势卵泡20 mm×19 mm×19 mm,内膜9 mm。既往史:无妊娠流产史,无手术史。西医诊断:原发性不孕,高催乳素血症。中医诊断:不孕症。辨证:肝郁脾虚,气滞血瘀。治法:清肝育肾,益气化瘀。

处方:柴胡15 g,郁金9 g,夏枯草15 g,白芍15 g,党参9 g,黄芪9 g,炒白术15 g,茯苓15 g,当归15 g,川续断15 g,熟地9 g,龟甲9 g,牡丹皮9 g,丹参15 g,杜仲15 g,石菖蒲18 g,防风9 g,桂枝6 g,陈皮9 g,淫羊藿15 g。

7剂。水煎服,每日2次,早晚饭后温服。

二诊(2016年7月20日)

末次月经:7月17日至今,量中少,色常,无痛经,BBT双相爬坡12日。6月28日外院检测,免疫(一),空腹血糖(FPG):6.2 mmol/L↑,INS 73.67 pmol/L,FSH 3.79 mIU/mL,E_2 66.95 pg/mL,LH 4.09 mIU/mL,P 0.75 ng/mL,PRL 73.02 ng/mL↑,T 0.45 ng/mL,皮质醇850 ng/mL。丈夫精液(一)。刻下:腰酸,纳可,寐晚,二便调,下颌痤疮减少,四肢不温。舌暗胖苔白腻边齿印,脉弦细滑。

处方:生地9 g,白芍15 g,杞子9 g,墨旱莲15 g,炒白术15 g,茯苓15 g,山药15 g,党参9 g,黄芪9 g,黄精15 g,石菖蒲18 g,川续断15 g,菟丝子15 g,山萸肉9 g,陈皮9 g,柴胡15 g,生麦芽、炒麦芽各60 g,夏枯草15 g。

7剂。水煎服,每日2次,早晚饭后温服。

三诊(2016 年 8 月 3 日)

末次月经：7 月 17 日。带下量少,纳可,寐丸,二便调。BBT 未上升。舌暗胖苔白腻边齿印,脉弦滑。

处方：当归 15 g,熟地 15 g,赤芍 6 g,肉桂 3 g,川芎 9 g,茯苓 30 g,炒白术 15 g,石菖蒲 18 g,山药 15 g,党参 15 g,黄芪 15 g,陈皮 9 g,香附 9 g,丹参 30 g,巴戟天 15 g,石楠叶 9 g,鹿角 15 g,龟甲 15 g,柴胡 9 g,生麦芽、炒麦芽 60 g。

14 剂。水煎服,每日 2 次,早晚饭后温服。

四诊(2016 年 8 月 12 日)

末次月经：7 月 17 日。BBT 上升 10 日,现腰酸,嗜睡,纳寐可,大便间日。舌脉同前,上方继服。

处方：当归 15 g,熟地 15 g,赤芍 6 g,肉桂 3 g,川芎 9 g,茯苓 30 g,炒白术 15 g,石菖蒲 18 g,山药 15 g,党参 15 g,黄芪 15 g,陈皮 9 g,香附 9 g,丹参 30 g,巴戟天 15 g,石楠叶 9 g,鹿角 15 g,龟甲 15 g,柴胡 9 g,生麦芽、炒麦芽 60 g。

14 剂。水煎服,每日 2 次,早晚饭后温服。

五诊(2016 年 8 月 24 日)

末次月经：7 月 17 日,自测尿 HCG 阳性,乏力,尿频,纳寐便可,口干,今查血 HCG 9 505 mIU/mL↑,P 11.87 ng/mL↑,舌暗苔薄边齿印,脉沉细。证属早孕,肾气不足。治拟固肾安胎。

处方：炒白术 15 g,太子参 15 g,白芍 9 g,当归 9 g,南瓜蒂 6 g,苎麻根 15 g,杜仲 15 g,桑寄生 15 g,山药 15 g,山茱萸 9 g。

14 剂。水煎服,每日 2 次,早晚饭后温服。

[按]　患者原发不孕,月事稀少,高催乳素血症,且 BBT 仍显示黄体功能欠佳,高催乳素引起排卵障碍,属排卵障碍性不孕。观其症,腰酸乏力,自汗常作,乃肾气亏虚不固之象。问其苦,烦躁而怒,厌烦性事,探其舌脉,乃肝旺肾虚证。故以清肝理气,滋肾调冲治之。其经净后以滋肾益气、活血化痰为主,方用黄芪、白术、党参等健脾补中,当归、芍药、生地、熟地等益肾养血,巴戟天、淫羊藿温肾促排,石菖蒲、陈皮化痰,郁金、牡丹皮疏肝理气,丹参活血,杜仲、川续断补益肾气;炒麦芽有消积回乳之功效,用大剂量 30 g 加入汤药,帮助降低催乳素。排卵后则加入肉桂、附子等温阳之品以助阳化气,鹿角、石楠叶等药以健黄体。患者情绪略微焦虑,易引起催乳素指标波动,病程中注意言语安慰,及时沟通,叮嘱其平心静气,静候佳音,如此治疗 1 月余有孕。(唐文婕)

四、染色体异常

訾某,女,41 岁。

初诊(2019 年 8 月 29 日)

主诉:结婚未避孕 5 年未孕。

现病史:患者结婚 5 年未避孕,2018 年"试管婴儿"未成功,曾有 2 次流产史,此后于外院长期中医药治疗。末次月经 8 月 11 日,经来尚准,色暗,经前 1~2 日有下腹坠胀感。平素带下量少,色黄。性生活正常。刻下:情绪紧张,神疲乏力,胃纳可,自诉服中药后易便溏,小便调,夜寐尚安。舌红暗,苔薄白,脉沉细。

理化检查(2018 年 11 月 1 日),AMH 1.28 ng/mL,E_2 15.29 pg/mL,T 0.05 ng/mL,P 0.034 ng/mL,FSH 9.1 mIU/mL,LH 5.77 mIU/mL,PRL 1.52 ng/mL。2018 年 7 月 23 日阴超:多发性子宫肌瘤,大者约 20 mm。男方精液常规检查均正常范围,无烟酒嗜好。

既往史:0-0-2-0,2017 年、2018 年孕 8 周因胎停引产,外院检查提示"染色体异常""胰岛素抵抗",目前口服二甲双胍,每次 1 片,每日 2 次。患者阴道炎反复发作,目前针灸治疗中。

月经史:初潮 14 岁,经期 5 日,周期 24~28 日,量偏少,无血块。西医诊断:继发性不孕症。中医诊断:不孕症。辨证:肾元不足,冲任失调。治则:育肾培元,调补冲任。

处方:当归 9 g,生地、熟地各 15 g,女贞子 30 g,淫羊藿 15 g,仙茅 15 g,茯苓 15 g,丁香 3 g,石楠叶 15 g,石菖蒲 9 g,炙黄芪 15 g,路路通 9 g,炒白术 15 g,菟丝子 30 g,白芍 9 g,炙甘草 9 g。

7 剂。水煎 2 次共 360 mL,分 2 次温服。

二诊(2019 年 9 月 7 日)

末次月经 9 月 4 日至今,量偏少,较前改善,小腹微微隐痛,可忍耐,无血块。情绪略紧张,神疲乏力,阴道瘙痒,胃纳可,大便不成形,睡眠尚可。舌淡红,苔薄白,脉细。证属脾虚湿胜,冲任失蕴。治当健脾化湿,育肾培元。

处方一:当归 9 g,生地、熟地各 15 g,女贞子 30 g,淫羊藿 15 g,仙茅 15 g,茯苓 15 g,丁香 3 g,石楠叶 15 g,石菖蒲 9 g,炙黄芪 15 g,路路通 9 g,炒白术

15 g,菟丝子 30 g,白芍 9 g,炙甘草 9 g,生黄芪 15 g,蛇床子 9 g,土茯苓 15 g。

7 剂。水煎 2 次共 360 mL,分 2 次温服。

处方二:土槿皮 30 g,土茯苓 30 g,椿根皮 30 g,苦参 30 g,紫花地丁 30 g。

7 剂,外用,温水坐浴。

三诊(2019 年 9 月 14 日)

末次月经 9 月 4 日,5 日净,量色尚可,腹痛不明显,无血块。BBT 不典型双相,黄体期短。情绪紧张,胃纳可,遇冷易腹泻,睡眠浅。舌暗,苔薄白,脉细。

处方:当归 15 g,生地、熟地各 15 g,女贞子 30 g,淫羊藿 15 g,仙茅 15 g,鹿角片 15 g,丹参 15 g,牡丹皮 6 g,巴戟天 15 g,制香附 9 g,菟丝子 30 g,石楠叶 15 g。

7 剂。水煎 2 次共 360 mL,分 2 次温服。

四诊(2019 年 9 月 21 日)

患者症情同前,月经未至,诉下身瘙痒,带下量多,色黄有异味。舌淡红,苔薄白,脉细。

处方一:当归 9 g,生地、熟地各 15 g,女贞子 30 g,淫羊藿 15 g,仙茅 15 g,茯苓 15 g,丁香 3 g,石楠叶 15 g,石菖蒲 9 g,炙黄芪 15 g,路路通 9 g,炒白术 15 g,菟丝子 30 g,白芍 9 g,炙甘草 9 g,生黄芪 15 g,蛇床子 15 g,土茯苓 30 g。

14 剂。水煎 2 次共 360 mL,分 2 次温服。

处方二:土槿皮 30 g,土茯苓 30 g,椿根皮 30 g,苦参 30 g,紫花地丁 30 g。

14 剂。外用,温水坐浴。

五诊(2019 年 10 月 9 日)

患者尿路感染治疗中,无明显尿频、尿急、尿痛。BBT 不典型双相,情绪紧张,胃纳可,遇冷易腹泻,睡眠浅。舌暗,苔薄白,脉细。

处方一:生黄芪 30 g,炒白术 9 g,茯苓 9 g,玄参 15 g,黄芩 9 g,黄柏 9 g,路路通 15 g,生地、熟地各 15 g,鳖甲 15 g,菟丝子 30 g,蛇床子 6 g,泽泻 6 g,当归 9 g。

7 剂。水煎 2 次共 360 mL,分 2 次温服。

处方二:土槿皮 30 g,土茯苓 30 g,椿根皮 30 g,苦参 30 g,紫花地丁 30 g。

7 剂。外用,温水坐浴。

六诊(2019 年 10 月 21 日)

末次月经 10 月 19 日,5 日净,量色尚可,腹痛不明显,无血块。基础体温不典型双相,黄体期短。情绪紧张,胃纳可,遇冷易腹泻,睡眠浅。舌暗,苔薄白,脉细。证治守法。

处方:当归 15 g,生地、熟地各 15 g,女贞子 30 g,淫羊藿 15 g,仙茅 15 g,鹿角片 15 g,丹参 9 g,巴戟天 15 g,制香附 9 g,菟丝子 30 g,石楠叶 15 g,炒党参 15 g,炒白术 15 g,木香 9 g,怀山药 30 g,生黄芪 15 g,五味子 6 g,金樱子 15 g,蛇床子 6 g。

14 剂。水煎 2 次共 360 mL,分 2 次温服。

七诊(2019 年 11 月 15 日)

末次月经 11 月 13 日,经行 5 日,量色尚可,无痛经,无血块。胃纳可,遇冷易腹泻,睡眠安。带下量少,无瘙痒。舌暗,苔薄白,脉细。证治守法。

处方:生黄芪 30 g,炒白术 9 g,茯苓 15 g,路路通 15 g,生地、熟地各 15 g,鳖甲 15 g,菟丝子 30 g,蛇床子 6 g,当归 9 g,仙茅 15 g,女贞子 30 g,淫羊藿 15 g。

14 剂。水煎 2 次共 360 mL,分 2 次温服。

八诊(2019 年 12 月 9 日)

末次月经 12 月 4 日,行经 5 日,量色尚可,无痛经,无血块。胃纳可,大便每日 1~2 次,睡眠安。带下稍增,无瘙痒。舌红,苔薄白,脉细。证治守法。

处方:茯苓 15 g,炒白术 15 g,煨木香 6 g,怀山药 30 g,当归 9 g,生地、熟地各 15 g,仙茅 15 g,淫羊藿 15 g,女贞子 30 g,石楠叶 15 g,菟丝子 30 g,蛇床子 6 g,墨旱莲 15 g,陈皮 6 g。

14 剂。水煎 2 次共 360 mL,分 2 次温服。

九诊(2019 年 12 月 28 日)

患者症情同前,月经未至。舌红,苔薄白,脉细。

处方:茯苓 15 g,炒白术 15 g,木香 6 g,怀山药 30 g,当归 9 g,生地、熟地各 15 g,仙茅 15 g,淫羊藿 15 g,女贞子 30 g,石楠叶 15 g,菟丝子 30 g,墨旱莲 15 g,陈皮 6 g,牡丹皮 6 g,炒谷芽、炒麦芽各 15 g。

7 剂。水煎 2 次共 360 mL,分 2 次温服。

十诊(2020 年 1 月 9 日)

末次月经 12 月 29 日,行经 5 日,量色尚可,无痛经,无血块。胃纳可,大便每日 1~2 次,睡眠安。带下稍增,无瘙痒。舌红,苔薄白,脉细。

处方:当归 15 g,生地、熟地各 15 g,川芎 9 g,仙茅 15 g,淫羊藿 15 g,女贞子 30 g,菟丝子 30 g,麦冬 9 g,巴戟天 9 g,茯苓 15 g,怀山药 30 g,陈皮 6 g,大枣 15 g,炒谷芽、炒麦芽各 15 g。

14 剂。水煎 2 次共 360 mL,分 2 次温服。

十一诊(2020 年 1 月 16 日)

末次月经 12 月 29 日,行经 5 日,量色尚可,小腹略有隐痛,无血块。BBT 不典型双相,黄体期短。情绪紧张,胃纳可,着凉便溏,睡眠浅。舌暗,苔薄白,脉细。

处方:茯苓 15 g,丁香 3 g,木香 6 g,怀山药 30 g,当归 15 g,生地、熟地各 15 g,仙茅 15 g,淫羊藿 15 g,女贞子 30 g,石楠叶 15 g,丹参 15 g,白芍 15 g,制香附 9 g,牡丹皮 6 g,炒谷芽、炒麦芽各 15 g。

7 剂。水煎 2 次共 360 mL,分 2 次温服。

十二至十六诊 根据患者排卵期及经前期以育肾培元为治法,方药选择温肾方加减;经净后以育肾通络为治法,方药选择育肾方加减:

经行期以育肾调理冲任为治法,根据患者临床症状方药选择炒当归、川芎、白芍、生地、怀山药、怀牛膝、葛根各 15 g 等加减治疗。

十七诊(2020 年 3 月 7 日)

患者月经未至,BBT 上升 20 日,尿 HCG 阳性,患者胃纳可,口苦,腰酸,无腹痛,无出血,夜寐尚可。舌红苔薄白,脉细滑。证属孕象,考虑胎气犯胃,治拟育婴安胎。

处方:炒党参 15 g,炒白术 15 g,茯苓 15 g,黄芩 9 g,紫苏梗 6 g,桑寄生 15 g,山茱萸 9 g,当归 9 g。

7 剂。水煎 2 次共 360 mL,分 2 次温服。

此后患者定期复诊,保胎治疗至孕 8 周,于 2021 年 1 月 4 日顺产 1 女,母女平安。

[按] 陈旦平认为只要父母双方染色体无异常,"胚胎染色体异常"者还是责之于肾,盖肾主生殖,先天之本,其他原因可由气血虚、脾虚、肝郁、血热等原因引起。此因冲为血海,任主胞胎,冲任充盈,胎赖血养而有所载。该患者年将六七,2 次流产病史,易腹泻便溏,结合舌脉,考虑脾肾皆有亏虚。《素问·至真要大论篇》指出:"诸湿肿满,皆属于脾。"脾虚不能运化,则易生湿,日久化热,损伤任、带二脉,失于固约,发为带下。故患者症见长期反复阴道瘙痒,带下黄臭;《傅青主女科》:"脾为后天,肾为先天,脾非先天之气不能化,肾非后天之气不能生。"

患者高龄,且两次小产复损于肾气,以致不能荫胎系胞。不孕症的调治,蔡氏妇科主要以育肾为大法。陈旦平遵循"固肾培元"为基本原则,内服药物首先健脾清热,以"四君子汤"为底方,再根据月经四期的阴阳虚实变化,运用"育肾助孕周期调治法",即月经期以育肾调经方加减治疗;经后期以育肾通络加减治疗;经间期及经前期以育肾培元方加减治疗。配合外用方,方中苦参、土槿皮、椿根皮、土茯苓等清热渗湿,帮助改善外阴及阴道不适症状。在整个治疗过程中均取阴中求阳之法,即便在经间期由阴转阳、需助阳促变的关键之时,所制之基本方育肾培元方也以菟丝子、石楠叶、淫羊藿、仙茅、巴戟天诸助阳药,配熟地、女贞子、墨旱莲、鳖甲、怀山药等滋阴药为方,旨在阴实而阳充,而最终成孕。孕后育肾固胎为主,健脾为辅,防蹈覆辙,以寿胎丸加减,全方功专补肾健脾,温而不燥,滋而不腻,气血和畅而能寿胎保产。(吴艺群)

五、原发性不孕(不明原因)

潘某,女,36 岁。

初诊(2015 年 4 月 2 日)

主诉:未避孕未孕 3 年。

现病史:平素月经规律,初潮 13 岁,经期 6~7 日,周期 30 日,量中色红,有痛经,夹血块。末次月经:3 月 16 日。平素腰酸畏寒,易疲劳。刻下:胸闷乳胀,纳寐尚可,二便自调。舌淡苔薄,脉细。理化检查:2015 年 1 月 20 日 B 超示,子宫内膜 8 mm,左侧卵巢囊肿 50 mm×60 mm×60 mm,子宫肌瘤 12 mm×10 mm。既往史:有卵巢囊肿 10 余年。无妊娠流产史,无手术史。西医诊断:原发性不孕。中医诊断:不孕症。辨证:肾虚瘀滞,冲任不调。治法:治拟育肾化瘀,调理冲任。

处方:茯苓 15 g,公丁香 6 g,生地 9 g,熟地 9 g,仙茅 15 g,淫羊藿 15 g,女贞子 30 g,石楠叶 15 g,丹参 9 g,牡丹皮 9 g,炙鳖甲 9 g,制香附 9 g,当归 15 g,夏枯草 15 g,枳壳 15 g,桔梗 6 g,玫瑰花 6 g,全瓜蒌 15 g,陈皮 6 g。

14 剂。水煎 2 次共 360 mL,分 2 次温服。嘱测 BBT。

二诊(2015 年 4 月 16 日)

末次月经 4 月 14 日,量中色红,伴腰酸乳胀,BBT 单相,喉中异物感,食后即胀,舌淡苔薄,脉细,证治同前,守法再进。

处方：茯苓 15 g,公丁香 6 g,生地 9 g,熟地 9 g,仙茅 15 g,淫羊藿 15 g,女贞子 30 g,石楠叶 15 g,丹参 9 g,牡丹皮 9 g,炙鳖甲 9 g,制香附 9 g,当归 15 g,夏枯草 15 g,枳壳 15 g,桔梗 6 g,玫瑰花 6 g,全瓜蒌 15 g,青皮、陈皮各 6 g,生薏苡仁 30 g。

14 剂。水煎 2 次共 360 mL,分 2 次温服。

三诊(2015 年 4 月 30 日)

末次月经：4 月 14 日,经行 7 日,时逾中期,带下量少,BBT 单相,心烦仍有,腰酸乏力,B 超：内膜 10 mm,右附件囊性占位 71 mm×64 mm,子宫肌瘤大小 11 mm×8 mm,左卵巢多囊表现,纳寐可、二便调,舌脉治则同前。

处方：当归 15 g,生地、熟地各 9 g,仙茅 30 g,淫羊藿 15 g,女贞子 30 g,石楠叶 15 g,鹿角霜 9 g,丹参 15 g,巴戟天 15 g,菟丝子 15 g,制香附 15 g,补骨脂 9 g,紫石英 15 g。

14 剂。水煎 2 次共 360 mL,分 2 次温服。

如上法周期调理半年。诸症趋平,BBT 双相。

十四诊(2015 年 11 月 12 日)

末次月经：11 月 8 日,量多,色常,有痛经,夹血块,BBT 双相不佳,双颧潮红,腰空如坠,小腹隐痛,口干欲饮,心烦易怒,纳寐可、二便调,舌淡边齿印苔薄,脉细,证治同前。

处方：茯苓 15 g,公丁香 6 g,生地 9 g,熟地 9 g,仙茅 15 g,淫羊藿 15 g,女贞子 30 g,石楠叶 15 g,丹参 9 g,牡丹皮 9 g,炙鳖甲 15 g,制香附 9 g,当归 15 g,柴胡 15 g,玫瑰花 6 g,龟甲 15 g,皂角刺 15 g,怀牛膝 15 g,鹿角片 15 g,巴戟天 9 g,路路通 15 g,川楝子 9 g,白芍 9 g。

14 剂。水煎 2 次共 360 mL,分 2 次温服。

十五诊(2015 年 12 月 10 日)

末次月经：11 月 8 日,今尿 HCG：弱阳性,胃脘胀满,小腹隐痛不适,腰酸,BBT 上升 15 日,纳可,寐易醒,二便调,余无所苦,舌淡边齿印苔薄,脉沉细。治拟温肾培元,处方：

当归 15 g,生地、熟地各 9 g,仙茅 30 g,淫羊藿 15 g,女贞子 30 g,石楠叶 15 g,鹿角霜 9 g,丹参 15 g,巴戟天 15 g,菟丝子 15 g,制香附 9 g。

7 剂。水煎 2 次共 360 mL,分 2 次温服。

十六诊(2015 年 12 月 24 日)

末次月经：11 月 8 日,停经 46 日。12 月 17 日血 HCG 4.126 mIU/mL,P

11.8 ng/mL,BBT 36.8 ℃,舌红苔薄,脉左沉细,右沉滑。证属早早孕,治拟益肾养胎。

处方:党参 15 g,炒白术 9 g,茯苓 9 g,桑寄生 15 g,山茱萸 9 g,制黄精 9 g,黄芩 9 g,南瓜蒂 15 g,枸杞子 15 g,红枣 15 g。

7 剂,服法同前。

十七诊(2015 年 12 月 31 日)

12 月 24 日查 P 59.62 IU/mL,血 HCG 23.66 mIU/mL,今 B 超:宫内活胎,早孕(约 6W5D),子宫肌瘤 24 mm×19 mm,右侧囊性结构,近日时有腰酸坠胀感,舌脉同前,守法更进以固胎元。

处方:党参 15 g,炒白术 9 g,茯苓 9 g,桑寄生 15 g,山茱萸 9 g,制黄精 9 g,黄芩 9 g,南瓜蒂 15 g,枸杞子 15 g,红枣 15 g,川续断 15,杜仲 15 g,菟丝子 15 g。

7 剂。

[按] 本案患者原发不孕 3 年,加之年届五七之年,肾气渐亏,故常觉腰酸乏力;又工作繁忙,生育压力大,肝气郁结,木克土,影响脾胃运化,固见食入即胀、心烦易怒、乳房胀痛、梅核气等症。其 BBT 单相,又常觉畏寒肢冷,乃肾阳命门火衰之象,故陈旦平先以夏枯草、全瓜蒌、玫瑰花等疏肝理气之药打通郁结,使得肝气调达,脉络疏通,而后育肾通络,佐以怀牛膝补肝肾、强腰膝,路路通通利十二经脉,紫石英、补骨脂等温肾助阳以益命门之火,使其气血调畅,诸症略减后,于经后加入少量桂枝以辛香促排,肉桂引火归元,皂角刺、川楝子理气通络,巴戟天、仙茅、淫羊藿等益阳助气,使其得阳暖宫,喜然得孕。在得知患者尿 HCG 弱阳性时,恐其生化堕胎,予以温肾方以温阳固肾、强健黄体。胎元固结后,患者腰酸坠胀感明显,予以益肾健脾之法养血安胎。方中党参、茯苓健脾以固摄胎元,白术、黄芩、南瓜蒂乃自古以来安胎圣药,以益气清胎热,桑寄生、黄精补肾填精,枸杞子、山茱萸为果实类药物,有收涩固精之效,诸药共奏益肾健脾安胎之效。(唐文婕)

六、中药辅助生殖助孕

张某,女,38 岁。

初诊(2018 年 4 月 2 日)

主诉:结婚 5 年未避孕未孕,IVF - ET 失败 6 次。

现病史：患者结婚 5 年未避孕未孕，平素性生活正常，平均 2 次/周。检查示双侧输卵管不通，曾行 IVF－ET 6 次均失败，自诉均为种植后未成功。月经初潮 13 岁，周期 25 日，经期 7 日，经量中等，夹小血块，无痛经。末次月经：3 月 24 日，量色如常。拟过一段时间再行 IVF－ET，要求中药调理助孕。平素腰酸头晕，疲惫乏力，大便易溏，恶风怕冷，经前烦躁，血红蛋白偏低，舌质红、苔淡薄、边有齿印，脉略细数。生育史：0－0－0－0。既往史：既往身体健康，否认内科等疾病史。过敏史：否认药物、食物过敏史。西医诊断：原发性不孕。中医诊断：不孕症。证型：肾气不足，气血两虚。治则：育肾通络，兼以健脾。

处方：生黄芪 20 g，云茯苓 12 g，炒党参 12 g，炒杜仲 12 g，川续断 12 g，淫羊藿 12 g，麦冬 12 g，生地 9 g，怀牛膝 9 g，路路通 9 g，王不留行 9 g，巴戟天 9 g，炒白术 15 g，防风 9 g，公丁香 3 g。

7 剂。水煎服，每日 2 次，早晚饭后温服。

二诊（2018 年 4 月 9 日）

时届中期，腰酸疲惫，大便转实，舌质红、苔淡薄，脉略数。治予育肾培元。

处方：云茯苓 12 g，川续断 12 g，炒杜仲 12 g，淫羊藿 12 g，仙茅 9 g，生地 9 g，熟地 12 g，巴戟天 15 g，鹿角霜 15 g，制龟甲 15 g，河车粉 6 g。

7 剂。水煎服，每日 2 次，早晚饭后温服。

如此，经后期予育肾通络方加减 7 剂，经前期予育肾培元方加减 10～14 剂，周期调治 5 个月。

十三诊（2018 年 9 月 17 日）

末次月经：9 月 4 日，6 日净，量中。本月拟行 IVF－ET，预计约于月底行胚胎植入。目前腰酸好转，余无所苦。舌嫩红、苔薄白，脉略细。拟健脾补肾助孕。嘱植入前 1 周开始服药。

处方：炒党参 12 g，茯苓 12 g，杜仲 12 g，苎麻根 12 g，白芍 18 g，川续断 12 g，桑寄生 12 g，炒白术 15 g，紫苏梗 9 g，黄芩 9 g，生甘草 3 g。

7 剂。水煎服，每日 2 次，早晚饭后温服。

十四诊（2018 年 9 月 30 日）

9 月 29 日胚胎植入，余无所苦。舌嫩红，苔薄，脉略数。拟补肾安养固胎。

处方：茯苓 12 g，桑寄生 12 g，苎麻根 12 g，白芍 12 g，川续断 9 g，炒杜仲 9 g，炒白术 15 g，炒黄芩 9 g，紫苏梗 9 g，陈皮 6 g，砂仁 3 g，生甘草 3 g。

14 剂。水煎服，每日 2 次，早晚饭后温服。

十五诊（2018 年 10 月 15 日）

10 月 12 日检查示已妊娠。略有泛恶，肠鸣矢气，夜寐欠安，舌嫩红，苔薄白，脉略滑数。拟固肾安胎。

处方：茯苓 12 g，桑寄生 12 g，白芍 12 g，苎麻根 12 g，炒枣仁 15 g，川续断 9 g，炒杜仲 9 g，炒白术 15 g，炒黄芩 9 g，紫苏梗 9 g，陈皮 6 g，姜半夏 6 g，姜竹茹 6 g，砂仁 3 g，木香 3 g，生甘草 3 g。

7 剂。水煎服，每日 2 次，早晚饭后温服。

上方加减，保胎治疗至孕 12 周，B 超提示胚胎发育良好。

[按] 本例不孕症患者行 IVF－ET，失败多次，为中药辅治提供了契机。陈旦平采用蔡氏妇科育肾调周助孕法治疗，提高了 IVF－ET 成功率。肾主生殖，为先天之本，陈旦平十分强调育肾在不孕症治疗中的关键性作用，因此从育肾立论，结合蔡氏妇科周期理论及 IVF－ET 的关键病机进行调治。在术前调理期，运用育肾周期调治法，有助于改善卵巢功能和子宫内膜环境。调理期内若合并其他疾病，一并在经后期予以辨证加减治疗。在施术期，胚胎植入前予健脾补肾助孕法，植入后予补肾安养固胎法。胚胎植入前子宫内膜应该适应胚胎的种植生长，比若土壤肥沃则孕卵着床发育有力。脾为后天之本，气血生化之源，妇人妊娠需聚血养胎，故植入前在补肾的基础上予健脾助孕。植入成孕后当防止流产，需继予补肾安养以固胎。孕后用药需随证加减，如有恶心呕吐，加姜半夏、姜竹茹等。如此调治，可提高试管婴儿成功率、并降低并发症的发生。（许江虹）

七、补阳还五汤治疗不孕症医案

案一 阮某，女，26 岁。

初诊（2020 年 10 月 14 日）

主诉：未避孕 4 年未孕。

现病史：结婚 4 年，婚后未避孕未孕。月经欠规则，初潮 16 岁，月经周期 30～40 日不等，2～4 日净，经量少，色紫暗有血块，行经少腹痛拒按，伴有呕吐，非止痛剂不除。素有排便及性交小腹疼痛史。B 超提示子宫内膜异位可能。BBT 显示黄体期升温不明显，经期下降较少。西医治疗少效。刻下：面色少华，头晕且痛。舌暗有瘀点，脉细涩。既往史：否认内科疾病史，否认外伤手术史。婚育史：已婚未育，0－0－0－0。男方精液常规正常。西医诊断：原发性不孕，子宫内膜异位症。中医诊断：不孕症，痛经。辨证：气虚血瘀，冲任不调。治则：补气活血，调补冲任。

处方：炙黄芪30 g，全当归12 g，赤芍9 g，地龙9 g，川芎9 g，制香附9 g，延胡索9 g，桃仁9 g，红花6 g，紫石英30 g。

10剂。水煎2次共360 mL，分2次温服。嘱经期7日开始服用。

二诊（2020年10月26日）

末次月经10月15日，4日净，药后经行腹痛可忍，未服止痛剂，经色暗红量增多。时届中期，拟上方损益之。

处方：炙黄芪30 g，全当归12 g，赤芍9 g，川芎9 g，制香附9 g，延胡索9 g，紫石英30 g，益母草30 g，失笑散9 g。

7剂。水煎2次共360 mL，分2次温服。嘱经期再服7剂。

三诊（2020年11月30日）

经行于11月18日，经行4日腹痛隐隐然，量中等，色暗红，舌边瘀点消失，脉细软。再以调补冲任治其本。

处方：炙黄芪30 g，全当归12 g，川芎9 g，制香附9 g，紫石英30 g，益母草30 g，失笑散9 g，巴戟天9 g，鹿角霜9 g，蛇床子9 g。

14剂。

随访：痛经消失，半年后报喜已怀孕。

［**按**］ 补阳还五汤源自《医林改错》，原系治疗气虚血瘀之痿证，但临床只要辨证正确，临证化裁得当，同样可用于妇科病症。本案患者素来月经迟至，经色紫暗，伴痛经，平素时有头痛，证属瘀血阻络，不通则痛；血瘀气滞，脏腑气血运行失常，久病气血生化不足，则头晕乏力，面色少华。补阳还五汤以黄芪为君，补气行血，用量宜大，故用到30 g，气能行血，气能生血；当归活血通络而不伤血，用为臣药；赤芍、川芎、桃仁、红花协同当归以活血祛瘀；地龙通经活络，力专善走，周行全身，以行药力，为佐药。重用补气药与少量活血药相伍，使气旺血行以治本，祛瘀通络以治标，标本兼顾；且补气而不壅滞，活血又不伤正。合而用之，则气旺、瘀消、络通，诸症向愈。（许江虹）

案二 宋某，女，36岁。

初诊（2017年1月4日）

主诉：未避孕7年未孕。

现病史：婚后未避孕 7 年未孕。月经规则，初潮 15 岁，月经周期 28～30 日，3～5 日月经干净，量中，经色紫暗有血块，经期小腹刺痛。婚前人流 1 次。2016 年外院查输卵管造影：双侧输卵管通而不畅。舌淡白，舌下静脉怒张，脉细滞。既往史：否认内科疾病史，否认外科手术史。婚育史：0－0－1－0，2014 年人流 1 次。西医诊断：继发性不孕，输卵管堵塞。中医诊断：不孕症，癥瘕。辨证：气滞血瘀，脉络瘀阻。治则：益气温阳，化瘀通络。

处方：黄芪 30 g，当归尾 15 g，穿山甲 15 g，路路通 15 g，皂角刺 15 g，赤芍 9 g，地龙 9 g，大川芎 15 g，桃仁 6 g，柴胡 6 g，延胡索 6 g。

经净后服，连服 2 个月。水煎 2 次共 360 mL，分 2 次温服。

二诊（2017 年 3 月 10 日）

经期及经期腹部疼痛消失，经量中等，色暗红。复查输卵管造影：左侧输卵管通畅，右侧输卵管仍通而不畅。舌淡红，苔薄白，脉细软。

处方：黄芪 30 g，当归尾 15 g，穿山甲 15 g，皂角刺 15 g，赤芍 9 g，地龙 9 g，大川芎 15 g，桃仁 6 g，益母草 20 g，紫石英 30 g，鹿角霜 12 g，蛇床子 12 g。

水煎 2 次共 360 mL，分 2 次温服。

守法连续服药 3 月后，确认妊娠。

[按] 《医宗金鉴·妇科心法要诀》言："不孕之故伤冲任，不调带下经漏崩，或固积血胞塞热。"综观妇人不孕之故，虽有肾虚、气血虚、气滞血瘀、痰湿瘀阻诸方，但探其病理特点，而四者之中，无不与虚、瘀相关和首要。其一，瘀血阻滞胞宫，日久不去则新血不能滋养胞宫，缺乏"天癸至，任脉通"的内环境，干扰了正常生理功能，从而使月经紊乱、痛经、腹痛、乳胀诸症丛生，所谓"宿血积于胞中，新血不能成孕"是也。其二，气为血之帅，气行则血行，气虚则血瘀。同时，由于气虚无以使精微变化而为"赤"，进而造成血虚。这又使怀孕所必需的物质与功能条件受到损害。其三，气虚多阳虚，阳虚则生寒，寒则气血泣而成瘀，且三者互为影响，故就理论而言，气虚、血瘀是不孕的关键之一。

在治疗前后，分别对患者进行血液黏度的测定，发现治疗后与治疗前比较，明显降低，$P < 0.05$，说明以补阳还五汤为主的这些药物能促进和改善血液循环，起到了"气为血之帅"和"活血化瘀"的功能。陈旦平临床观察中发现大多不孕症患者中都存在不同程度的气虚、血瘀症状，如：头晕乏力、头痛、失眠、低热、月经紊乱、经行腹痛、舌有瘀点（舌下静脉曲张）、脉沉细或涩等。而且病程一般都成年累月，"久病必瘀"即此也。又"久病伤肾""肾主生殖"，故此又可佐证不孕

关键是虚、瘀。针对本病虚实夹杂的病机,陈旦平选用补阳还五汤为主,再结合不孕症用药经验,以及受《血症论》中"下焦之瘀多属阴凝"的启发,探索形成了对本病有别于温补为主的治疗思路和用药规律。方中重用黄芪,一则补气以使生化源断不竭,二则"补肾脏元气为里药",与益母草相配,上、中、下三焦之气血充足且气机升降出入有节。紫石英、巴戟天、鹿角霜、蛇床子补肾暖宫,冲任脉盛,调节雌激素,促进排卵。当归、川芎、地龙等养血活血通络之品,以荡涤胞宫及有关脉络之瘀、阻,达到祛瘀生新、促进循环、促进子宫内膜生长发育,增强子宫与输卵管的收缩与蠕动,最终促进精卵结合而易于受孕。(李佳慧)

第六节　杂　病

一、盆腔炎性疾病后遗症

案一　王某,女,40 岁。

初诊(2023 年 3 月 15 日)

主诉:反复右下腹疼痛 1 年。

现病史:反复右下腹疼痛 1 年,呈刺痛状,得温不减,围月经期疼痛趋重。白带正常。曾服抗生素(头孢、甲硝唑)有所减轻,停用后又复发如初。3 月 11日外院 B 超检查:子宫后位 53 mm×47 mm×50 mm,子宫内膜 8 mm 不均匀,盆腔积液 28 mm。诊断:子宫腺肌病。末次月经:2 月 23 日。经量中等偏少,经色暗红,第 1 日经痛明显,经下痛减。兹届经期将至,少腹刺痛又作,胃纳尚可,大便不成形,眠浅多梦,舌暗,边有齿印,舌苔薄白,脉来弦细数。月经、生育史:初潮 15 岁,经期 7～10 日,周期 27 日,1 - 0 - 1 - 1。西医诊断:盆腔炎性疾病后遗症,子宫腺肌病。中医诊断:妇人腹痛。辨证:气滞血瘀。治则:理气活血,化瘀止痛。

处方:柴胡 9 g,赤芍 6 g,白芍 12 g,炙甘草 6 g,生蒲黄 9 g,五灵脂 9 g,川芎9 g,桃仁 6 g,大血藤 9 g,制香附 9 g。

7 剂。水煎服,每日 2 次,每次 200 mL,饭后半小时温服。

二诊(2023 年 3 月 29 日)

月经于 3 月 22 日—3 月 28 日,量中等,血块少,腹痛明显减轻,程度为原来

1/2。兹感夜寐不安,余无殊苦,胃纳、二便正常。舌暗有瘀点,舌苔薄白,脉象弦细。证属肾虚血瘀,治当育肾化瘀。

处方:茯苓15 g,丁香3 g,肉桂3 g,桂枝3 g,当归15 g,熟地黄15 g,仙茅9 g,淫羊藿15 g,女贞子15 g,石楠叶9 g,菟丝子15 g,柴胡9 g,生蒲黄9 g,大血藤15 g,桃仁9 g,红花6 g,怀牛膝9 g,制香附6 g。

14剂。水煎服,每日2次,每次200 mL,饭后半小时温服。

三诊(2023年4月6日)

上方后腹痛减轻减少,白带增加,时逾中期,预拟痛经方于4月10日左右服用。

处方:柴胡9 g,赤芍6 g,白芍12 g,炙甘草6 g,生蒲黄9 g,五灵脂9 g,川芎9 g,桃仁6 g,大血藤9 g,制香附9 g,乌药6 g。

7剂。水煎服,每日2次,每次200 mL,饭后半小时温服。

四诊(2023年5月11日)

慢性盆腔炎及痛经复诊,经投上法,腹痛明显减轻减少,偶有刺痛。末次月经4月17日,经行7日,经痛消失。舌暗红有瘀点,脉弦细滑,证治守法。嘱二诊余方可续服用。预拟痛经方备之于经前3日服用。

处方:柴胡9 g,赤芍6 g,白芍12 g,炙甘草6 g,生蒲黄9 g,五灵脂9 g,川芎9 g,桃仁6 g,大血藤9 g,制香附9 g,细辛3 g。

7剂。水煎服,每日2次,每次200 mL,饭后半小时温服。

五诊(2023年5月17日)

慢性盆腔炎、痛经复诊。末次月经:5月14日,月经量中等,色红,小血块少许,无腹痛。经净后偶有右少腹刺痛,自觉进食辛辣、酒类之后疼痛加重。白带正常。余无殊苦。舌脉同上,守法再进。

处方:茯苓15 g,丁香3 g,肉桂3 g,桂枝3 g,当归15 g,熟地15 g,仙茅9 g,淫羊藿15 g,女贞子15 g,石楠叶9 g,菟丝子15 g,生蒲黄9 g,大血藤15 g,桃仁9 g,红花6 g,怀牛膝9 g,制香附6 g,白芥子9 g,小茴香3 g。

14剂。水煎服,每日2次,每次200 mL,饭后半小时温服。

[**按**] 此案根据其当时病史、症状、年龄,四诊合参,诊断为慢性盆腔炎或者盆腔炎后遗症及痛经。在肾虚血瘀总体辨证的原则下,治疗思路为标本兼治,以治疗盆腔炎为抓手,于经后期予补肾化瘀为主,以自拟经验方育肾化瘀方加减施治,含桂枝茯苓丸、桃红四物汤之意,其中茯苓、丁香、肉桂、桂枝辛温气化为臣

药,配合君药桃红四物汤起到养血活血止功,生蒲黄、大血藤、白芥子为蔡氏治疗慢性盆腔炎的特色用药化瘀散结,二仙二至运化肾气,柴胡、小茴香、牛膝引药走肝经事半功倍。在非月经期治疗方药治疗下,再于经前期投以疏肝理气、化瘀止痛方药,痛经问题也迎刃而解。《经》云:"气为血之帅,血为气之母。"肾之气化、推动、温煦作用在本案理、法、方、药中考虑与应用值得关注。(陈逸嘉、徐维娜)

案二　张某,女,33岁。

初诊(2022年2月4日)

主诉:反复下腹部及腰骶疼痛2年。

现病史:2019年7月月经逾期突发腹痛,外院诊断左侧输卵管宫外孕而行切开取胚术。术后1月余,经常出现下腹部疼痛,伴腰骶部酸痛并放射到大腿、肛门,受寒易作并加重。近日疼痛又作,带下黄稠,外阴时痒,眠难多梦,纳呆少食。白带化验:清洁度3度。末次月经1月25日,3日净,量少色暗血块多,第一日小腹坠、胀痛明显。舌质淡苔薄白,脉来沉细。既往史:2019年7月左侧输卵管宫外孕而行切开取胚术。2020年6月输卵管造影:左侧输卵管通而极不畅,右侧通而不畅。2021年6月行输卵管疏通术,术后:双侧输卵管通而欠畅。月经史:初潮15岁,经期2～3日,周期30日,经量少,色红,血块多,痛经。生育史:0-0-1-0。西医诊断:盆腔炎性疾病后遗症,输卵管堵塞。中医诊断:妇人腹痛。辨证:气滞血瘀,下焦湿热。治则:理气活血,清热利湿。

处方:柴胡15g,郁金9g,赤芍9g,白芍9g,桃仁9g,大血藤15g,生蒲黄9g,土茯苓30g,败酱草15g,椿根皮9g,薏苡仁30g,牛膝9g,炒谷芽30g,炒麦芽30g,青皮6g,陈皮6g。

14剂。水煎2次共360mL,分2次温服。

外洗方:苦参30g,土荆皮30g,椿根皮30g,紫花地丁30g。

14剂。煎取1000mL药汁,每晚坐浴半小时。

二诊(2023年2月18日)

投药10日许,小腹疼痛减轻,左下腹疼痛仍有并及腰骶部,入眠难易醒,纳谷不香,带多而黄。末次月经1月25日,量少色红,痛经减轻,以第1日为主,瘀下痛减。BBT显示高温不稳定。诊治同上。

处方:柴胡15g,郁金9g,赤芍9g,白芍12g,桃仁9g,大血藤15g,生蒲黄9g,五灵脂9g,鸡冠花15g,土茯苓30g,败酱草15g,椿根皮9g,薏苡仁30g,

牛膝 9 g,炒谷芽 30 g,炒麦芽 30 g,青皮 6 g,陈皮 6 g。

14 剂。水煎 2 次共 360 mL,分 2 次温服。

三诊(2023 年 3 月 4 日)

末次月经 2 月 24 日,经行 7 日,月经第 2 日性激素示 AMH 2.10 ng/mL。
E_2 42.78 pg/mL,T 0.12 ng/mL,P 0.42 ng/mL,FSH 6.23 mIU/mL,LH
6.11 mIU/mL。2 月 18 日 B 超:子宫内膜 12 mm。月经前乳房胀痛。兹感腰
疼及臀,带下减少色黄,畏寒,多梦。诊治守法加减。

处方:柴胡 15 g,郁金 9 g,赤芍 9 g,白芍 12 g,桃仁 9 g,大血藤 15 g,生蒲黄
9 g,鸡冠花 15 g,土茯苓 30 g,败酱草 15 g,椿根皮 9 g,薏苡仁 30 g,牛膝 9 g,炒
谷芽 30 g,炒麦芽 30 g,青皮 6 g,陈皮 6 g,生黄芪 15 g,川芎 15 g,蛇床子 15 g。

14 剂。水煎 2 次共 360 mL,分 2 次温服。

四诊(2023 年 4 月 1 日)

末次月经 3 月 23 日,7 日净。经量偏少,色暗,血块多,痛经基本消除。兹
感腰酸乳胀,下腹隐痛缓解。入眠难,多梦。诊治同上。

处方:柴胡 15 g,郁金 9 g,赤芍 9 g,白芍 12 g,桃仁 9 g,大血藤 15 g,生蒲黄
9 g,五灵脂 9 g,鸡冠花 15 g,土茯苓 30 g,败酱草 15 g,椿根皮 9 g,薏苡仁 30 g,
牛膝 9 g,炒谷芽 30 g,炒麦芽 30 g,青皮 6 g,陈皮 6 g,黄连 3 g,肉桂 3 g。

14 剂。水煎 2 次共 360 mL,分 2 次温服。

五诊

腹痛基本消失,眠浅多梦,白带减少色偏黄。舌红苔薄,脉细,诊治守法。

处方:柴胡 15 g,郁金 9 g,赤芍 9 g,白芍 12 g,桃仁 9 g,大血藤 15 g,生蒲黄
9 g,五灵脂 9 g,鸡冠花 15 g,土茯苓 30 g,败酱草 15 g,椿根皮 9 g,薏苡仁 30 g,
牛膝 9 g,炒谷芽 30 g,炒麦芽 30 g,青皮 6 g,陈皮 6 g,黄连 3 g,肉桂 3 g,地龙
6 g,川楝子 9 g,生龙齿 30 g。

14 剂。水煎 2 次共 360 mL,分 2 次温服。

六诊(2023 年 4 月 29 日)

腹痛未现,睡眠安稳,腰痛时作,带下正常,胃纳不香。舌淡红苔薄白,脉弦
细。宗前法再调理 3 个月,以资巩固。半年以后随访未有复发,一年以后报喜
已孕。

[按] 盆腔炎是妇科常见病,多发于育龄期女性,急性期以腹痛、发热、白带
增多为主要症状。慢性期(盆腔炎后遗症)则以下腹部疼痛、腰骶部酸痛、肛门胀

痛、性交痛及不孕症为主要表现。病因急性期以热、毒、湿为主,慢性期以热、瘀、湿交杂而形成的血瘀、气滞、湿热的病理变化多见。因其病灶在盆腔,波及子宫、输卵管,往往是继发性不孕症的原因之一。治疗原则一般是急性期清热、解毒、利湿,慢性期以理气化瘀、清热、利湿为主。

　　本案所见诸证,基本符合盆腔炎急、慢性期发生发展变化的规律。蔡氏妇科认为盆腔炎无论急性慢性,以"热、湿、瘀"三个字贯穿其中,在临床上根据这三个因素"辨因施治、辨证施治"有机辨清、把握三者比重。主张急性期以清热解毒化湿治其本,理气止痛缓其表;慢性期以化瘀散结治其本,理气止痛缓其表,如果兼症输卵管阻塞的,再结合辨证施治加以温经通络之味。本案一至四诊基本处于急性期阶段,故诊断治疗如上所法。在用药选择上有一些蔡氏特色:经常选择土茯苓、椿根皮、鸡冠花、败酱草等,在慢性期则选择生蒲黄、五灵脂、大血藤、水蛭、赤芍,而理气止痛之品随症加减贯穿其中,特别是生蒲黄的用量可以根据瘀症状加大至30 g。兼症输卵管阻塞的则常常习惯加水蛭、地龙、路路通、皂角刺、王不留行、白芥子等化瘀通络之品。临床实践证明,采用活血化瘀、温经通络方法治疗盆腔炎引起的输卵管性不孕症是有效果的。

　　需要关注的是,盆腔炎病因有湿邪,湿性黏腻,不易断根。因此,盆腔炎临床症状缓解乃至临床症状消失以后,务必再辨证施治调理3个月,方可除根。这是医患都要坚持的,否则常易复发。同时也需要面对一个事实是,现在由于医疗机构的便利和患者就医取向,盆腔炎急性期一般不选择中医治疗,现在中医妇科临床上多数接诊的盆腔炎基本上以盆腔炎后遗症或谓之"慢性期"为主。因此,临床所见症状以腹痛、白带异常者居多,"热"象已消,但是在辨证施治时候不能不考虑"余热余毒"的存在,故诊断治疗需不忘记"清热解毒"。(陈逸嘉、徐维娜)

二、阴挺

陈某,女,60岁。

初诊(2016年11月24日)

主诉:发现阴道肿物脱出1月余。

现病史:绝经10年,近1个月发现阴道肿物脱出,伴尿频尿急,无腹痛,无阴道流血,乏力时加重,腰酸常作,畏寒肢冷,胃纳尚可,二便尚调。妇检示:外阴(一);阴道畅;宫颈完全脱出于阴道口外。舌淡胖苔薄,脉沉细。既往史:无手术史。生育史：3－0－0－3,均顺产。辅助检查：无。西医诊断：子宫Ⅱ度重度脱垂。中医诊断：阴挺。辨证：脾肾阳虚,中气下陷。治法：温肾健脾,补气升提。

处方：党参 15 g,炙黄芪 15 g,炒白术 30 g,茯苓 15 g,炙升麻 30 g,柴胡15 g,狗脊 30 g,鹿角片 15 g,川续断 15 g,杜仲 15 g,黄柏 9 g,败酱草 15 g,生甘草 6 g。

14 剂。水煎 360 mL,分 2 次温服。

另配合外治法,采用中药定向透药联合穴位敷贴进行治疗。

药物选用陈旦平研创温通膏(当归：三七：肉桂＝2：2：1),将中药共研细末,加黄酒、饴糖为膏敷于肾俞、次髎、双子宫和大赫等穴位,并用弹力带固定,松紧适宜,后用定向透药仪经皮透药治疗,选择强度 30 Hz,每次 20 分钟,每周3 次。

二诊(2016 年 12 月 8 日)

药后尿频尿急好转,子宫脱出略改善,四肢不温,纳寐可,二便调。舌脉同前,证治同前。

处方：党参 30 g,炙黄芪 30 g,炒白术 30 g,茯苓 15 g,炙升麻 30 g,柴胡15 g,狗脊 30 g,鹿角片 15 g,川续断 30 g,杜仲 30 g,黄柏 9 g,败酱草 15 g,生甘草 6 g,怀山药 15 g,白扁豆 30 g,大枣 15 g。

14 剂。水煎 360 mL,分 2 次温服。外治法继行。

三诊(2016 年 12 月 22 日)

阴挺好转,已自行回纳,近日脱出减少,尿频尿急偶有,纳可寐安,大便溏薄。舌脉同前,证治同前。

处方：党参 30 g,炙黄芪 30 g,炒白术 30 g,茯苓 15 g,炙升麻 30 g,柴胡15 g,狗脊 30 g,鹿角片 15 g,川续断 30 g,杜仲 30 g,黄柏 9 g,生甘草 6 g,怀山药15 g,白扁豆 30 g,大枣 15 g,金樱子 15 g,五味子 6 g。

14 剂。水煎 360 mL,分 2 次温服。外治法继行。

四诊(2017 年 1 月 5 日)

近日搬重物,乏力后阴挺又现,尿频已无,腰酸时作,盗汗时有,纳可多梦,二便尚调。舌脉同前,证治同前。

处方：党参 30 g,炙黄芪 30 g,炒白术 30 g,茯苓 15 g,炙升麻 30 g,柴胡15 g,狗脊 30 g,鹿角片 15 g,川续断 30 g,杜仲 30 g,黄柏 9 g,生甘草 6 g,怀山药

15 g,白扁豆 30 g,大枣 15 g,金樱子 15 g,五味子 6 g,龟甲 15 g,当归 15 g。

14 剂。水煎 360 mL,分 2 次温服。外治法继行。

五诊(2017 年 3 月 19 日)

阴挺较前明显好转,仅乏力时会有脱出,无明显不适。舌脉同前,证治同上。

处方:党参 30 g,炙黄芪 30 g,炒白术 30 g,茯苓 15 g,炙升麻 30 g,柴胡 15 g,狗脊 30 g,鹿角片 15 g,川续断 30 g,杜仲 30 g,生甘草 6 g,怀山药 15 g,白扁豆 30 g,大枣 15 g,金樱子 15 g,五味子 6 g,龟甲 15 g,当归 15 g。

14 剂。水煎 360 mL,分 2 次温服。外治法继行。

[按] 《景岳全书·妇人规·阴挺》:"妇人阴中突出如菌、如芝,或挺出数寸,谓之阴挺……当升补元气、固涩真阴为主。"本患者由于多产,肾气受损,体虚病久,导致下元蓄冷,中气下陷,胞络弛纵,维系无力,子宫因而下垂。陈旦平在补中益气汤的基础上,加入了如鹿角片、川续断、杜仲、狗脊等补肾壮督之药以助其气提升之用,并因其脱垂日久,加入败酱草、黄柏等药物清利下焦湿热,以防止脱垂日久,引起感染。并配合中药定向透药配合穴位敷贴的联合外治法,选用命门、肾俞等穴位温肾壮阳,子宫、大赫等穴位补肾固脱;在子宫脱垂有明显改善后,去掉败酱草、黄柏等苦寒之物,加入五味子、金樱子等药物固涩收敛,帮助子宫位置复旧。阴挺患者多虚证,须谨记避免重体力劳作,导致病情反复。同时嘱患者加强提肛运动,以增强盆底肌功能。(唐文婕)

三、消化功能障碍

案一 华某,女,42 岁。

初诊(2020 年 2 月 22 日)

主诉:脘腹胀痛及胁半年。

现病史:患者近半年来时有脘腹胀满,及胁肋。伴有纳呆,厌油腻,时有季余。检查示肝功能正常。B 超:胆囊炎、胆石症。舌淡苔薄白腻,脉来弦滑。既往史:否认内科疾病史,否认外伤手术史。婚育史:已婚已育,1-0-0-1。西医诊断:胆囊炎伴胆结石。中医诊断:腹痛。证型:肝逆及脾,气滞不运。治则:疏肝理气,扶脾助运。

处方:枳椇子 12 g,紫苏梗 9 g,炒白术 9 g,茯苓 12 g,川楝子 9 g,柴胡 6 g,青皮、陈皮各 4.5 g,广郁金 9 g,杭白芍 12 g,生山楂 12 g。

7剂。水煎2次共360 mL,分2次温服。另嘱:节制烟酒。

二诊(2020年3月1日)

药后脘腹胀满不适显减,偶可进油腻,但胃纳尚呆,劳累易复发。舌脉如常,证治同前。

处方:炒潞党参12 g,炒白术9 g,川楝子9 g,枳椇子12 g,怀山药12 g,生山楂12 g,广郁金9 g,青皮、陈皮各4.5 g。药后诸症显减。

14剂。水煎2次共360 mL,分2次温服。

案二 张某,女,30岁。

初诊(2021年3月8日)

主诉:纳呆不思饮食1周。

现病史:患者素有萎缩性胃炎史,适因夫妻不和而诱发。患者常便溏腹胀,畏寒,神疲乏力,视其容:清瘦面色苍白无华,唇似淡白,触其四末不温。舌淡白,苔薄白,脉细软。既往史:萎缩性胃炎史,否认其他内科病史,否认外伤手术史。婚育史:已婚已育,0-0-1-0。西医诊断:萎缩性胃炎。中医诊断:胃痞。辨证:脾肾两虚,气血少源,肝气不疏。治则:健脾温肾,补气养血,佐以疏肝。

处方:炒潞党参12 g,当归身12 g,熟地9 g,枳椇子12 g,巴戟天9 g,淡干姜6 g,制黄精12 g,熟女贞子9 g,怀山药12 g,青皮、陈皮各6 g。

7剂。水煎2次共360 mL,分2次温服。

二诊(2021年3月15日)

纳呆便溏有减,神疲眩晕尚有,舌淡苔薄脉细。再宗前法而损益之。

处方:炒潞党参12 g,生黄芪12 g,炒当归12 g,熟地9 g,巴戟天9 g,淡干姜6 g,制何首乌12 g,熟女贞子9 g,枳椇子12 g,怀山药12 g,青皮、陈皮各4.5 g。

7剂。水煎2次共360 mL,分2次温服。

三诊(2021年3月18日)

胃纳渐旺,眩晕亦减,精神亦振,再以人参健脾丸合乌鸡白凤丸(取其养血调补肝肾之意),续服以巩固。半年后随访:胃纳基本正常,眩晕已消,面色有华。

[**按**] 消化系统功能的障碍,究其脏腑常责之于脾胃大小二肠,治法多以和、消、通、补、降居多,对有些疾病的治疗若扩展思路,借鉴其他学科如中医妇科的学术观点,触类旁通,也不失为一种有效手段。本案以女科常用的疏肝补肾法

治疗消化系统功能不良,有时也能产生意想不到的疗效。陈旦平以肝肾入手,注重气机,注重"运动",在消化系统疾病的诊治中收到了不少良好的效果。不失为一家之长。(李佳慧)

四、外阴白色病变

杨某,女,30 岁。

初诊(2015 年 6 月 24 日)

主诉:外阴瘙痒 3 个月。

现病史:3 个月前始觉阴部瘙痒,初未予重视,自用外阴洗剂,症状略有缓解,继而效不显。带下色白略黄稠且多,至外院就诊,取大阴唇白斑区域组织做病理切片证实:混合型营养不良型。曾用 1‰氢化可的松软膏等治疗,但效果不佳,阴痒不分昼夜,严重影响工作及生活,遂来就诊。诊时见神疲乏力,胃纳不佳,月经周期先后 2 周不定期,量中。舌淡体胖边有齿痕。既往史:否认内科疾病史,否认外伤手术史。婚育史:已婚已育,1-0-0-1,足月顺产 1 胎。西医诊断:外阴白斑。中医诊断:阴痒。辨证:脾运不健,冲任不调,湿浊蕴下。治则:健脾化湿,调理冲任,佐以止痒。

处方:炒党参 12 g,炒白术 9 g,云茯苓 12 g,生薏苡仁 20 g,怀山药 9 g,白芷 3 g,赤芍、白芍各 9 g,当归 9 g,制香附 6 g,鱼腥草 12 g,蛇床子 9 g,淡竹叶 9 g。

7 剂。水煎 2 次共 360 mL,分 2 次温服。

外洗方:蛇床子 15 g,野菊花 12 g,紫花地丁 12 g,土茯苓 12 g,蔷薇花 12 g,川黄柏 9 g,细辛 3 g,鱼腥草 12 g,白芷 3 g。

7 剂。水煎熏洗,每日 3~4 次。熏洗后复以"蔡氏爽阴粉"薄施于患处。

1 周后瘙痒得减,能忍而工作,此法再治 3 周,痒止,外阴皮肤黏膜颜色基本恢复正常。后以三妙丸合健脾丸、乌鸡白凤丸连服 1 个月以资巩固,3 个月后随访未见复发,经行正常。

[按]　外阴白色病变属中医"阴痒""阴疮"范畴。今称外阴深部结缔组织中神经血管营养失调者居多。由于本病在临床上较为难治,且患者奇痒无比又难于启齿,故给患者带来极大的痛苦。历来中医治痒,非湿即风,治阴痒,非湿即虫。但临证不可统而论之。清沈金鳌《杂病源流犀烛》中有云:"阴痒有虫,止是

一端？有痒而无虫者……宜归脾汤。"治疗中审证求因，主张治病首重脾气。因脾主肌肉，为气血生化之源，若脾虚失于健运，则肌肤失于濡养，久之皲裂、萎缩；二则脾虚生湿，湿浊蕴积，故治疗本病要抓住根本，从健脾入手，脾健则肌肤得养、湿无所生，如此病源自消。同时佐以化湿之品，此乃治疗的关键。用药以炒党参、生黄芪、炒白术、云茯苓、怀山药、生薏苡仁、白芷、海螵蛸、蛇床子为主。此外止痒有二法，分为干湿二种。"湿"为煎剂熏洗，方以蛇床子、野菊花、蔷薇花、紫花地丁、鱼腥草、土茯苓、白芷、细辛等组成。"干"则以蔡氏"爽阴粉"（川芎、白芷、细辛、防风、蛇床子、川黄柏、土荆皮、枯矾、冰片等中药研末组成）以薄雾状喷施患处，喷后当即有凉爽舒适之感。外阴白色病变一病，得之者非一朝一夕，除之如抽丝。临证切勿因暂时瘙痒缓解而中止治疗。若药退病进，再治更难。因此症情好转后当健脾丸、二妙丸续服1个月，以断其根。（李佳慧）

第七节　男子不育病

凡已婚夫妇在规律的性生活状态下，未避孕2年以上，排除女方因素未能怀孕的，且因男方原因的谓之男子不育症。据有关文献报道，备孕夫妇中有30%～40%的不孕因素来自男性的生殖系统障碍，而其中比较常见的依次为少精症、弱精症、无精症、性功能障碍。引起少精、弱精、无精的原因主要有：感染性因素如腮腺炎，生殖器官因素如精索静脉曲张，不良生活方式如抽烟酗酒，不合理性生活因素如纵欲、性病等。性功能障碍主要由男性生殖器器质性病变和生理性、心理性。而人类性兴奋是一个非常复杂的综合应答过程，因此在门诊中问诊过程尤为重要。应问清性生活频次，持续时间，勃起硬度，性生活规律。有鉴于民众对生殖知识和习俗观念，在诊治不孕（育）时，务必强调男方精液检查的重要性和必要性。

五脏六腑中中医认为"肾主生殖"，生殖问题主要责至于"肾"。肝肾同源，其次责之肝，下焦易湿，脾主气血运化，失司生湿，故一般不育症诊治重点关注肾、肝、脾三脏。"肾主生殖"包含了人体肾气自然生长、衰退动态变化：天癸的"二八"至"八八"理论，也有因为身体其他脏器变化而累及"肾"。中医有"肾无实证"之说，一般而言，在治疗男子不育症的辨证施治中，运用补肾方药为多，其次为活血通络、清热利湿。当然，辨证施治是基础。陈旦平根据临床常见证型创制了四首常用方剂。

1. 补肾强精方　当归,生地,熟地,仙茅,淫羊藿,韭菜子,蛇床子,覆盆子,牛膝。适应证:少精、弱精。

2. 补肾通络方　当归,熟地,淫羊藿,川芎,桃仁,水蛭,地龙,牛膝。适应证:精索静脉曲张。

3. 清热利湿方　茯苓,猪苓,马鞭草,败酱草,薏苡仁,泽泻,陈皮。适应证:衣原体、支原体等感染。

4. 疏肝温阳方　柴胡,白芍,甘草,玫瑰花,仙茅,淫羊藿,阳起石,锁阳,鹿角片。适应证:性功能低下、阳痿、早泄。(陈逸嘉、徐维娜)

少弱精子症

案一　司徒某,男,56 岁。

初诊(2016 年 11 月 3 日)

主诉:已婚备育 2 年(配偶不孕)。

现病史:自述性生活正常,有吸烟史,每日 1 包,有嗜酒史。2016 年 10 月 27 日外院精液检查报告如下:禁欲 14 日,精子总数 109 万个,精子密度 $11.311×10^6$/mL,精子活动率(SMI)7.34%,精子活力 a 级 0%,b 级 0.92%;精液量 5.7 mL,液化状态:液化;精子畸形率:88%,精子正常率 12%;支原体 (+)。刻下:纳、便、寐可,身体有湿疹;舌红苔薄唇紫,脉细。西医诊断:弱精子症。中医诊断:不育症。辨证:肾虚血瘀。治法:补肾活血。

处方:当归 30 g,生地 30 g,熟地 30 g,淫羊藿 30 g,韭菜子 30 g,蛇床子 30 g,覆盆子 30 g,牛膝 30 g,丹参 30 g,赤芍 9 g,三七粉 4 g。

14 剂。水煎 2 次共 360 mL,分 2 次温服。

阿奇霉素每盒 0.125 g×24 片,2 盒,每日 3 次,每次 2 片,口服。

二诊(2016 年 11 月 17 日)

服上方后,大便稀,胃纳可,舌脉同上。

处方:当归 30 g,生地 30 g,熟地 30 g,淫羊藿 30 g,韭菜子 30 g,蛇床子 30 g,覆盆子 30 g,牛膝 30 g,丹参 30 g,赤芍 9 g,三七粉 4 g,苍术 9 g,白术 9 g,陈皮 6 g。

14 剂。水煎 2 次共 360 mL,分 2 次温服。

三诊(2016 年 12 月 1 日)

服药后大便稀薄好转,口干欲饮,纳、寐可。舌红苔薄,脉沉。

处方:当归 30 g,生地 30 g,熟地 30 g,淫羊藿 30 g,韭菜子 30 g,蛇床子 30 g,覆盆子 30 g,牛膝 30 g,丹参 30 g,赤芍 9 g,三七粉 4 g,苍术 9 g,白术 9 g,陈皮 6 g,麦冬 15 g,白扁豆 15 g。

14 剂。水煎 2 次共 360 mL,分 2 次温服。

四诊(2016 年 12 月 14 日)

服上药后症平。

处方:当归 30 g,生地 30 g,熟地 30 g,淫羊藿 30 g,韭菜子 30 g,蛇床子 30 g,覆盆子 30 g,牛膝 30 g,丹参 30 g,赤芍 9 g,三七粉 4 g,苍术 9 g,白术 9 g,陈皮 6 g,麦冬 15 g,白扁豆 15 g,砂仁 6 g,桃仁 9 g,红花 9 g,牡丹皮 15 g。

10 剂。水煎 2 次共 360 mL,分 2 次温服。

五诊(2016 年 12 月 28 日)

服药后症平,舌脉同上。

处方:当归 30 g,生地 30 g,熟地 30 g,淫羊藿 30 g,韭菜子 30 g,蛇床子 30 g,覆盆子 30 g,牛膝 30 g,丹参 30 g,赤芍 9 g,三七粉 4 g,苍术 15 g,白术 15 g,陈皮 6 g,麦冬 15 g,白扁豆 15 g,砂仁 6 g,桃仁 9 g,红花 9 g,牡丹皮 15 g,巴戟天 15 g,韭菜子 9 g,生黄芪 15 g。

10 剂。水煎 2 次共 360 mL,分 2 次温服。

六诊(2017 年 1 月 12 日)

服上药后症平,纳、便、寐可。2017 年 1 月 4 日外院查支原体(一),衣原体(一),舌脉同上治法。

处方:当归 30 g,生地 30 g,熟地 30 g,淫羊藿 30 g,韭菜子 30 g,蛇床子 30 g,覆盆子 30 g,牛膝 30 g,丹参 30 g,赤芍 9 g,三七粉 4 g,苍术 15 g,白术 15 g,陈皮 6 g,麦冬 15 g,白扁豆 15 g,砂仁 6 g,桃仁 9 g,红花 9 g,牡丹皮 15 g,巴戟天 15 g,韭菜子 9 g,生黄芪 15 g。

14 剂。水煎 2 次共 360 mL,分 2 次温服。

七诊(2017 年 2 月 9 日)

2017 年 2 月 3 日精液报告:精子活力 a 级 3.08%,b 级 1.54%,较 2016 年 10 月 27 日数值好转,舌暗红苔薄,脉滑。证治同前。

处方:当归 15 g,生地 30 g,熟地 30 g,淫羊藿 30 g,韭菜子 30 g,蛇床子

30 g,覆盆子 30 g,牛膝 30 g,丹参 30 g,赤芍 9 g,三七粉 4 g,苍术 15 g,白术 15 g,陈皮 6 g,麦冬 15 g,白扁豆 15 g,砂仁 6 g,桃仁 9 g,红花 9 g,牡丹皮 15 g,巴戟天 15 g,韭菜子 9 g,生黄芪 15 g,桃仁 9 g,红花 9 g,醋鳖甲 15 g。

14 剂。水煎 2 次共 360 mL,分 2 次温服。

八诊(2017 年 2 月 23 日)

诸症悉除,继续以上方为基础临证加减治疗 1 年余后,2018 年 4 月 23 日精液分析报告:精液量 3 mL;精子活动率由治疗前的 7.34% 上升为 18.25%;精子活力 a 级由治疗前 0% 上升为 4.76%,b 级由治疗前 0.92% 上升为 5.56%。患者精子质量明显较前逐渐稳步向上改善,又持续治疗 1 年后,于 2019 年 7 月成功得子。

[按] 据统计,已婚夫妇中 10%～20% 无法生育,其中由于男方引起的不育占 40%～70%,且有逐年增长的趋势,其中少、弱精子症最为常见。弱精、少精不育症属于中医学"无嗣"范畴。肾之阴精是化生精液的物质基础,是生殖之精。本病与肾关系密切,肾主生殖、藏精,"肾受五脏六腑之精而藏之",其正常的化生过程又依赖肾阳的温煦作用,才能使精子维持正常的密度、活力、活率。陈旦平认为精子质量主要与肾的关系最为密切,但与其他脏腑也同样相关,脾为后天之本,气血生化之源,精血同源互根互用。本例患者经检查属于弱精子症引起的不育症,且患者年过半百,肾精亏耗见精子活力低下为本;唇紫脉细为血瘀之象为标,治当补肾活血。故用强精方为基础进行对症加减,方中仙茅温肾壮阳、驱寒除湿,淫羊藿补肾助阳、益精血、强筋骨,二仙合用温肾阳、补肾精;生地、熟地共用增强补益真阴之功效;枸杞子、菟丝子、五味子、金樱子合用填肾聚精补髓;此案中少佐桃仁、红花等药以增活血化瘀之用;总体方药达到保精、增精、生精,从而提高精子质量,达到治疗目的。(杨晓洁)

案二 何某,男,34 岁。

初诊(2017 年 2 月 11 日)

主诉:结婚 6 年未育。

现病史:患者 6 年前结婚,未避孕至今未育,排除女方不孕,性功能正常,无遗精、阳痿、早泄等,平素性生活正常,每周 1 次。2017 年 1 月外院查精液常规提示:a 级精子 2.4%,b 级精子 6.31%,正常形态精子 2%,余正常;性激素正常。患者平日电脑工作,极少运动,无烟酒等嗜好。睡眠质量差,夜寐多梦,胃纳可,二便调。舌暗苔薄、脉软。理化检查:2017 年 1 月精液常规:a 级精子 2.4%,b 级精子 6.31%,正常形态精子 2%;性激素:正常。既往史:既往身体健康,否认内、外科等疾病及手术史。过敏史:否认药食物过敏史。西医诊断:弱精子症。中医诊断:不育症。辨证:肾精亏虚。治则:补肾强精。

处方:当归 9 g,熟地 9 g,生地 9 g,仙茅 18 g,淫羊藿 15 g,金樱子 15 g,五味子 9 g,枸杞子 15 g,菟丝子 9 g,露蜂房 12 g。

14 剂。水煎服,每日 2 次早晚饭后温服。

二诊(2017 年 2 月 25 日)

多梦,胃纳可,二便调。舌暗苔薄、脉软。

处方:当归 9 g,熟地 9 g,生地 9 g,仙茅 18 g,淫羊藿 15 g,金樱子 15 g,五味子 9 g,枸杞子 15 g,菟丝子 9 g,露蜂房 12 g,夜交藤 15 g。

14 剂。水煎服,每日 2 次早晚饭后温服。

三诊(2017 年 3 月 11 日)

夜寐多梦,胃纳可,二便调。舌暗苔薄、脉软。

处方:当归 9 g,熟地 9 g,生地 9 g,仙茅 18 g,淫羊藿 15 g,金樱子 15 g,五味子 9 g,枸杞子 15 g,菟丝子 9 g,露蜂房 12 g,夜交藤 15 g,生龙骨 30 g,韭菜子 9 g。

14 剂。水煎服,每日 2 次温服。

四诊(2017 年 4 月 9 日)

夜寐好转,胃纳可,二便调。舌暗苔薄、脉软。

处方:当归 9 g,熟地 9 g,生地 9 g,仙茅 18 g,淫羊藿 15 g,金樱子 15 g,五味子 9 g,枸杞子 15 g,菟丝子 9 g,蜂房 12 g,夜交藤 15 g,生龙骨 30 g,韭菜子 9 g。

14 剂。水煎服,每日 2 次,早晚饭后温服。

五诊(2017 年 4 月 22 日)

胃纳不振,时有焦虑、盗汗,夜寐可,二便调。舌暗苔薄,脉细。

处方:当归 9 g,熟地 9 g,生地 9 g,仙茅 18 g,淫羊藿 15 g,金樱子 15 g,五味子 9 g,枸杞子 15 g,菟丝子 9 g,蜂房 12 g,夜交藤 15 g,生龙骨 30 g,韭菜子 9 g,焦山楂、焦神曲各 15 g、陈皮 6 g。

14 剂。水煎服,每日 2 次温服。

六诊(2017 年 5 月 6 日)

目前症平,纳可,寐安,二便调。舌暗苔薄,脉细。

处方：当归 9 g,熟地 9 g,生地 9 g,仙茅 18 g,淫羊藿 15 g,金樱子 15 g,五味子 9 g,枸杞子 15 g,菟丝子 9 g,露蜂房 12 g,夜交藤 15 g,生龙骨 30 g,韭菜子 9 g。

14 剂。水煎服,每日 2 次,早晚饭后温服。

七诊(2017 年 5 月 19 日)

目前症平,纳可,寐安,二便调。舌暗苔薄,脉细。

处方：当归 9 g,熟地 9 g,生地 9 g,仙茅 18 g,淫羊藿 15 g,金樱子 15 g,五味子 9 g,枸杞子 15 g,菟丝子 9 g,蜂房 12 g,夜交藤 15 g,生龙骨 30 g,韭菜子 9 g。

7 剂。水煎服,每日 2 次,早晚饭后温服。嘱复查精液常规。

八诊(2017 年 6 月 3 日)

2017 年 5 月 19 日本院复查精液常规：精子向前运动百分率(PR)28％↓,SMI＝30％↓。夜寐多梦,巅顶痛,乏力,胃纳可,二便调。舌暗苔薄、脉细。

处方：当归 9 g,熟地 9 g,生地 9 g,仙茅 18 g,淫羊藿 15 g,金樱子 15 g,五味子 9 g,枸杞子 15 g,菟丝子 9 g,炙露蜂房 15 g,夜交藤 30 g。

14 剂。水煎服,每日 2 次,早晚饭后温服。

九诊(2017 年 8 月 10 日)

上症缓解,纳寐可,二便调。舌暗苔薄,脉细。

处方：当归 9 g,熟地 9 g,生地 9 g,仙茅 18 g,淫羊藿 15 g,金樱子 15 g,五味子 9 g,枸杞子 15 g,菟丝子 9 g,炙露蜂房 15 g,夜交藤 30 g。

14 剂。水煎服,每日 2 次,早晚饭后温服。

十诊(2017 年 8 月 26 日)

多梦,纳可,二便调。舌淡、边齿印,苔薄,脉软。

处方：炙黄芪 15 g,当归 9 g,熟地 9 g,生地 9 g,仙茅 18 g,淫羊藿 15 g,金樱子 15 g,五味子 9 g,枸杞子 15 g,菟丝子 9 g,炙露蜂房 15 g,夜交藤 30 g。

14 剂。水煎服,每日 2 次,早晚饭后温服。

十一诊(2017 年 9 月 23 日)

目前症平,纳寐可,二便调。舌淡、边齿印,苔薄,脉细。

处方：当归 9 g,熟地 9 g,生地 9 g,仙茅 18 g,淫羊藿 15 g,金樱子 15 g,五味子 9 g,枸杞子 15 g,菟丝子 9 g,炙露蜂房 15 g,夜交藤 30 g,炙黄芪 15 g。

14 剂。水煎服,每日 2 次,早晚饭后温服。

十二诊(2017 年 10 月 3 日)

目前症平,纳寐便可。舌淡苔薄,脉细。

处方:炙黄芪 15 g,当归 9 g,熟地 9 g,生地 9 g,仙茅 18 g,淫羊藿 15 g,金樱子 15 g,五味子 9 g,枸杞子 15 g,菟丝子 9 g,炙露蜂房 15 g,夜交藤 30 g。

14 剂。水煎服,每日 2 次,早晚饭后温服。

十三诊(2017 年 11 月 4 日)

近日外感,鼻塞流涕,纳寐便可,舌淡苔薄,脉细。

处方:当归 9 g,熟地 9 g,生地 9 g,仙茅 18 g,淫羊藿 15 g,金樱子 15 g,五味子 9 g,枸杞子 15 g,菟丝子 9 g,炙露蜂房 15 g,夜交藤 30 g。

7 剂。外感未净,嘱 1 周后服用,水煎服,每日 2 次,早晚饭后温服。

十四诊(2017 年 11 月 23 日)

代诊,目前症平,纳寐便可。

处方:当归 9 g,熟地 9 g,生地 9 g,仙茅 18 g,淫羊藿 15 g,金樱子 15 g,五味子 9 g,枸杞子 15 g,菟丝子 9 g,炙露蜂房 15 g,夜交藤 30 g。

14 剂。水煎服,每日 2 次,早晚饭后温服。

十五诊(2017 年 12 月 2 日)

药后一般情况可,纳可,夜寐多梦,二便调,舌暗苔薄,脉细。

处方:当归 9 g,熟地 9 g,生地 9 g,仙茅 18 g,淫羊藿 15 g,金樱子 15 g,五味子 9 g,枸杞子 15 g,菟丝子 9 g,炙露蜂房 15 g,夜交藤 30 g,酸枣仁 15 g。

14 剂。水煎服,每日 2 次,早晚饭后温服。

十六诊(2017 年 12 月 30 日)

12 月初因拔除"智齿"停服中药 10 日。现一般情况可,纳寐可,二便调,舌暗苔薄,脉细。

处方:当归 9 g,熟地 9 g,生地 9 g,仙茅 18 g,淫羊藿 15 g,金樱子 15 g,五味子 9 g,枸杞子 15 g,菟丝子 9 g,炙露蜂房 15 g,夜交藤 30 g,酸枣仁 15 g。

14 剂。水煎服,每日 2 次,早晚饭后温服。嘱复查精液常规。

十七诊(2018 年 1 月 27 日)

2018 年 1 月 24 日本院复查精液常规示:精子浓度 3 400 万/mL,精子总数 1.698 亿,液化时间<60 分钟,前向运动精子率 PR 48%,正常形态精子率 12%,SMI=30%。无所不适,纳寐可,二便调。复查精液正常,停服中药。

[按] 根据世界卫生组织(WHO)第五版正常精液标准:精子的活动力,

PR≥32%,若低于 32% 为弱精子症。本案患者初诊时 PR 仅 8.71%,弱精症诊断明确。弱精症属于中医"精少""精清""精冷"范畴。陈旦平认为该症病位在肾,基本病机多为本虚标实,本为肾精亏虚,标为湿热、气滞、血瘀,从而影响精液及精子的质量。陈旦平认为精子的生成有赖于肾精的滋养,肾阳的温煦,因此补肾生精,补血活血是改善精液及精子质量的治疗大法,所以在治法上形成了补肾益精为主的治疗特点,以强精方为基本方剂,再根据患者的体质和实际情况临证加减。本方由仙茅 18 g,淫羊藿 15 g,生地 9 g,熟地 9 g,当归 9 g,五味子 9 g,菟丝子 9 g,枸杞子 15 g,金樱子 15 g,露蜂房 12 g 组成。其中,二仙(仙茅、淫羊藿)味辛,性温,归肾经,有温肾壮阳、益精血、强筋骨之功效,合为君药。生地,味甘、苦、性寒,归心、肝、肺经,有清热凉血、益阴生津之功效。熟地味甘、微温,归肝、肾经。有养血滋阴,补精益髓之功效。本方生地、熟地并用加强补益真阴之功效,共为臣药。菟丝子、枸杞子、五味子、金樱子四子合用添精益髓,补肾固精,亦共为臣药。当归味甘、辛,性温,归肝、心、脾经,功效补血活血。露蜂房味辛、性温,归肝、胃经,可搜风通经络,起到通络排精之功效。本方尤重从肾论治,补肾固精,添精益髓。因精血同源,故在补肾精同时注重补血。此方中,还适当加入化瘀通络之品,使血无凝着,气可宣通,可明显提高疗效。此方补中有疏,涩中有通,共奏补肾填精、益气助阳、种嗣衍宗之功。当然根据每位患者体质和实际情况的不同,可临证加减。肾阳不足者,可加锁阳、韭菜子,亦可加血肉有情之品,如鹿角片、紫河车。脾气虚弱者,可加党参、黄芪、炒白术、山药。肝气郁滞者可加柴胡、白芍、枳壳。湿热蕴积者,可加薏苡仁、茯苓、苍术、白术、泽泻等。心肾不交者,可加黄连、肉桂。本案患者结婚 6 年未育,伴夜寐多梦,乏力,舌暗苔薄、脉软,同时检测精子质量低下。四诊合参,中医辨证当属精冷之肾精亏虚证,治以补肾填精之法。予以强精方为基本方服用近 1 年,同时注意精神调摄、生活起居有节、规律性生活、少进烟酒及辛辣之品,经调治 3 个月后复查精液常规显示精子质量明显提高,但仍低于正常,又守法守方调治半年余,患者精液恢复正常,实乃男性不育之验案。

另需强调的是,精子生长过程需要 3 个月周期,因此治疗也需要坚持 3 个月才有必要复查,不能操之过急。(陈晶晶)

案三 陈某,男,35 岁。

初诊(2015 年 3 月 4 日)

主诉:弱精症 3 年。

现病史：患者自述性生活无法射精，日间动则汗出，夜间难以入睡，早醒，心烦易怒。刻下：胃纳可，二便调。舌淡，苔薄白，脉细软。理化检查：2013 年 4 月 17 日在外院行精液检查示：精子密度 $184 \times 10^6/\text{mL}$，a 级 3.9%，b 级 17.5%。西医诊断：弱精子症。中医诊断：不育症。辨证：肝郁肾亏。治则：疏肝补育。

处方：仙茅 15 g，淫羊藿 15 g，生地 9 g，熟地 9 g，枸杞子 15 g，五味子 9 g，菟丝子 9 g，金樱子 9 g，当归 9 g，露蜂房 15 g，柴胡 15 g，郁金 30 g，玫瑰花 6 g，黄连 6 g，肉桂 3 g，酸枣仁 30 g，夜交藤 30 g。

14 剂。水煎 2 次共 360 mL，分 2 次温服。嘱复查精液常规。

二诊（2015 年 5 月 21 日）

上方经投 2 周，纳便正常，夜眠趋安，舌脉同上，守法加减续治 3 个月。

九诊（2015 年 6 月 18 日）

2015 年 6 月 11 日外院查精液检查示：精子密度 $21.584 \times 10^6/\text{mL}$，a 级 43.27%，b 级 6.73%。射精正常，胃纳可，二便调，夜寐安。舌淡，苔薄白，脉细软。证型：肝郁肾亏。治则：疏肝补育。

处方：仙茅 15 g，淫羊藿 15 g，生地 9 g，熟地 9 g，枸杞子 15 g，五味子 9 g，菟丝子 9 g，金樱子 9 g，当归 9 g，露蜂房 15 g，柴胡 15 g，郁金 30 g，玫瑰花 6 g，肉桂 3 g，酸枣仁 30 g，夜交藤 30 g。

14 剂。水煎 2 次共 360 mL，分 2 次温服。

[按]　中医对男子不育症的认识已有数千年的历史，少、弱精子症属于中医"精少""精清""精冷"范畴。历代医家都强调肾精在男性生育中的重要作用，认为肾精的盛衰决定着男子的生育能力，肾精亏虚是男性不育的主要病机。陈旦平认为男子少弱精症病位在肾，基本病机多为本虚标实，本为肾精亏虚，标为湿热、气滞、血瘀，从而影响精子的质量和功能。精子的生成有赖于肾精的滋养，肾阳的温煦，因此补肾生精、补血活血是改善精液及精子质量的治疗大法，以验方"强精方"为基本方剂，再根据患者的体质和实际情况临证加减。

此方中仙茅、淫羊藿二者温肾阳，补肾精，合而为君药。生地、熟地并用加强补益真阴之功效，共为臣药。菟丝子、枸杞子、五味子、金樱子四子合用添精益髓，补肾固精，亦共为臣药。当归补血并活血，血能生精，血旺则精充，血亏则精衰，亦为臣药。蜂房有搜风通经络，起到通络排精的作用，为佐药。本方尤重从肾论治，补肾固精，填精益髓。因精血同源，《赤水玄珠·调经门》："夫血者，水谷之精气也,和调于五脏,洒陈于六腑,男子化而为精。"故在补肾精同时注重补血。方中适当加入活血通络之品,使血无凝着,气可宣通,可明显提高疗效。此方补中有疏,涩中有通,共奏补肾填精、益气助阳、种嗣衍宗之功。该位患者心烦易怒,射精不能,予以柴胡、郁金、玫瑰花疏肝解郁,开启精关。夜间难以入睡,早醒,予以黄连、肉桂、酸枣仁、夜交藤交通心肾,养心安神。(崔玥璐)

附

蔡氏妇科简介

蔡氏妇科是海派中医妇科流派中历史悠久、声望卓著的主要代表。这一中医流派在上海本土发源、发展、壮大并不断延续。中华人民共和国成立前，流派传人主要在宝山区、虹口区、黄浦区、徐汇区等从事医疗和教学活动。中华人民共和国成立后，传人遍布大江南北，享誉海内外。

蔡氏妇科博采众长，勇于创新，在海派中医历史上占有极为重要的地位。蔡氏妇科在周期疗法的理论基础上，开创了许多对妇科病有针对性的调治方法。比如不孕症周期调治法、月经不调周期调治法、子宫内膜异位症周期调治法、子宫肌瘤周期调治法等，在临床上均取得了令人满意的疗效。蔡氏妇科流派不仅临床疗效显著，而且学术思想和优势病种、特色技术有鲜明的特色和规律。不仅如此，蔡氏妇科爱国爱民、急公好义、儒医兼修、诚仁大爱的文化特质也十分鲜明，为海派中医的文化弘扬谱写了浓重的一笔，为后人所敬仰。

蔡氏妇科流派 2012 年入选 15 家海派中医流派传承研究基地之一，同时入选全国 64 家学术流派传承工作室建设项目。2018 年，蔡氏妇科被列为上海市非物质文化遗产代表性项目。

蔡氏妇科源于清乾隆年间，始祖杏农公，素有济世利民之愿、岐黄之术，独树一帜，治病乡里，每获良效。蔡杏农深感民众疾苦，告诫子孙行医时勿忘平民百姓之难，自己不仅坐堂行医，还时常携带药包，奔波于乡村阡陌，施医送药，亦属常事。

二世蔡半耕，自幼随父侍诊，广采历代名家名著、民间验方，每遇疑难病症，则深研探赜，无论时病伤寒、经带胎产、疮疡痘疹，均有建树，尤长妇科，药到病除。

三世蔡枕泉，以医为业，虽博览群书，犹自谦学识短浅，遍访沪上名医世家，曾向上海青浦何氏二十三世医何书田求教。其于妇科方面的四诊辨治,经验用药,独树一帜。辑著《女科调经》,收录于《种橘山房医论》书中。

四世蔡兆芝(1826—1898年),字砚香,继承父业,精于妇科,文才医理,造诣精深。著有《江湾蔡氏妇科述要》《女科秘笈》《验方秘录》。曾治愈宝山县令之疾,当时署令陈文斌赠"功同良相"匾。蔡兆芝后迁到上海老闸桥塊,江湾女科之名誉益以昌盛。

五世蔡小香(1863—1912年),名钟骏,光绪甲申黄科廪生。精擅妇科,名闻大江南北,也推动、见证蔡氏妇科发展至鼎盛时期。他创办最早的全国性医学团体——中国医学会、中医药学会;创办《医学报》,主张中西医结合;创办中国医院和《上海医学杂志》;兴学图强,创办学校:医学讲习所、上海中医专科训练班、蔡氏医学堂等,对当时的中西医界影响颇大。

六世蔡香荪(1888—1943年),曾肄业于同济大学第一期,秉承祖业,学贯中西,一生行善,蜚声沪上。香荪公一生,可谓亦儒亦医亦相,不仅是一位妇孺皆知的名医,更是一位爱国爱民的抗战志士。早年随孙中山加入同盟会,时值清末民初,抗日战争时期,他治病之余济难赈灾,组织救护队,筹办难民收容所;创办江湾暑天医院、江湾时疫医院,免费为百姓治病;淞沪抗战期间出资组建"抗战红十字救护队"救死扶伤4 000余众,获金匾"急公好义"(现收藏于上海淞沪抗战纪念馆),义举可敬可嘉。

七世蔡小荪(1923—2018年),父传师授,仁心仁术。20岁即独立应诊,数十载杏林躬亲。蔡小荪教授为上海市名中医,全国继承老中医药专家学术经验第一到第四批导师,培养多名蔡氏妇科学术继承人。曾主编《经病手册》《中国中医秘方大全》《中华名中医治病囊秘·蔡小荪卷》《蔡小荪谈妇科病》《莲开无声香自飘》等多部专著,桃李满天,在全国中医妇科界有着举足轻重的学术地位。

蔡小荪教授打破家传惯例,通过国家及上海市组织的20余年老中医药专家学术经验继承工作,广收弟子。在此举措下,蔡氏妇科第八代传人分布于上海市各大医院,均为各医院门诊量遥遥领先的妇科领军人物及学术骨干。第八代主要代表性传承人陈旦平是蔡小荪学术继承人,上海市海派中医流派传承人才项目导师,蔡氏妇科传承基地静安区中医医院分基地负责人。先后担任世界中医药学会联合会妇科分会理事、中华中医药学会妇科分会委员、上海市中医药学会理事、妇科分会副主委、老年病分会副主委、亚健康分会副主委,上海市社会医疗机构协会中医药分会副会长,上海市朱南孙中医药基金会监事长。2018年被上海市医师协会授予"上海市区域名医"称号。

目前上海市静安区中医医院及蔡氏妇科静安区中医医院分基地有第八代传人1名,第九代传承人许江虹、陈颖娟、崔玥璐、唐文婕、夏馨、杨蕊、周华、陈逸嘉、徐维娜、陈晶晶、李佳慧、吴艺群、杨晓洁、王文婷共14人。

传承是中医药发展的根基,创新是中医药发展的动力。蔡氏妇科扎根于广袤的土地,汲取着岁月的养分,开枝散叶,生生不息,代代永续。

参 考 文 献

[1] 崔玥璐,陈旦平.陈旦平育肾固经汤治疗肾阴虚型经间期出血[J].中医文献杂志,2021,39(5):75-76+84.

[2] 唐文婕,许江虹,陈颖娟,等.陈旦平运用健脾补肾法治疗老年性阴道炎经验[J].湖南中医杂志,2020,36(12):28-29.

[3] 周华,闫晓彤,王隆卉,等.陈旦平运用育肾助孕调周法辨治卵巢储备功能下降性不孕经验[J].上海中医药杂志,2019,53(7):24-28.

[4] 陈晶晶,周华,陈旦平.陈旦平诊治不孕症经验探析[J].浙江中医药大学学报,2019,43(3):263-265.

[5] 崔玥璐,陈旦平.陈旦平通调结合治疗原发性痛经经验[J].中医文献杂志,2019,37(1):40-42.

[6] 唐文婕,陈旦平.陈旦平治疗排卵障碍性不孕经验[J].中医药导报,2017,23(11):34-36.

[7] 唐文婕,陈旦平.陈旦平运用丹参经验拾萃[J].四川中医,2016,34(10):1-2.

[8] 黄素英.海派中医蔡氏妇科[M].上海:上海科学技术出版社,2018.

[9] 陈旦平,许江虹,陈颖娟,等.蔡小荪调肾思想辨治妇科疾病经验初探[J].上海中医药杂志,2017,51(9):6-10.

[10] 陈颖娟,陈旦平.陈旦平治疗多囊卵巢综合征合并痤疮经验[J].中医文献杂志,2015,33(3):46-48.

[11] 许江虹,陈旦平.蔡小荪中药干预体外受精-胚胎移植术经验[J].中医杂志,2014,55(6):461-463.